KNAUR
MENSSANA

Dr. Markus Strauß

Birgit Matz

DIE WILDPFLANZEN APOTHEKE

Essbare Pflanzen, die nähren und heilen

Inklusive Selbstversorger-Tipps für den Eigenanbau

KNAUR MENSSANA

INHALT

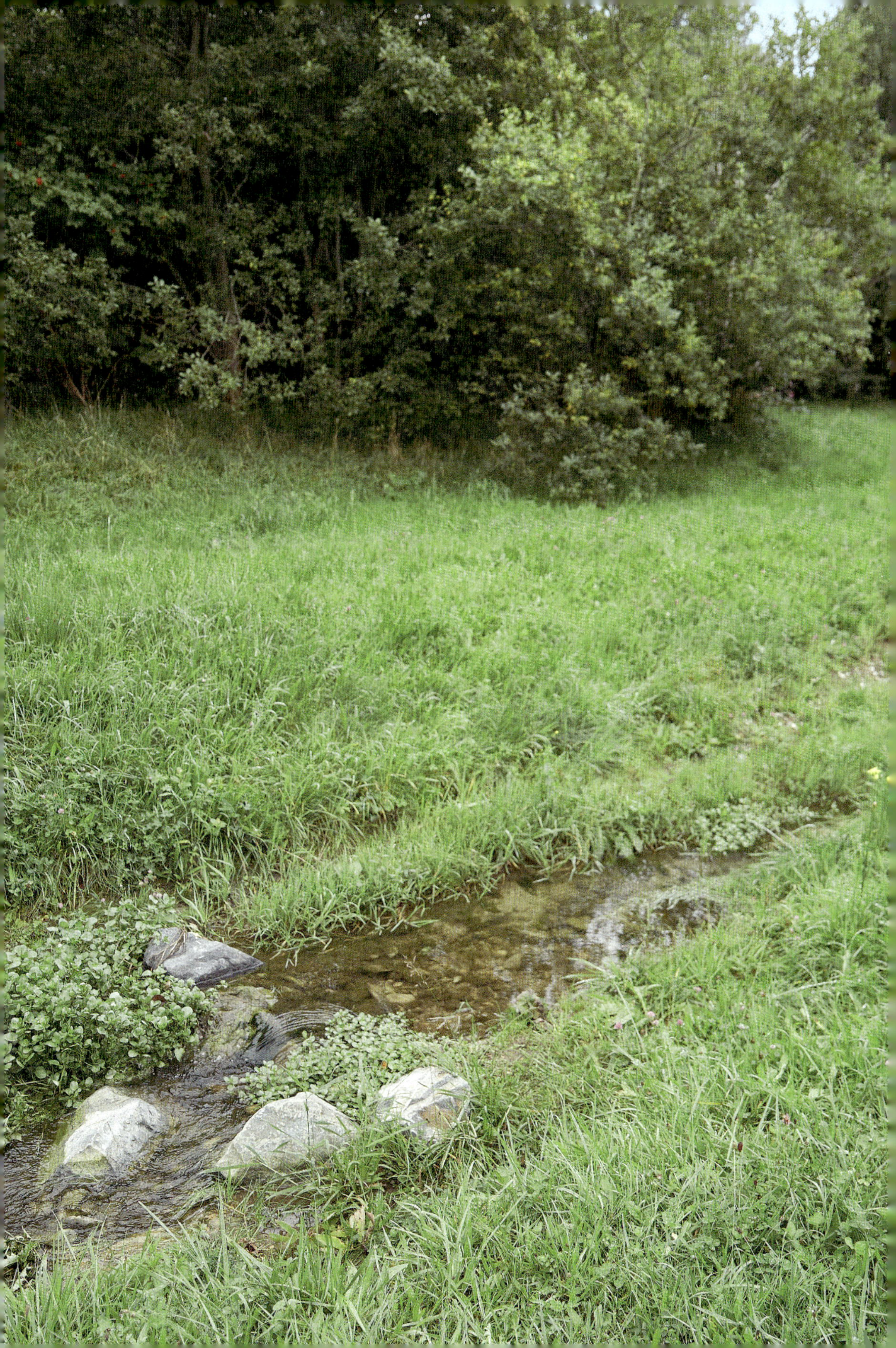

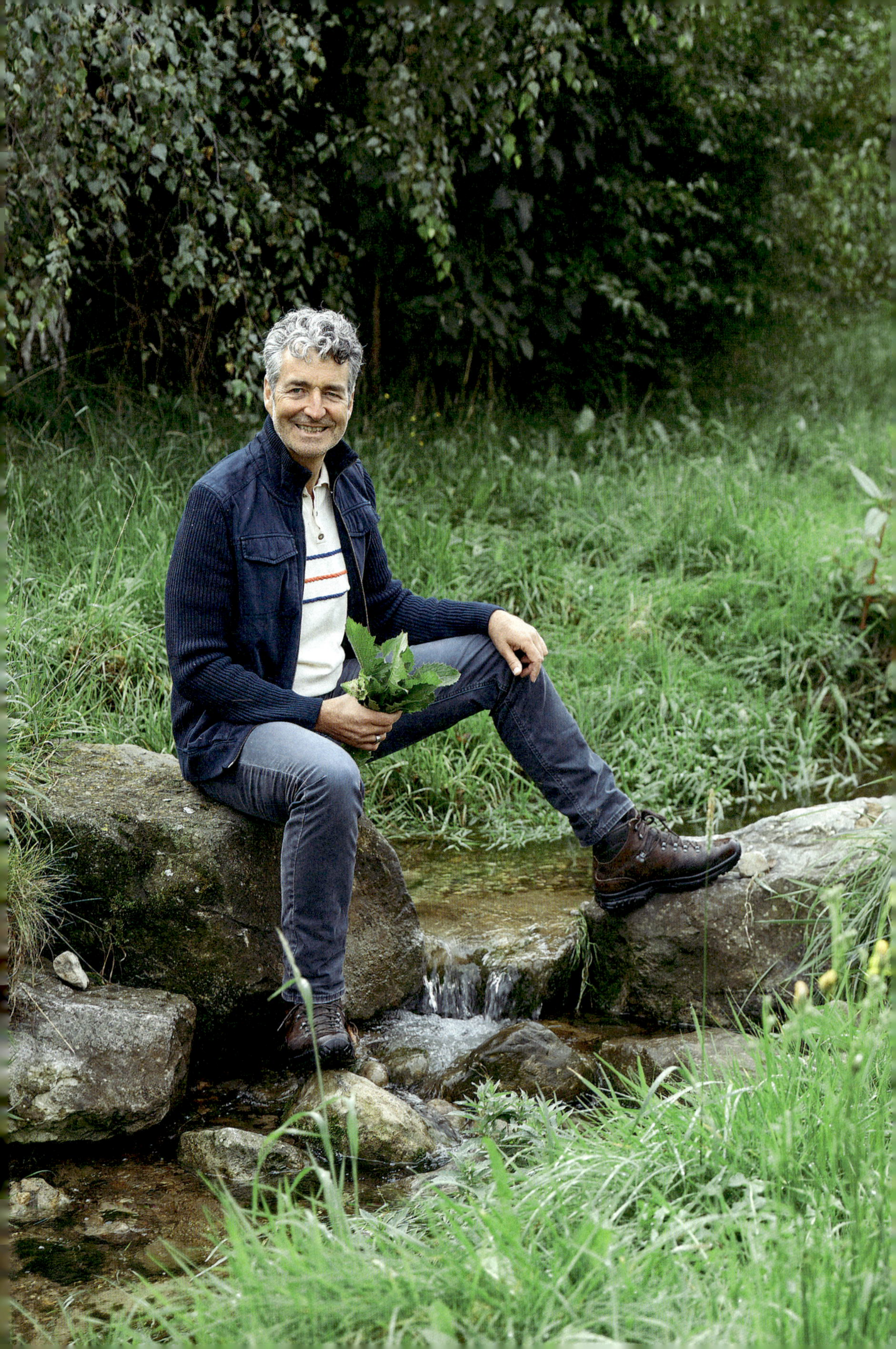

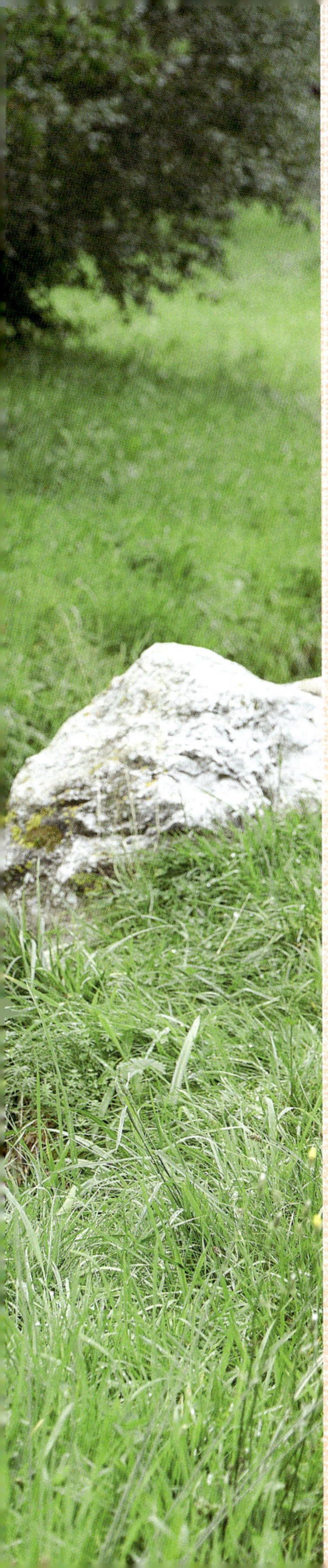

VORWORT

Mit meiner Wildpflanzen-Apotheke nehme ich Sie mit hinaus in die Natur, um auf Feldfluren, an Hecken, auf Wiesen und an Ufern von Bächen oder Seen essbare Wildpflanzen zu entdecken. Sie werden dort Pflanzen finden, die schon seit alters her für ihre stärkenden und heilkräftigen Wirkungen bekannt sind. Denn nicht nur im Wald (siehe »Die Wald-Apotheke«, Knaur MensSana 2017) wächst Nährendes und Heilendes, sondern auch in der Nähe von Siedlungen und damit gleich bei Ihnen um die Ecke – womöglich sogar im eigenen Garten. Vertrauen Sie Ihrer inneren Stimme, nun eine Apotheke der besonderen Art zu »betreten«. Die gewohnte weiße Kleidung der Mitarbeiter einer Ladenapotheke würde jedoch gleich schmutzig werden. Beipackzettel und Blister, Pillen und Pflaster, Schubladen und Regale gibt es auch nicht. Doch Sie werden in der Natur vielseitige Zutaten für Rezepte finden, die Ihrem Wohlergehen dienen: köstliche Gerichte, die aus essbaren Wildpflanzen zubereitet und nicht nur alltagstauglich, sondern auch gesundheitsfördernd sind. Auch in meiner Naturapotheke werden Blätter zu Pulver vermahlen, Blüten für Tee getrocknet, Tinkturen hergestellt oder ein Körperpflegeprodukt zusammengemischt. Vor allem aber geht es mir bei den essbaren Wildpflanzen um den gesunden Genuss!

Seit der Renaissance zerlegen, messen und analysieren wir naturwissenschaftlich. Dies hat uns während der vergangenen 500 Jahre viele Erfolge beschert, aber eben auch viele neue Probleme eingebracht. Von A wie Artensterben bis Z wie Zivilisationskrankheiten haben wir heute nicht weniger Probleme als früher, nur andere, vielleicht sogar gravierendere. Wie in allen Lebensbereichen, so führt auch im Gesundheitswesen die exakte Naturwissenschaft im Verbund mit monetär-geschäftlichen Interessen zu extremen und einseitigen Entwicklungen.

Einzelne Wirkstoffe, die aus einem natürlichen Rohprodukt herausgelöst werden können, werden heute fast ausnahmslos im Labor künstlich nachgebaut und schließlich pharmazeutisch gefertigt. Diese wortwörtliche Konzentration auf einen Wirkstoff steht in einem krassen Gegensatz zur Logik der ganzheitlichen Volks- und Naturheilkunde. Eine Pflanze wird nicht nur als Ganzes angesehen, sie überzeugt gerade durch ihre Komplexität und liefert damit eine ganz natürliche Qualität. Der Verbund aller Inhaltsstoffe macht die Pflanze zu etwas Einmaligem, das künstlich niemals nachgebaut werden kann.

Ich möchte Ihnen den Blick auf diese Wunder der Natur schenken. Genauso wie Sie ein Wunder der Natur sind – und mögliche Krankheiten oder Symptome auch nicht isoliert auf ein Organ oder einen Wirkstoff gesehen werden können.

Doch ist eine Überwindung dieser gegensätzlichen Ansätze überhaupt möglich? Ich denke, ja! Aus diesem Grund plädiere ich heute für die Re-Integration von altem Wissen und bewährten Kulturtechniken in unsere heutige Alltagskultur sowie die flächendeckende Schaffung essbarer Wildpflanzenparks, um leicht Zugang zu diesen Pflanzen zu erhalten.

Dieses Buch geht sogar noch einen Schritt weiter: Hier lernen Sie auch, wie Sie 28 essbare Wildpflanzen in Ihrem Garten oder auf Ihrem Balkon, ja sogar teilweise auf der Fensterbank selbst ziehen können. Dann haben Sie Ihre Wildpflanzen-Apotheke gleich vor der eigenen Tür! Diese naturnahe Gestaltung eines wichtigen Lebensraums für Mensch und Tier (Stichwort »Artenvielfalt«) ist ein wesentlicher Schritt für die Zukunft unserer Menschheit.

Meiner Ansicht nach bringen diese wilden Möglichkeiten den größten Sprung an Lebensqualität und Fortschritt, ohne Folgeprobleme zu verursachen. Damit schwerwiegende gesundheitliche Probleme erst gar nicht auftreten, können eine »art«-gerechte Ernährung mit essbaren Wildpflanzen sowie »art«-gerechte Verhaltensweisen sinnvoll vorbeugen.

Die Explosion der Kosten in unserem heutigen, tatsächlich sogenannten Gesundheitssystem, welches man ehrlicherweise Krankheitssystem nennen müsste, wird eine Umkehr in Form der Re-Integration und Wieder-Wertschätzung der bewährten Kulturtechniken erzwingen. Das große gesamtgesellschaftliche Potenzial der essbaren Wildpflanzen dämmert uns erst jetzt: Die Rückkehr des Wilden hat gerade erst begonnen. Sind Sie mit dabei?

Ich freue mich sehr, wenn ich Sie bei Ihren ersten wilden Schritten begleiten darf.

In diesem Sinne wünsche ich Ihnen viel Freude bei der Erkundung der Wildpflanzen-Apotheke!

Markus Strauß

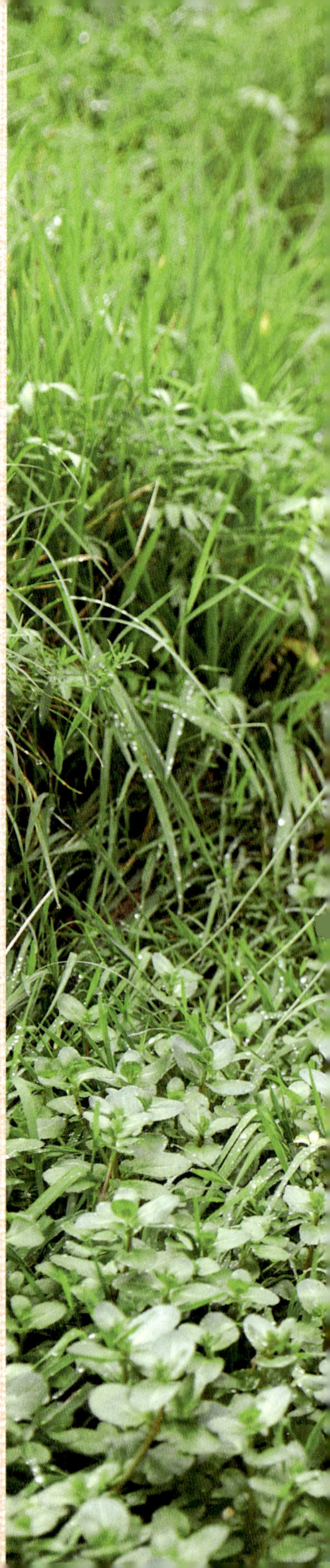

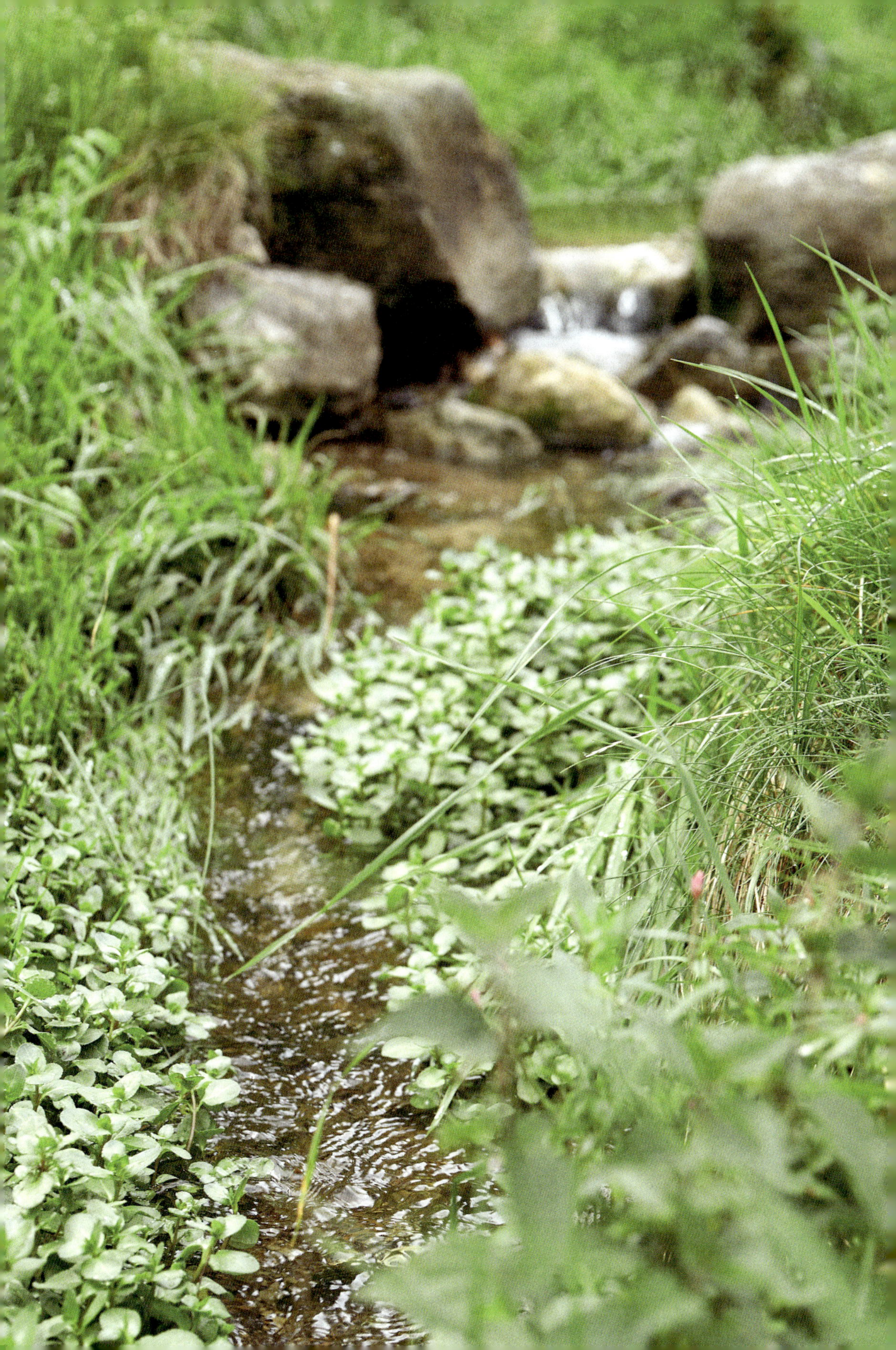

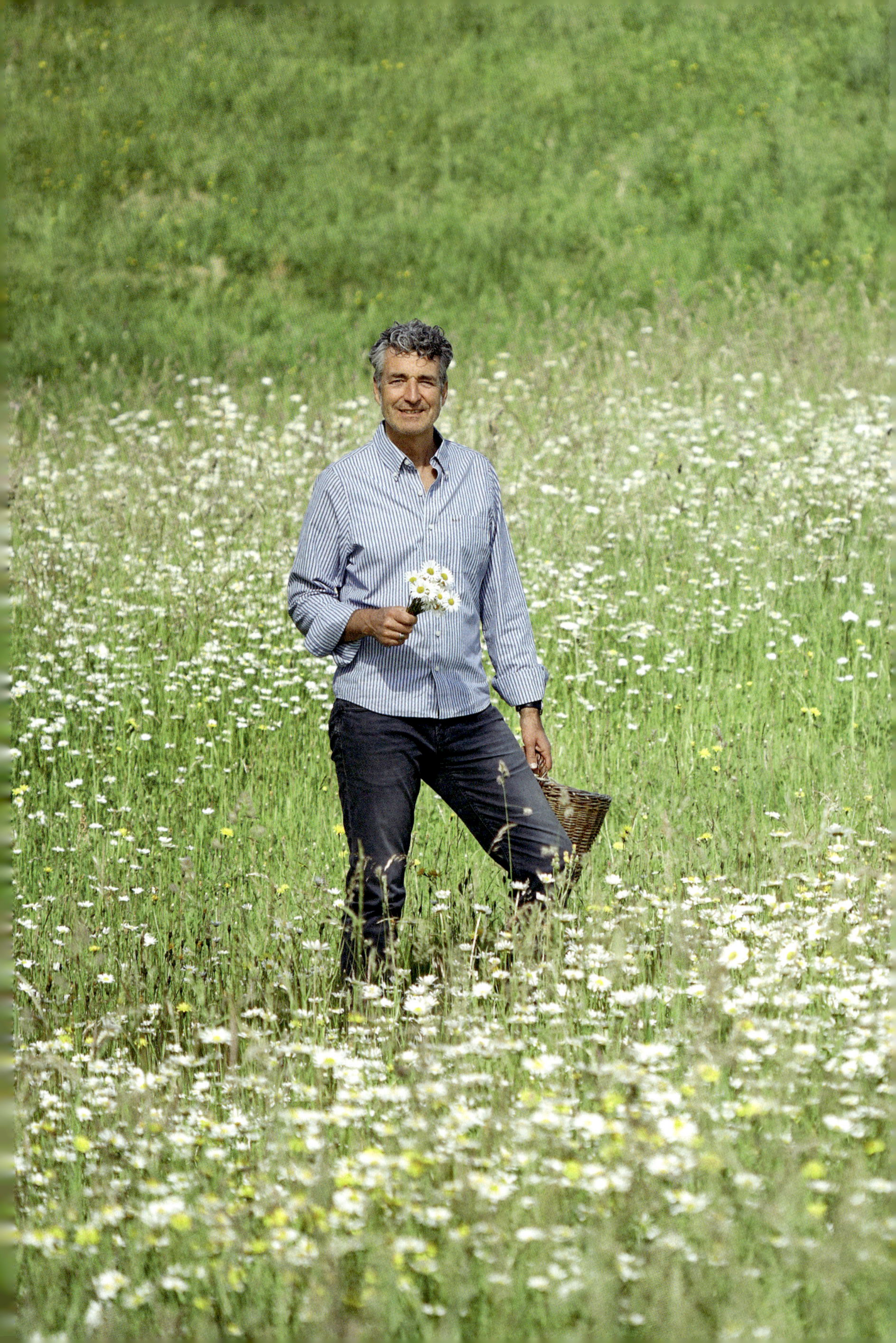

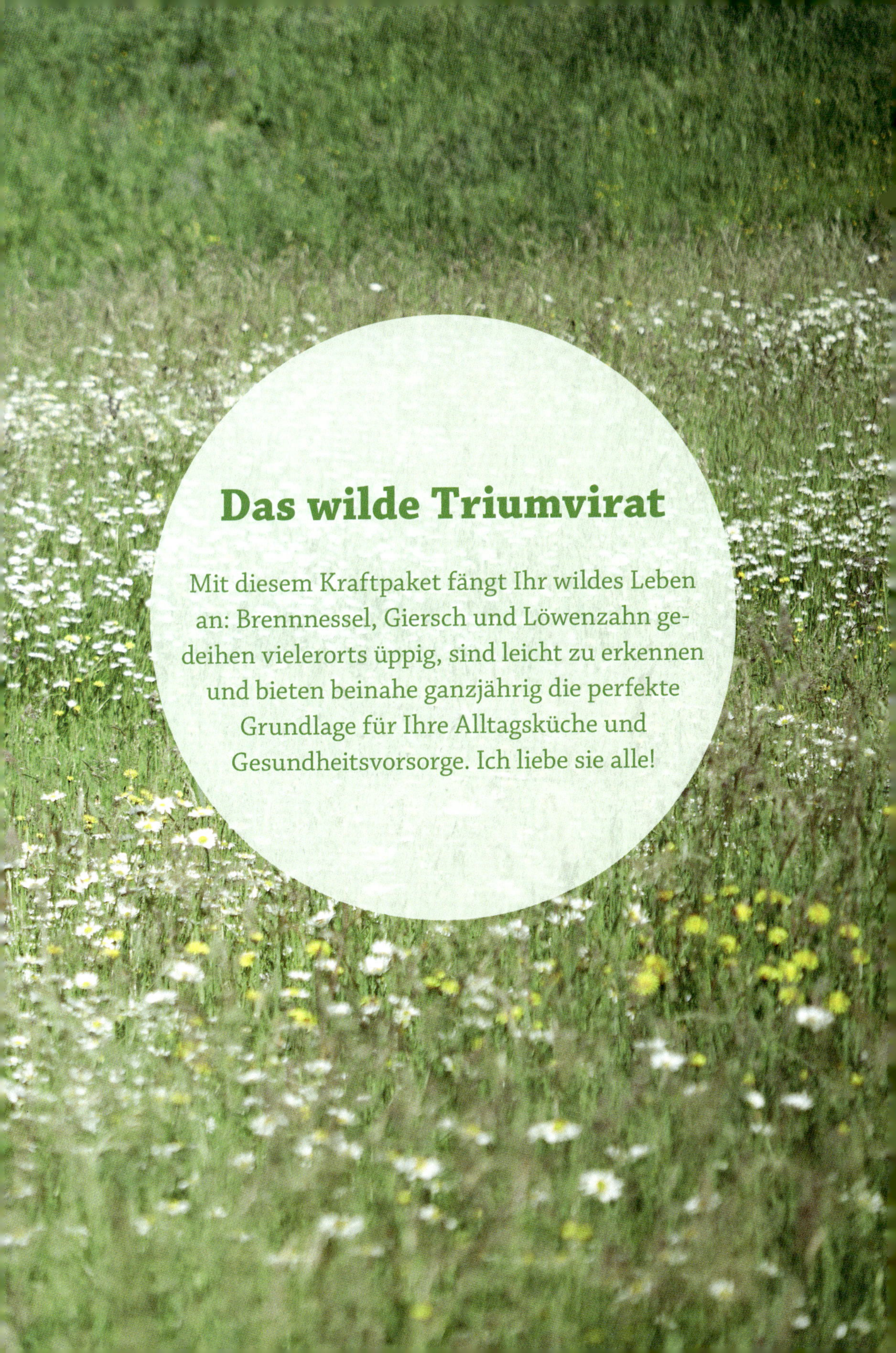

Das wilde Triumvirat

Mit diesem Kraftpaket fängt Ihr wildes Leben an: Brennnessel, Giersch und Löwenzahn gedeihen vielerorts üppig, sind leicht zu erkennen und bieten beinahe ganzjährig die perfekte Grundlage für Ihre Alltagsküche und Gesundheitsvorsorge. Ich liebe sie alle!

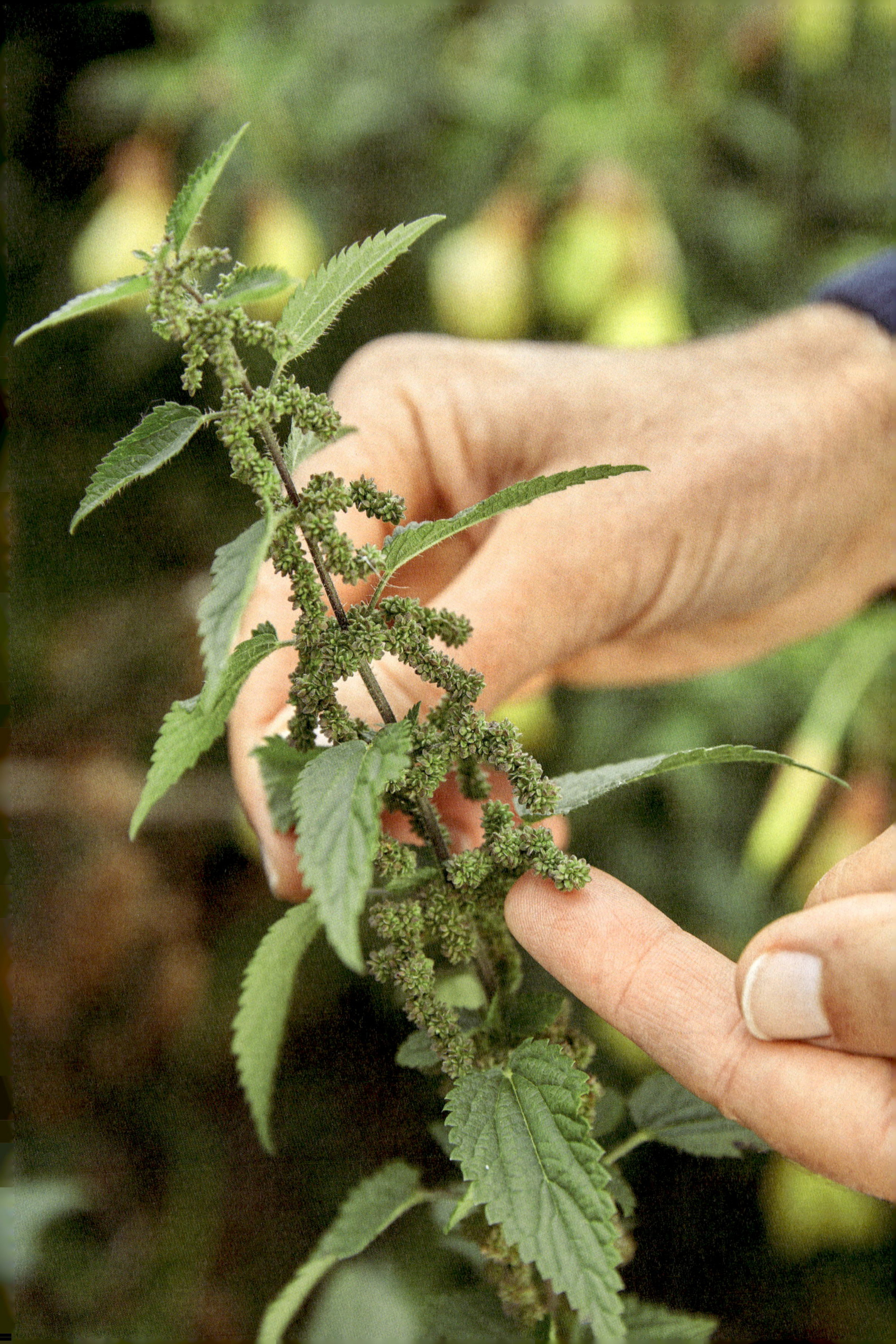

BRENNNESSEL

Mit der Brennnessel haben Sie sicherlich alle schon einmal »reizende« Bekanntschaft gemacht. Sie ist bis heute unbeliebt und wird als störend oder gar unnütz empfunden. Doch ihr Potenzial als Universalpflanze wird völlig unterschätzt: Sie ist Gemüsepflanze, Faserpflanze, Düngerlieferant, Insektenbiotop und Arzneipflanze in einem. Im Volksmund wird sie auch »Donnernessel« oder »Hanfnessel« genannt. Bis zu Beginn des 18. Jahrhunderts wurden aus ihren Fasern äußerst strapazierfähige Nesselstoffe oder Seile hergestellt.

Auch wenn sie heute vor allem als Arzneipflanze ihren Platz behauptet, möchte ich Ihnen die Brennnessel unbedingt als köstliches Wildgemüse sowie als Kraftprotz für Ihre Gesundheitsvorsorge vorstellen. Der Geschmack der Blätter ist würzig und spinatähnlich. Ihre Samen schmecken nussig und stecken voller essenzieller Vitalstoffe. Nicht umsonst werden diese als »Potenz«-Mittel gehandelt, zumindest soll dies der römische Dichter Ovid gesagt haben. Keine Angst vor den Brennhaaren beim Sammeln oder beim Verzehr: Handschuhe, eine Schere und ein Korb sind nützliche Hilfsmittel – und beim Kochen oder Mixen werden das hauptsächlich in den Brennhaaren enthaltene Histamin sowie die Ameisensäure problemlos zerstört. Auch zwei Küchenbretter, zwischen die man die Triebspitzen pressen kann, vernichten die Brennhaare.

Für die Befruchtung der Blüten benötigt die Brennnessel keine Insekten, es reicht der Wind. Viele Insektenarten sind jedoch auf die Brennnessel als Nahrungsgrundlage angewiesen. Und auch wir können sie für unsere Gesundheit mehr denn je gebrauchen – sie verdient gerade in der heutigen Zeit wieder unser aller Aufmerksamkeit!

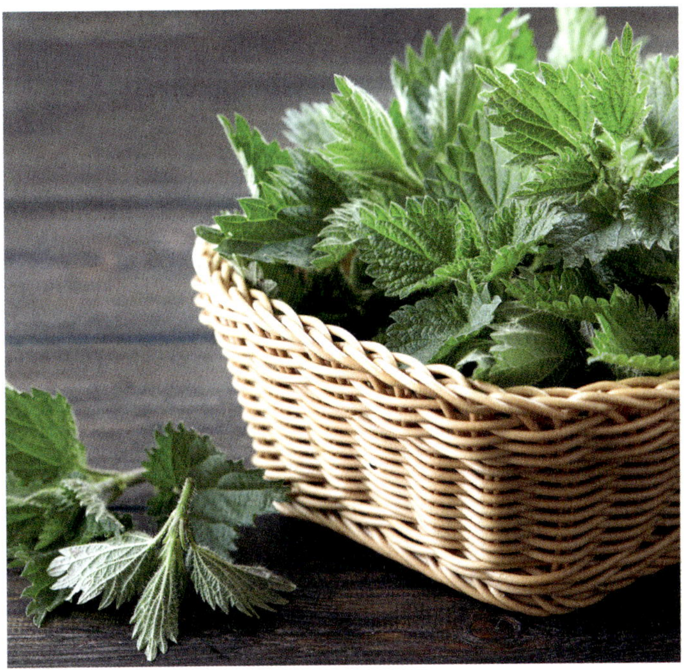

HIER WÄCHST SIE:

Die Brennnessel ist ein sogenannter Stickstoffanzeiger. An Standorten mit hohen Stickstoffwerten wächst sie darum besonders gern, beispielsweise an Feldrändern, in Gräben und an Flussufern. Doch ich rate dringend ab, an solchen Wuchsorten Brennnesseln zu ernten. Die Überdüngung von Äckern und die Wahrscheinlichkeit von entsprechender Agrarchemie ist keine optimale Voraussetzung zum Sammeln. Gehen Sie darum lieber an den Waldrand oder auf Waldwiesen, um von der gesundheitlichen Wirkung der Pflanze in Gänze profitieren zu können. Vielleicht ist auch ein Biobauer in Ihrer Nähe? Bei ihm können Sie auch am Feldrand sammeln. Ebenso an einer verwilderten Stelle in Ihrem Garten. Wenn Sie an diesen Stellen regelmäßig sammeln, wächst die Brennnessel schnell und in frischer »Frühlingsqualität« nach.

DARAN ERKENNEN SIE SIE:

Die Brennhaare sind wohl das charakteristischste Merkmal. Diese befinden sich beidseitig an den länglich-herzförmigen und grobgezähnten Blättern. Die Urtica dioica ist zweihäusig, das heißt, es gibt eine weibliche und eine männliche Pflanze. Die Erstere trägt lange, überhängende und rötlich gefärbte Rispen, die männliche dagegen trägt aufrechte grüne Blütenrispen. Im Hochsommer hängen von den weiblichen Pflanzen die wertvollen Samen in dicht behangenen Rispen herab. Der Stängel ist vierkantig und ebenso mit Brennhaaren versehen. Die Blätter sind kreuzgegenständig angeordnet. Eine Brennnesselstaude kann bis zu 2 m hoch wachsen. Die Pflanze überwintert im unterirdisch kriechenden Wurzelrhizom.

SO WIRKT SIE:

Wenn sich eine Blasenentzündung anbahnt oder wenn es auf der Haut »brennt«, ist die Brennnessel zur Stelle. Sie wirkt harntreibend und harnsäureausleitend (diuretische Wirkung), zudem werden der Stoffwechsel (Stichwort »Rheuma«) sowie die Blutbildung angeregt. Das »heimliche« Kraftpaket enthält Kalzium, Kieselsäure und Kalium, extra viel Vitamin C, dazu Provitamin A und Vitamin K_1, Eisen sowie hochwertiges Eiweiß. Auch die Samen sind voller gesunder Nährstoffe mit mehrfach ungesättigten Fettsäuren, Mineralien und Spurenelementen. Die Brennnessel ist somit nicht nur eine der »ersten« Pflanzen für einen Frühjahrsputz im Körper, sondern mit ihren Ballaststoffen, basisch wirkenden Mineralien, dem hohen Eisen- und Vitamin-C-Gehalt sowie mit der diuretischen Wirkung eine Grünkraft-Pflanze für das ganze Jahr.

Noch ein Extratipp für die Männer: Die Wurzel wirkt mit dem in ihr enthaltenen Phytosterol und Beta-Sitosterin auf die gutartige Vergrößerung der Prostata. Sie sehen, egal, ob in homöopathischer Dosis, als Tee, als wilde Mahlzeit oder als Wurzeltinktur – die Brennnessel hat uns viel zu bieten.

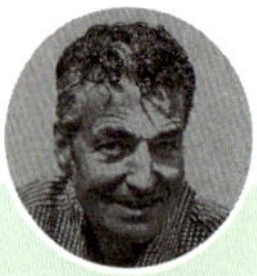

MEIN PERSÖNLICHER TIPP

Gut getrocknete Triebspitzen und größere Brennnesselblätter werden zu feinem Pulver vermahlen und lichtgeschützt in einem Schraubdeckelglas als Wintervorrat aufbewahrt. Diese mineralreiche Nahrungsergänzung kann in der kalten Jahreszeit beispielsweise für grüne Smoothies verwendet werden.

Besonders für Männer

Die Wurzelrhizome der Brennnessel werden im späten Herbst ausgegraben. Die ungefähr 5 bis 10 cm langen Stücke werden sauber gebürstet, in kleinere Stücke geschnitten und mit einer 40%igen alkoholischen Lösung angesetzt. Nach vier Wochen wird die Lösung gefiltert und in eine Pipettenflasche aus der Apotheke abgefüllt. Täglich 10 bis 15 Tropfen in 1 Liter Wasser auflösen und schluckweise trinken.

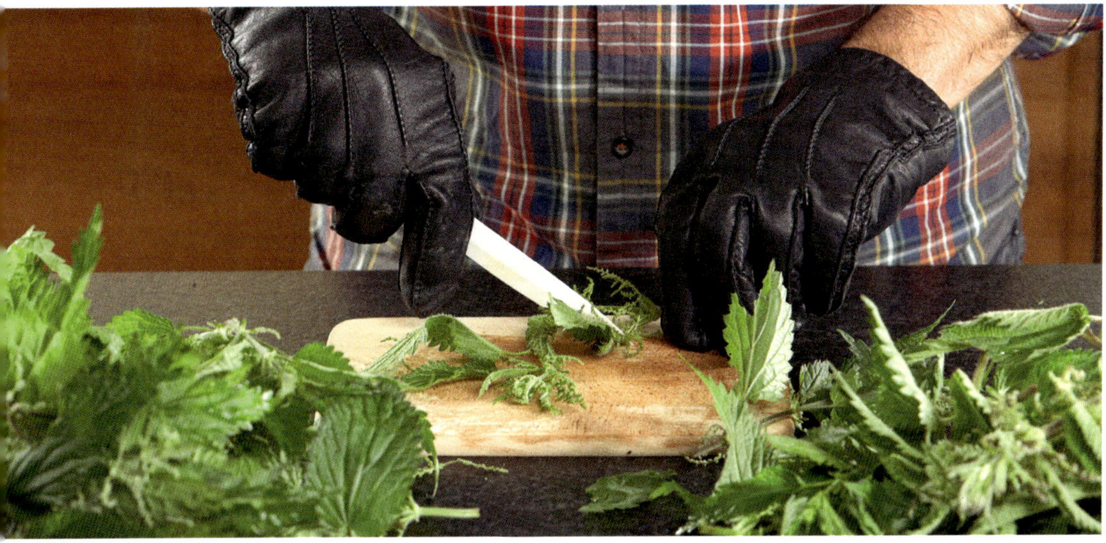

So bauen Sie die Brennnessel selbst an

In Ihrem Garten schenken Sie Ihrer Brennnessel am besten eine eigene wilde Ecke. Doch meist müssen Sie sie einfach da belassen, wo sie schon von selbst gedeiht: beim Kompost oder unter Bäumen. Mein Tipp für eine vielseitige und kooperative Nutzung ist, einen Teil der Brennnesselfläche regelmäßig abzusicheln, denn dann wächst junges Gemüse nach, das vom Frühling bis in den November hinein nicht nur als essbare Wildpflanze oder Heilpflanze, sondern auch zur Herstellung von Düngerjauche oder als Pflanzenstärkungsmittel verwendet werden kann. Die andere Hälfte der Fläche dient der Reifung von wertvollem Brennnesselsamen.

Sammelhinweise:

Triebspitzen und Blätter	Ende März–November
Samen	Mitte Juli–Anfang September
Wurzeln	Oktober–Februar

Brennnesseln als Schmetterlings-Biotop

Man schätzt, dass für rund 50 bis 70 Schmetterlingsarten im Raupenstadium Brennnesseln nicht nur eine willkommene, sondern auch wichtige Futterquelle sind. Diese vier Arten sind auf die Brennnessel sogar als einzige Nahrung angewiesen: der Landkärtchenfalter (Araschnia levana), der Kleine Fuchs (Aglais urticae), das Tagpfauenauge (Inachis io) sowie der Admiral (Vanessa atalanta). Mit der Brennnessel schaffen Sie für Mensch, Tier und Boden einen wertvollen Überlebensraum.

DIE REZEPTE

GRÜNKRAFT-QUINOA
Eine energiegeladene Schüssel (Bowl)

Für 2 Personen

100 g Quinoa
300 ml Gemüsebrühe
1 Knoblauchzehe
1 kleine rote Zwiebel
2 EL Olivenöl
1 kleine Zucchini
4 Handvoll Brennnesselblätter und -triebspitzen
etwas Wasser
1 EL Zitronensaft
Salz und Pfeffer

Die Quinoakörner waschen, in der Gemüsebrühe aufkochen und 20 Minuten zum Quellen stehen lassen. In einer Pfanne Knoblauch und Zwiebel mit Olivenöl andünsten. Dann die klein geschnittene Zucchini sowie die gewaschenen Brennnesselblätter und Triebspitzen hinzugeben, nur kurz dünsten, mit etwas Wasser und Zitronensaft ablöschen und mit Salz und Pfeffer abschmecken. Schließlich die Quinoa mit dem Gemüse zusammenmischen.

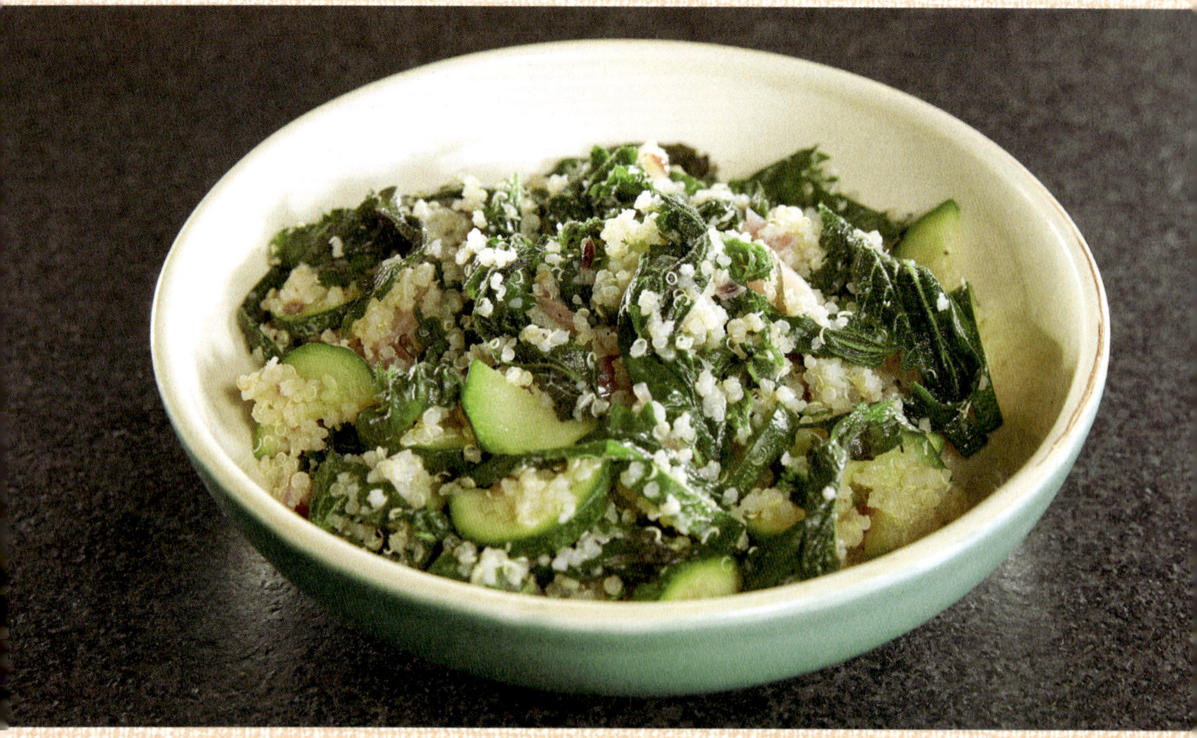

BRENNNESSELSAMEN IN HONIG
Eine kraftvolle Kombi

200 g Blütenhonig in guter Qualität (biozertifiziert)
50 g getrocknete Brennnesselsamen

Die Samen nur kurz in einer Pfanne ohne Fett anrösten. Nachdem sie etwas abgekühlt sind, werden sie in den Honig eingerührt, bis eine gleichmäßige Masse entsteht.

Dieser süße Aufstrich ist eine Delikatesse für zwischendurch, kommt aufs Brot oder ins Müsli.

PIZZA »URTICA TRICOLORE«
Mit Tomate, Schafskäse und Brennnessel

Für 3–4 Personen

250 g Dinkelmehl, am besten Type 1050 oder Vollkornmehl
½ Würfel Frischhefe oder ein Päckchen Trockenhefe
ca. 100 ml lauwarmes Wasser
½ TL Steinsalz
3 EL Olivenöl
4 kleine oder 3 große Tomaten, in Scheiben geschnitten
100 g Schafskäse
2 Handvoll Brennnesseln, gewaschen und fein geschnitten
1 kleine rote Zwiebel
Steinsalz, Pfeffer und Oregano oder frischer, wilder Dost

Aus Mehl, Hefe, Wasser, Salz und Olivenöl einen Hefeteig herstellen. Ausreichend aufgehen lassen. Auf einem Backblech mit Backpapier entweder rund oder eckig ausrollen und nochmals für eine halbe Stunde zugedeckt stehen lassen.
In einer Pfanne zuerst die klein geschnittene Zwiebel mit den Brennnesselblättern zusammen andünsten. Dann die Tomaten, die Brennnesselblätter sowie den gewürfelten Schafskäse auf dem ausgerollten Teig anrichten und die Pizza für ca. 20 Minuten in den auf 200 °C Umluft* vorgeheizten Backofen schieben.

* Umluft ist bei allen Backwaren wie Brot oder Pizza sinnvoll, wenn man jedoch einen knusprigen Boden möchte, kann man für die letzten 5–10 Minuten Unterhitze einstellen.

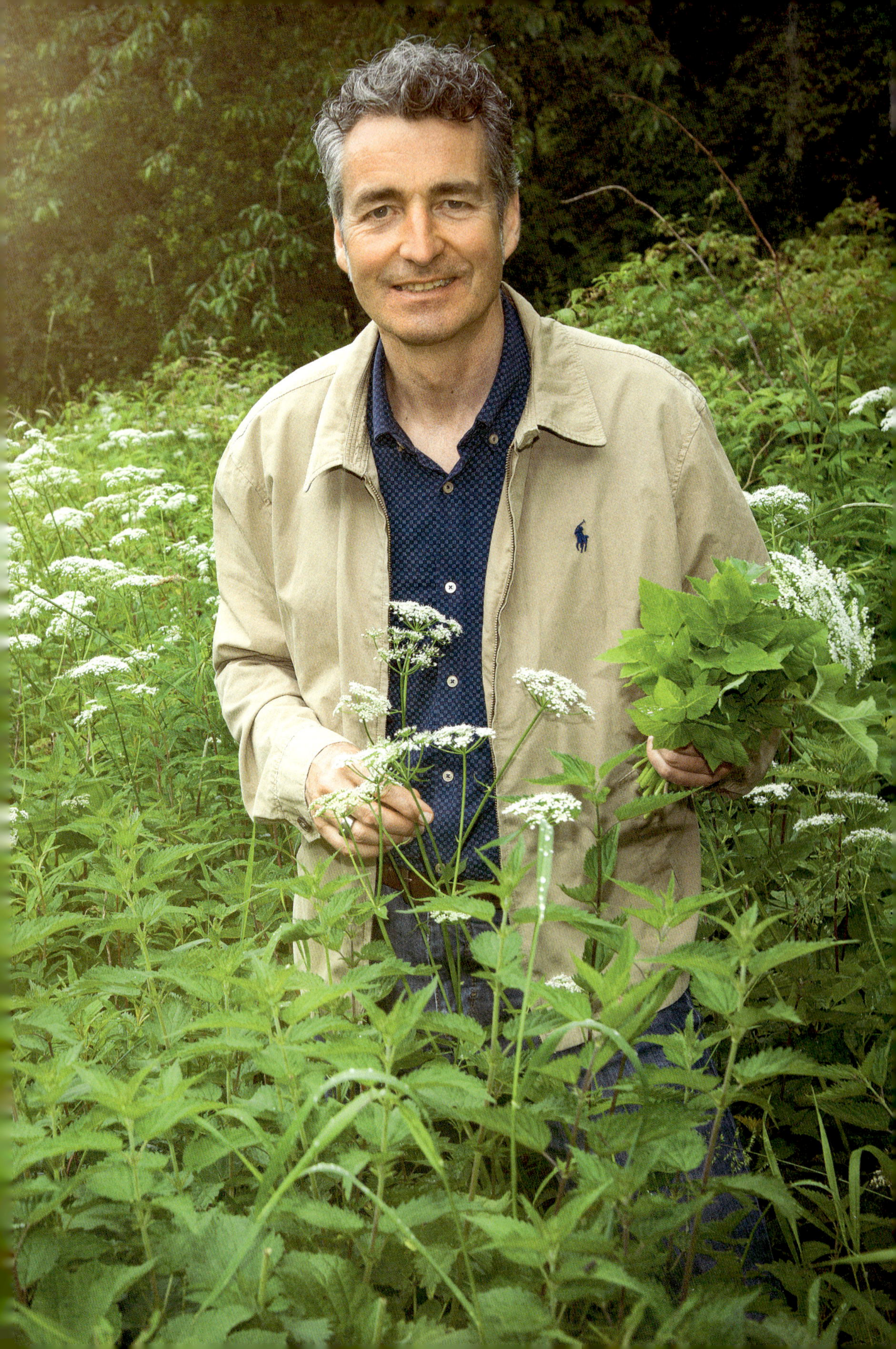

GIERSCH

Mit der Vorstellung des Gierschs als Mitglied des wilden Triumvirats möchte ich Sie dazu ermutigen, tiefe Freundschaft mit ihm zu schließen. Als schnell wachsendes Wildgemüse ist er ein wahres Geschenk im Garten, auf der Streuobstwiese oder in lichten Laub- und Mischwäldern – und damit kein Störenfried mehr. Schon im zeitigen Frühjahr können die ersten Triebspitzen geerntet werden, danach die schnell wachsenden Blätter bis hin zu den weißen Blüten – und wenn er ab und zu auch mit der Sense abgemäht wird, fängt der grüne Zyklus wieder von vorn an – bis in den Herbst hinein!

Die Hinwendung zum Giersch ist heute unerlässlich, denn in Zeiten großer Anforderungen, sei es körperlicher, geistiger oder seelischer Natur, entfaltet Giersch allzu gern sein heilsames Potenzial. Und wer kann heute darauf schon verzichten? Er erinnert geschmacklich an Petersilie oder Sellerie, besticht aber durch sein ganz eigenes »Profil«. Der Geschmack ist für Sie vielleicht zu Beginn noch ungewohnt, doch bald werden Sie ihn genauso mögen wie ich. Egal, ob er im zeitigen Frühling roh im Salat und Kräuterquark, später »wie Spinat« oder mit seinen Blüten als essbare Dekoration zubereitet wird: Er ist ein treuer und zuverlässiger Begleiter im Alltag. Ich nutze ihn in vielfältiger Zubereitungsform, als Gemüse, Saft und Smoothie, aber auch beim Wandern als Erste-Hilfe-Umschlag bei Verstauchungen oder zu Hause als Badezusatz (siehe Wald-Apotheke).

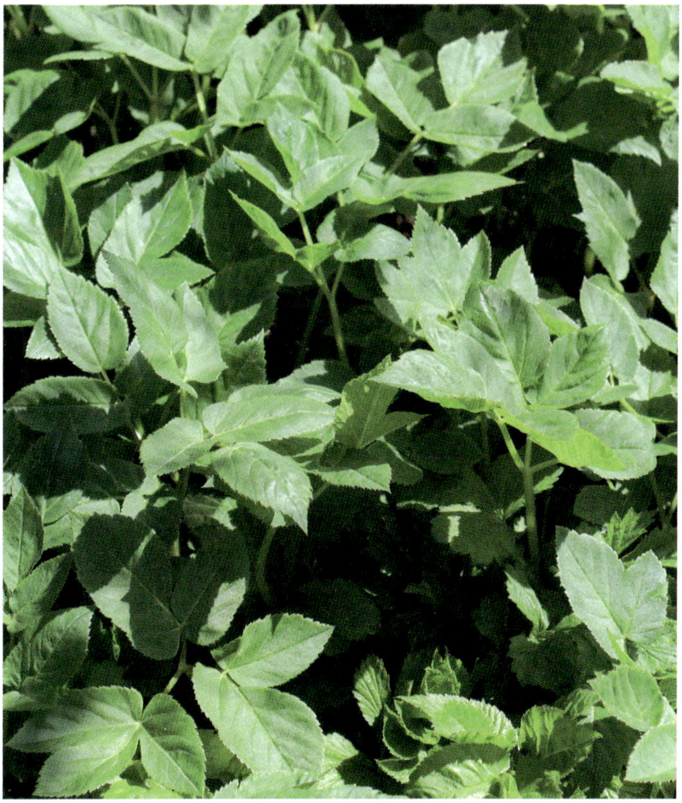

HIER WÄCHST ER:

Oft ist Giersch im eigenen Garten an halbschattigen Plätzen, auf nährstoffreichen und feuchten Böden zu finden. Er wächst recht üppig in der lichten Krautschicht im Laub- und Mischwald, am Waldrand, unter Hecken und Obstbäumen sowie an Gebüschen. Oftmals gesellen sich, wie hier im Bild zu sehen, Brennnesseln und Taubnesseln mit dazu. Zu übersehen ist er wegen seines massenhaften Auftretens jedenfalls nicht! Vielleicht werden Sie schon bald feststellen, dass Sie fast alles durch die grüne »Gierschbrille« sehen.

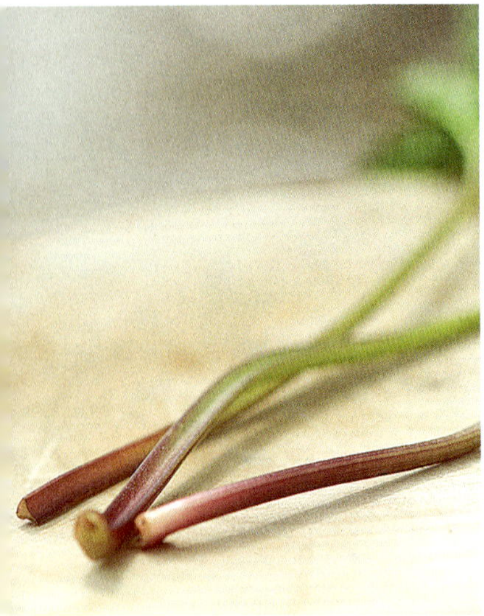

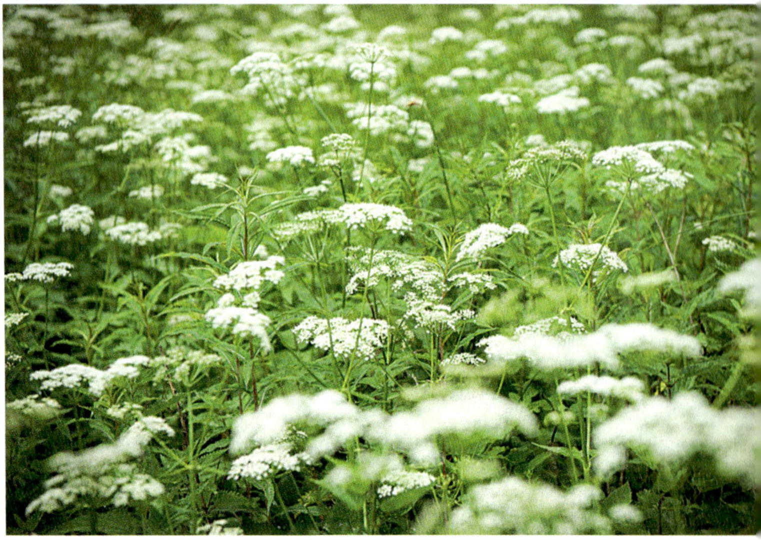

TIPP

Grüne Smoothies sind keine »flüssigen Müslis«. Darum werden sie grundsätzlich ohne Nüsse und Milchprodukte zubereitet. Auch Obst sollte sparsam eingesetzt werden. Wer sich beim Smoothie an relativ wenig Süße durch Früchte gewöhnen möchte, nimmt zunächst 2 bis 3 getrocknete Datteln oder Feigen hinzu und schleicht die Menge mit der Zeit aus.

DARAN ERKENNEN SIE IHN:

Giersch gehört zur Familie der Doldenblütengewächse (Apiaceae) und hat zwei Erkennungsmerkmale, die man sich gut merken kann: den 3-kantigen Blattstiel sowie die 3-teilige Grundform der Blätter. Nur der Haupttrieb ist rundlich gefurcht und innen hohl. Als junger Austrieb sind die Blätter noch »wie zusammengefaltet«, erst später breitet sich die 3-teilige Form vollständig aus. Die Blattränder haben deutlich sichtbare kleine Zähnchen, die weiße Blüte wächst als flache Dolde. Giersch ist eine mehrjährige Staude und kann Wuchshöhen zwischen 50 und 100 cm erreichen.

SO WIRKT ER:

Der hohe Eiweißgehalt (6,7 g pro 100 g), Magnesium, Kalzium, Eisen, Kupfer, Mangan, Vitamin C sowie Provitamin A toppen jeden müden Kopfsalat aus dem Supermarkt. Dazu kommen wertvolle sekundäre Pflanzenstoffe wie ätherische Öle. Giersch ist damit ohne Zweifel ein einheimisches Superfood. Die größte gesundheitliche Wirkung liegt in seiner Fähigkeit, Harnsäure auszuleiten. Bei regelmäßigem Verzehr von Fleisch, insbesondere Schweinefleisch, erweist er damit Ihrem Körper große Dienste, denn Harnsäure gehört zu den häufigsten Stoffwechselrückständen unserer Zivilisation – und nur eine Ernährung mit einem hohen Anteil an basisch wirkenden Lebensmitteln kann diesen Ablagerungen zu Leibe rücken. Auch Stress und Überforderung steuern zur Übersäuerung des Körpers bei. Somit kann der regelmäßige Genuss von Giersch auf ausgleichende Weise sein gutes Werk tun.

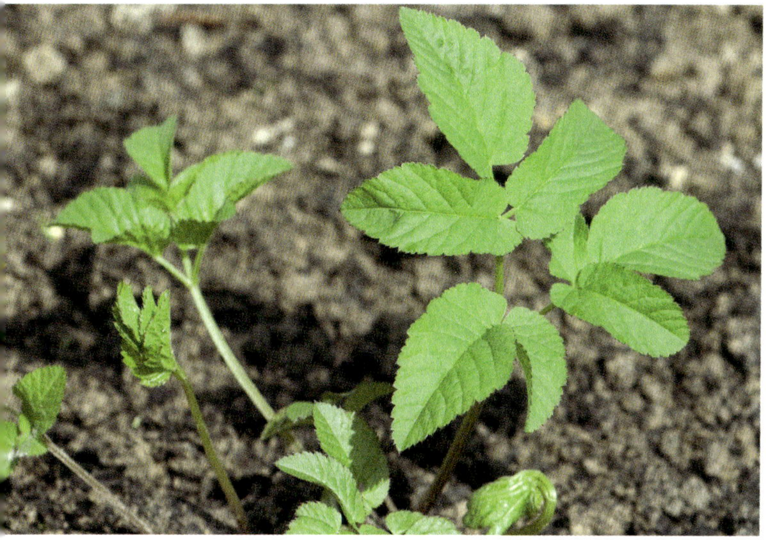

So bauen Sie den Giersch selbst an

In den mittelalterlichen Klostergärten wurde Giersch als Gemüse kultiviert. Besonders Hildegard von Bingen (1098–1179) hat ihn hoch gelobt. Als dauerhafte Staude ist er – ähnlich wie Brennnessel und Löwenzahn – kinderleicht anzusiedeln. Die Triumvirat-Pflanzen spielen zukünftig auch in Essbaren Wildpflanzenparks (Ewilpa®), bei der natürlichen Gartengestaltung sowie in der fortschrittlichen (Öko-)Landwirtschaft eine bedeutende Rolle. Diese wertvollen Wildgemüse können auf naturschonende Art angebaut werden. Der Fachbegriff hierfür ist »extensiv« – diese Bezeichnung werden Sie sicherlich noch oft im Buch lesen. Im Garten ist Giersch als Bodendecker unter Beerensträuchern wie Himbeeren, Johannisbeeren oder Stachelbeeren sowie unter Strauchrosen oder anderen Sträuchern ideal. Wichtig ist, dass Giersch ungefähr drei- bis viermal im Jahr, am besten immer kurz vor oder während der Blüte abgesichelt wird. Dann wächst in »Frühlingsqualität« wieder frisches Blattgemüse nach und versorgt uns so über ein halbes Jahr mit gesunder Grünkraft. Giersch liebt reichlich Humus und auch Feuchtigkeit. Ideal ist daher eine Düngung mit ca. 3 cm Komposterde im Frühjahr sowie das herbstliche Mulchen mit Laub.

Sammelhinweise:

Blattgrün (für Blattgemüse)	März–Oktober
Blüten	Juni

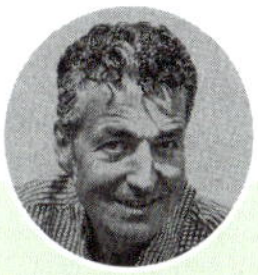

Mein persönlicher Tipp

Junge, noch nicht voll entfaltete Gierschblätter – ich nenne diese bei Führungen auch gerne scherzhaft »Klappgiersch« – esse ich gerne auch gleich frisch gepflückt, somit ungewaschen und roh. Dieser kulinarische Genuss kann auch einen Beitrag zur Versorgung mit Vitamin B_{12} leisten. Dieses Vitamin ist gerade bei Veganern, aber auch bei Fleischessern mit einer veränderten Darmflora oft Mangelware und muss künstlich substituiert werden (mittels Vitamin-B_{12}-Injektion, Tabletten oder einer Vitamin-B_{12}-haltigen Zahncreme).
Es ist jedoch nicht der Giersch direkt, der uns mit dem wichtigen Vitamin versorgt: Die auf den Blättern lebenden Mikroorganismen produzieren Vitamin B_{12}. Auch für anderes Wildgemüse sowie Beeren, Früchte und Fallobst empfehle ich aus diesem Grund den teilweise ungewaschenen Rohverzehr. Voraussetzung dabei ist selbstverständlich ein Sammelort ohne Hundeauslauf, zum Beispiel in Ihrem Garten oder einem Hochbeet bzw. an höher gelegenen Büschen (Quelle zu B_{12} bei Rohkost: Prof. Michalsen: Mit Ernährung heilen, Insel Verlag, 2019, S. 101).

DIE REZEPTE

GIERSCH-BRUSCHETTA
Das regionale Antipasto mit Aha-Effekt

Für 4 Personen

1 Handstrauß junger Gierschblätter
1 rote Zwiebel oder 2 Frühlingszwiebeln
1 Knoblauchzehe
4 reife Tomaten
3 EL natives Olivenöl
2 EL Trauben-Shrub oder Saft einer Biozitrone
Salz und Pfeffer
1 Dinkelbaguette

Das Baguette in Scheiben schneiden und auf dem Toaster oder im Backofen bei 150 °C Umluft anrösten. Danach mit der geschälten Knoblauchzehe einreiben. Gierschblätter, Tomaten und Zwiebeln feinstückig schneiden und mit Shrub oder Zitronensaft, Öl, Salz und Pfeffer anmachen. In kleinen Häufchen auf die Scheiben verteilen.

GIERSCH-MÖHREN-FENCHEL-EINTOPF
Dreierlei von den Doldenblütlern

Für 4 Personen

2 Handsträuße Gierschblätter, gewaschen und klein geschnitten
1 Zwiebel
2 EL Kokosöl
4 Möhren, klein geschnitten
2 Fenchelknollen, in Würfel geschnitten
½ l Gemüsebrühe
Pfeffer, Kreuzkümmel und Salz zum Abschmecken

Kokosöl im Topf erhitzen, die klein geschnittene Zwiebel sowie die Möhren- und Fenchelstücke andünsten und die Gemüsebrühe dazugeben. Danach den Giersch ungefähr 2–3 Minuten im Dampf unter geschlossenem Deckel mitdünsten. Gewürze nach Geschmack hinzufügen.

Das Gemüse passt hervorragend zu Hirse, Quinoa, Vollkorn- oder Dinkelreis.

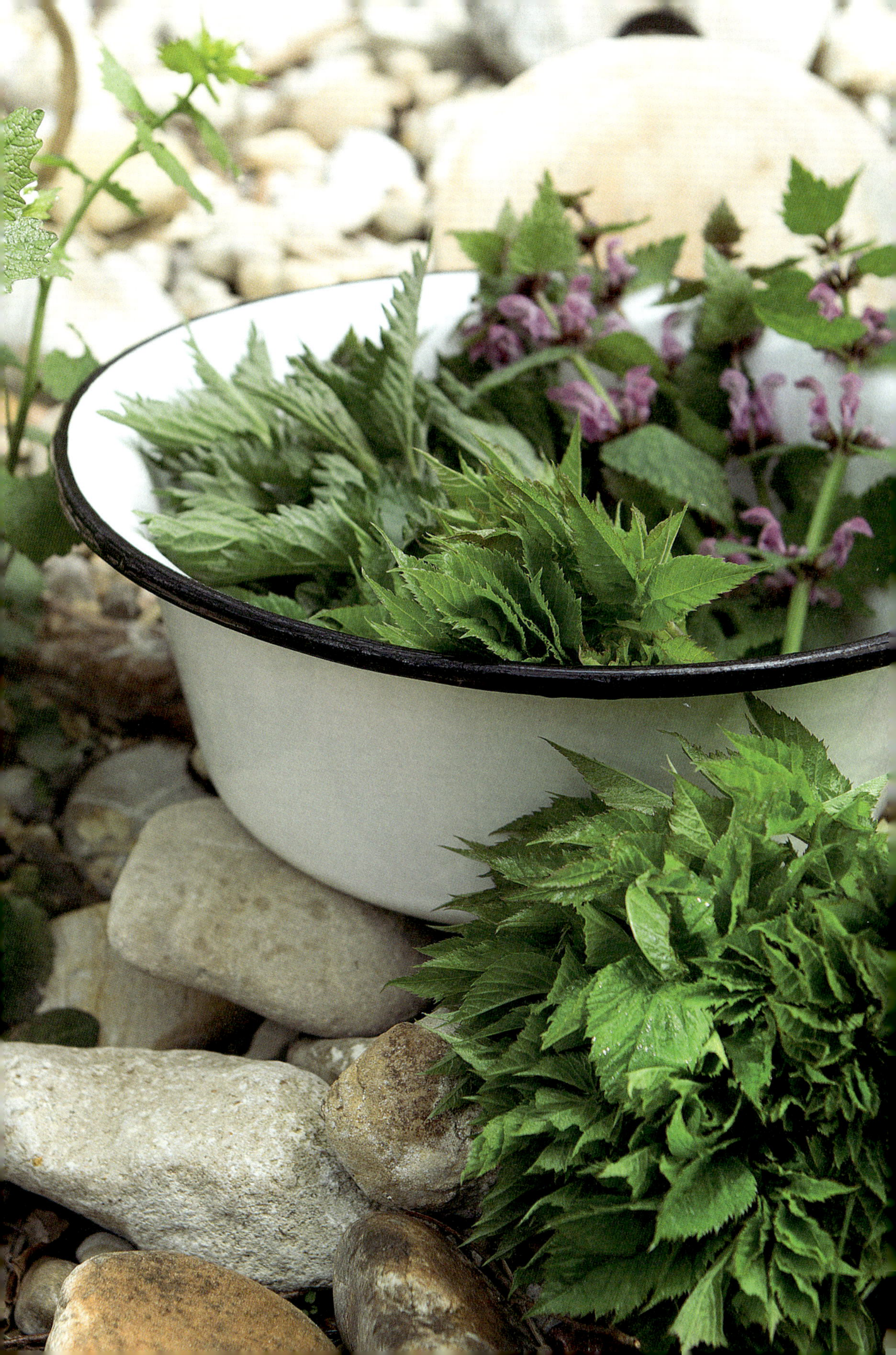

GIERSCH-FRISCHSAFT

Einheimische Grünkraft mit basischer Wirkung

Für 1 Person/Portion

4 Handvoll Gierschblätter
1 Apfel, Orange oder Birne
1 Biozitrone
je 1 Stückchen Ingwer- und Kurkumawurzel
(Achtung! Kurkuma färbt stark)

Alle Zutaten in einem hochwertigen Entsafter schonend pressen. Sofort genießen oder in Flaschen abfüllen und im Kühlschrank bis maximal 2 Tage lang aufbewahren.

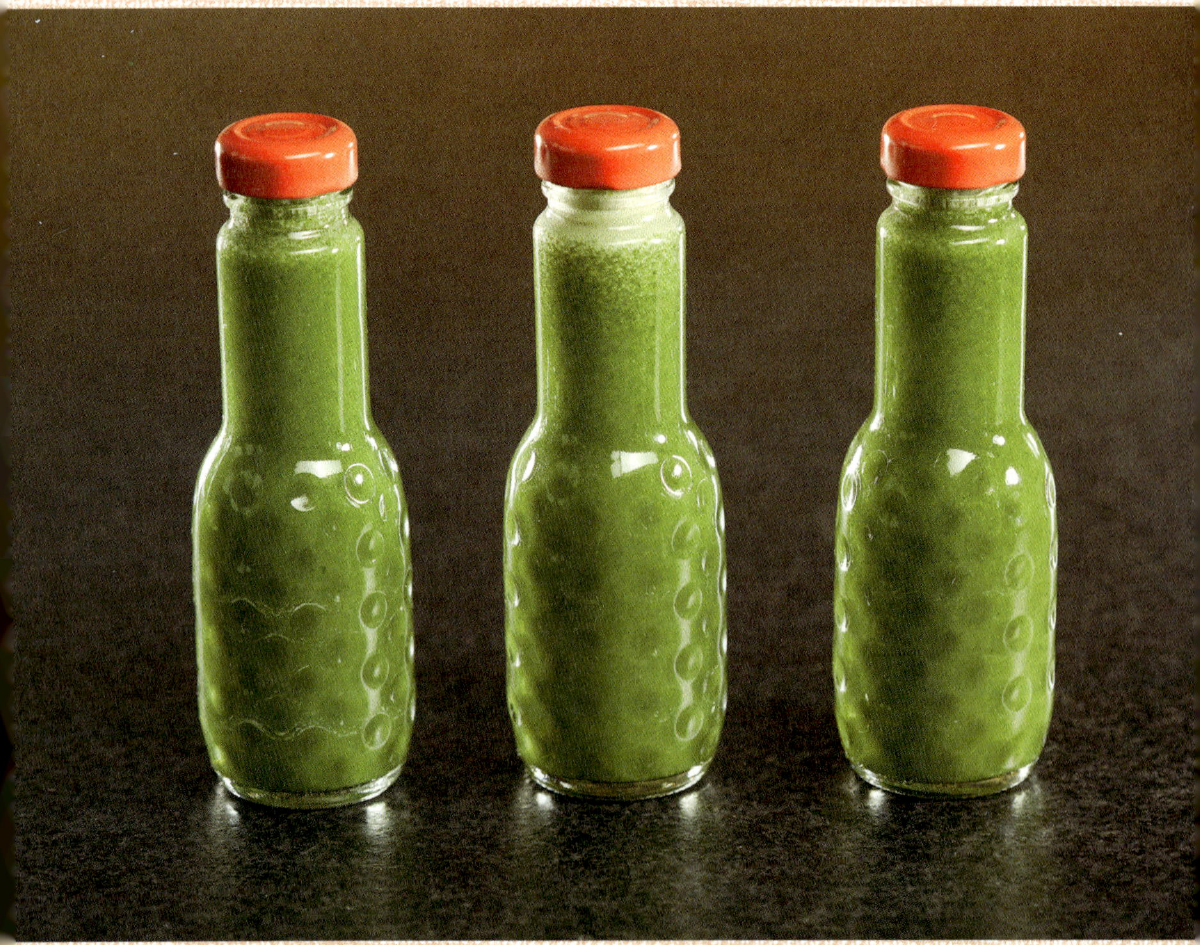

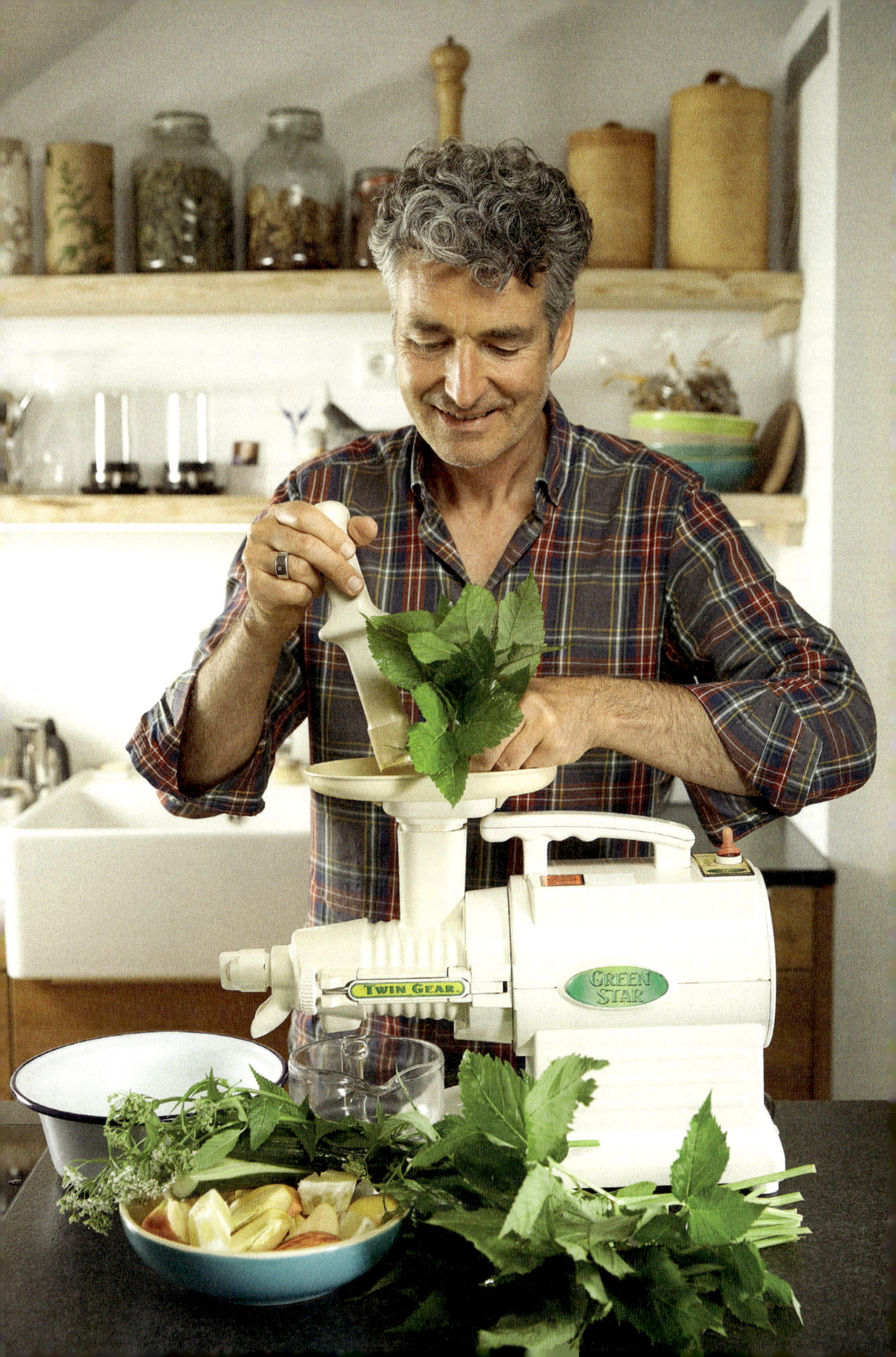
TWIN GEAR
GREEN STAR

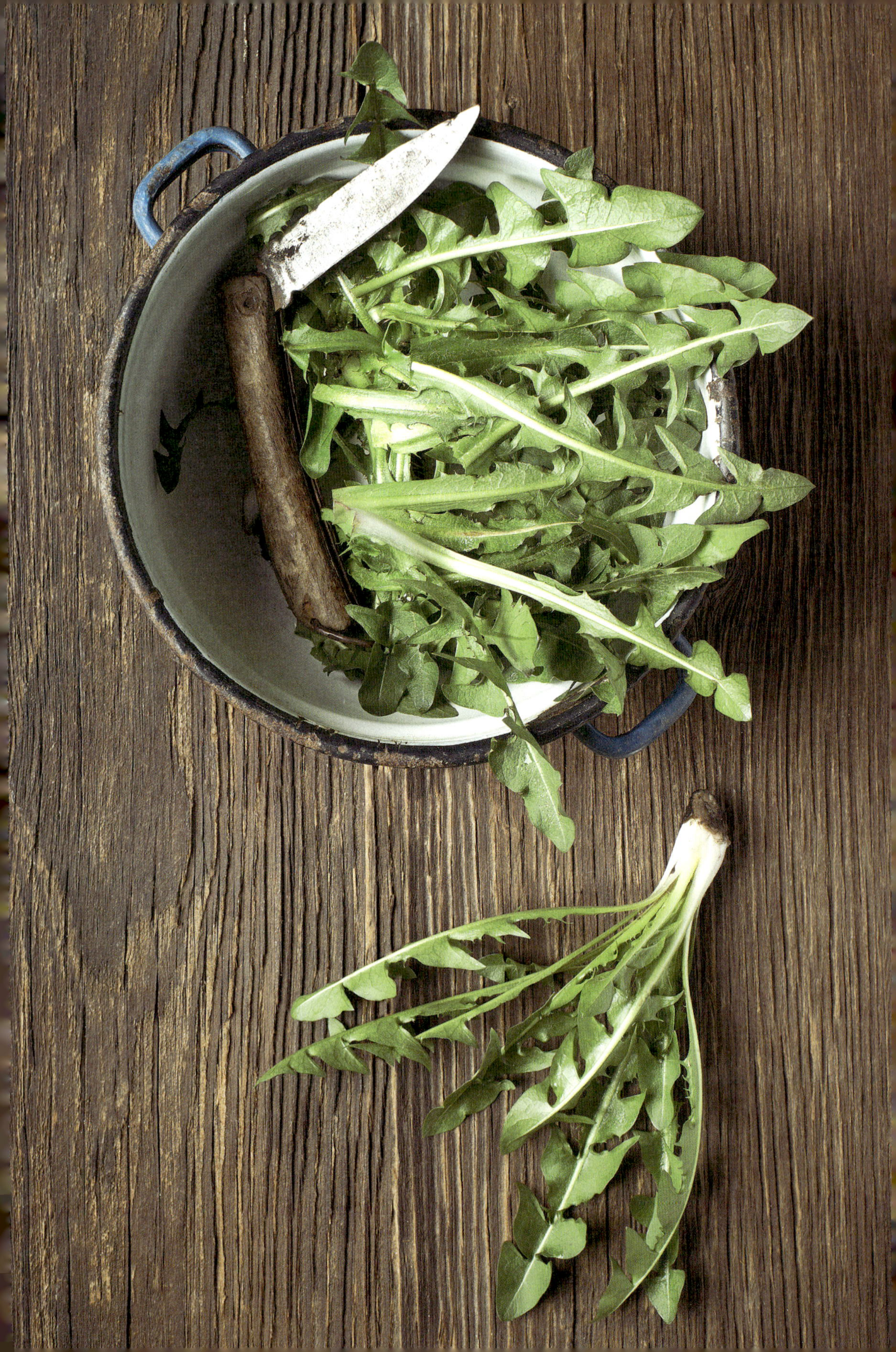

LÖWENZAHN

Der Löwenzahn ist mein persönlicher Geheimtipp und dazu ein echtes Kraftpaket, das aus meiner Küche sowie der wilden Hausapotheke nicht mehr wegzudenken ist. Sein botanischer Name Taraxacum officinalis weist auf die altbekannte medizinische Wirkung als Offizin-Pflanze und somit als anerkannte Heil- oder Arzneipflanze hin. Dazu passt auch die weitere Bezeichnung des Löwenzahns als »Ginseng Europas«. Da wir heutzutage in einer »Bitterstoff-Mangel-Zeit« leben, ist diese Pflanze ein wahrer Segen und ihre Re-Integration in unsere moderne Alltagskultur sehr wertvoll, meiner Ansicht nach sogar unverzichtbar! Die Pflanzen sind komplett essbar und halten je nach Jahreszeit ein vielfältiges Sortiment an frischen Lebensmitteln für uns bereit: Wurzeln, Blätter, Blütenstiele, Knospen sowie Blüten. Das Knabbern der Stiele macht mir im Frühling besonders viel Freude. Die trockene Pusteblume ist aus geschmacklichen Gründen nicht zum Verzehr geeignet, erweckt dafür aber als Scherzartikel von der Wiese kindliche Freude.

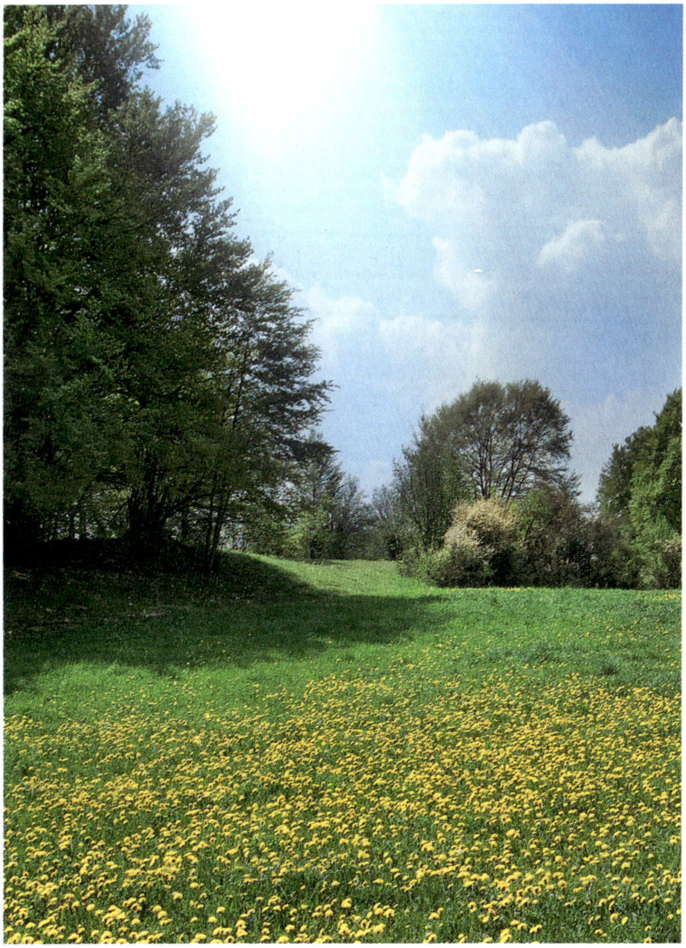

HIER WÄCHST ER:

Löwenzahn ist eine typische Wiesenpflanze. Besonders auf nährstoffreichen Böden gedeiht er oft in Massen. Sie finden ihn auch am Rand von Gebüschen und Hecken, als Begleitkraut in Gemüse- und Blumenbeeten sowie auf Rasenflächen. Er ist einfach nicht zu übersehen, insbesondere wenn die goldgelben Blüten wie kleine Sonnen weit übers Land strahlen. Doch Achtung: Hier könnten die Wiesen stark gedüngt sein. Löwenzahn ist somit von den Küsten bis ins Hochgebirge überall zu Hause. Er ist daher eine echte »Brot-und-Butter-Pflanze« für die Liebhaber und Neuentdecker der essbaren Wildpflanzen. Sofern er nicht unter einer winterlichen Schneedecke versteckt ist, ist jeden Tag Löwenzahn-Saison!

DARAN ERKENNEN SIE IHN:

Egal, ob die Blätter tief eingekerbt oder nur am Rand etwas gezackt sind, Löwenzahn ist trotz seiner mitunter vielgestaltigen Blätter leicht zu erkennen. Diese formen immer eine kreisförmige Rosette, aus deren Zentrum sowohl junge Blätter als auch die leuchtend gelben Blütenstände wachsen. Nach der Blüte bilden sich die schon erwähnten »Pusteblumen«. Die ganze Pflanze enthält weißen Milchsaft, besonders aber der Blütenstiel und die Wurzel. Dieser Saft ist nicht giftig (auch wenn dies landläufig so überliefert ist), kann beim Pflücken aber Flecken auf der Haut und der Kleidung verursachen. Darum fürs Sammeln besser ältere Outdoor-Kleidung anziehen.

SO WIRKT ER:

Löwenzahn ist reich an Mineralien wie Kalium, Kalzium und Magnesium, Spurenelementen wie Eisen und Zink und enthält die Vitamine C, D, E, Provitamin A sowie Chlorophyll. Die offiziell anerkannte Heilwirkung beruht aber auf seinem Gehalt an Bitterstoffen und Kalium sowie an Inulin in der Wurzel. Löwenzahn gehört zu den stark basenbildenden Lebensmitteln und sorgt damit für ein gesundes Gleichgewicht im Stoffwechselgeschehen. Das Blattgrün wirkt außerdem blutreinigend. In der gesamten Löwenzahnpflanze sind hilfreiche Bitterstoffe enthalten, besonders aber im Blattstiel und in der Wurzel. Diese Bitterstoffe haben auf die Entgiftungsorgane des Körpers wie Leber, Galle und Bauchspeicheldrüse eine anregende und zugleich stärkende Wirkung. Der hohe Kaliumgehalt wirkt diuretisch, das heißt, er regt die Nieren und damit die Harnausleitung an. Die Entgiftungs- und zugleich Ausleitungswirkung ist eine überaus perfekte Kombination! Voraussetzung ist allerdings, dass wir auch ausreichend »Lösungsmittel«, also reines Wasser, zu uns nehmen. Doch bitte starten Sie nicht gleich von null auf hundert, sondern steigern Sie die Menge langsam. Also zu Beginn erst ein kleines Büschel Löwenzahnblätter oder -blüten und dem Körpergewicht entsprechend lebendiges Wasser dazu trinken. Als Faustregel kann man für einen erwachsenen Menschen 2 Liter annehmen. Das Inulin in der Löwenzahnwurzel ist übrigens eine der Lieblingsspeisen einer gesunden Darmflora. Die Wurzel gehört zu den sogenannten Prebiotika. Diese fördern auf natürliche Weise die Neubildung gesunder Darmbakterien.

TIPP

Die Ernte der Wurzel gelingt am einfachsten mit einem schmalen Spaten oder Distelstecher. So bekommt man die oft 25 cm langen Pfahlwurzeln auch in Gänze heraus – ohne Frust über abgebrochene Teile, die fest in der Erde stecken bleiben. Indem Sie kräftige Pflanzen mit gut entwickelten Blattrosetten bevorzugen, sparen Sie sich Zeit und Arbeit, da deren Wurzeln im Durchschnitt 2 cm dick sind.

Mir schmecken die jungen Blattrosetten im zeitigen Frühling am allerbesten. Ich steche diese mit einem alten Messer aus, entferne die groben Blätter vom Vorjahr und genieße dann die zarten Blättchen mit ihren gebleichten Stielen pur mit etwas Zitronensaft, Olivenöl und einer Prise Salz.

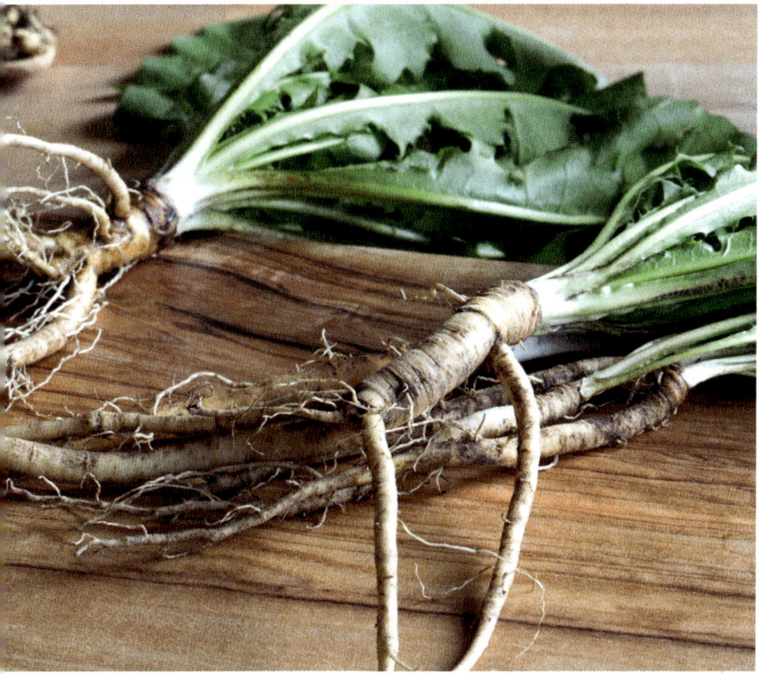

SO BAUEN SIE DEN LÖWENZAHN SELBST AN

Die besten Dinge im Leben bekommt man oft einfach so geschenkt. So auch den Löwenzahn. Sie müssen ihn nicht extra säen und anbauen, sondern einfach da gewähren lassen, wo er sich angesiedelt hat. Solche Gelegenheiten bieten sich in Blumen- und Gemüsebeeten sowie auf Rasenflächen eigentlich immer wieder von selbst. Falls nicht, kann man sich auf der Wiese eine Pusteblume pflücken und diese auf frischer Erde mit einem Atemhauch aussäen. Einzelne, in weiterem Abstand stehende Pflanzen können sich kräftiger entwickeln, was besonders für die rentable winterliche Wurzelernte von Bedeutung ist. Der Anbau in Töpfen auf Balkon oder Terrasse gelingt nur dann, wenn kontinuierlich gewässert wird, da Löwenzahnblätter bei Bodentrockenheit sehr anfällig für Mehltau sind.

SAMMELHINWEISE:

junge Blattrosetten	Februar/März
Knospen	März/April
Blüten, Blütenstiele	April/Mai
Blätter	März–Oktober
Wurzel	Oktober–Februar

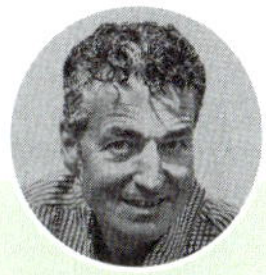

MEIN PERSÖNLICHER TIPP

Die 13-Tage-Blütenstiel-Kur

Die hohlen Blütenstiele sind besonders reich an Bitterstoffen und eignen sich daher hervorragend zur Aktivierung von Leber, Galle und Bauchspeicheldrüse. Steigern Sie die Anzahl der langsam zu kauenden Stiele mit jedem Tag und schleichen Sie sie danach wieder aus. Bitte sammeln Sie die Stiele jeden Tag frisch. Die Blütenstiele werden langsam und genüsslich gekaut.

Tag 1: ein Stiel
Tag 2: zwei Stiele
Tag 3: vier Stiele
Tag 4: sechs Stiele
Tag 5: acht Stiele
Tag 6: zehn Stiele
Tag 7: zwölf Stiele
Tag 8: zehn Stiele
Tag 9: acht Stiele
Tag 10: sechs Stiele
Tag 11: vier Stiele
Tag 12: zwei Stiele
Tag 13: ein Stiel

Achten Sie darauf, jeden Tag 2 Liter reines Wasser zu trinken! Die gelösten Gifte können so viel besser ausgeschieden werden. Hinweis: Bei Gallensteinen ist die kurmäßige Anwendung von Löwenzahn erst nach Rücksprache mit einem Arzt durchzuführen.

DIE REZEPTE

WÜRZIGER WILDKAFFEE

Mit Löwenzahn-Bitteraromen in den Tag starten

Pro Portion

1 große oder 2 kleine Löwenzahnwurzeln (ergibt 2 TL)
(pro Tasse 2 TL gemahlenes »Kaffeepulver« verwenden)

Die ausgegrabenen Löwenzahnwurzeln gründlich unter fließendem Wasser, am besten mit einer Gemüsebürste säubern. Danach in kaffeebohnengroße Stücke schneiden und in einem Dörrgerät trocknen oder an einem warmen und luftigen Ort (ohne direkte Sonne) einige Tage zum Trocknen auslegen. Schließlich die Stücke in einer Pfanne ohne Fett bei mittlerer Hitze und unter ständigem Rühren rösten, bis ein angenehmer Malzgeruch entsteht. Die »wilden Kaffeebohnen« in einer luftdicht verschlossenen Dose lagern und erst direkt vor der Kaffeezubereitung frisch mahlen. Pro Tasse 2 TL des »Kaffeepulvers« in Einwegteebeutel füllen und mit heißem Wasser übergießen. Bitte nur 2–3 Minuten ziehen lassen, sonst schmeckt der Kaffee zu bitter.

WURZELGEMÜSE

Ein schmackhaftes winterliches Beilagengemüse

Für 4 Personen

4 große Möhren
2 Pastinaken
2 große oder 4 kleine Löwenzahnwurzeln
1 Zwiebel
1 EL Oliven- oder Kokosöl
Gemüsebrühe
Pfeffer, Kurkuma
nach Belieben Kokosmilch

Die Löwenzahnwurzel im Verhältnis 4:1 mit Möhre und/oder Pastinake mischen (sonst schmeckt es zu bitter). In einer Pfanne eine fein gehackte Zwiebel in Olivenöl oder Kokosöl andünsten. Die klein geschnittenen Wurzeln dazugeben, mit Gemüsebrühe ablöschen sowie mit Pfeffer und Kurkuma abschmecken. Nach Belieben etwas Kokosmilch hinzufügen.

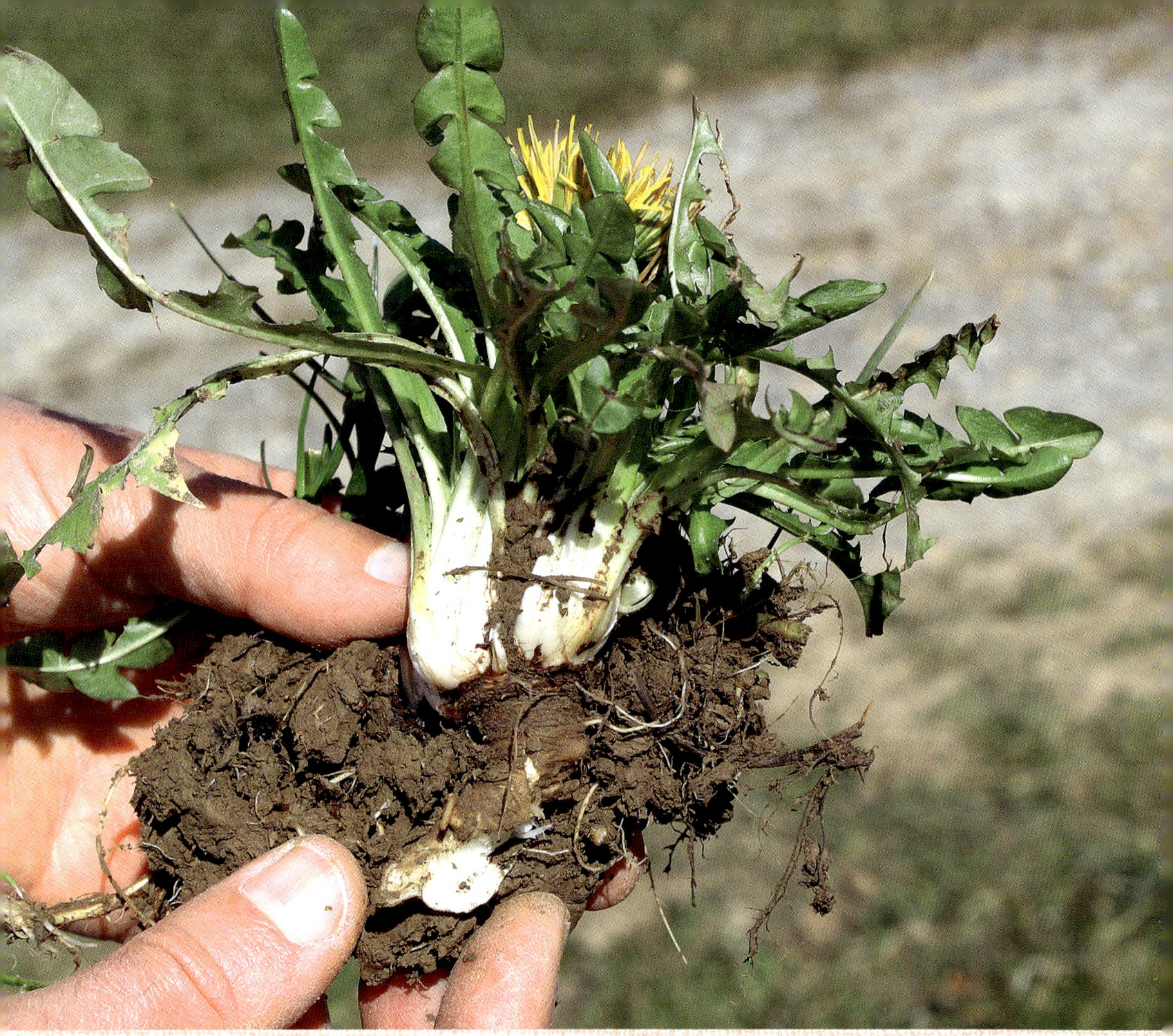

LÖWENZAHN-BLATTSALAT
Wilde Urkraft im »normalen« Kultursalat

Für 4 Personen

4 Handvoll Löwenzahnblätter, klein geschnitten
1 Kopfsalat oder Bataviasalat
1 Möhre, gerieben
1 Apfel, gerieben
1 Zitrone
1 Orange
4 EL Olivenöl
nach Belieben 3–6 Walnüsse, klein gehackt

Das Blattgrün von Löwenzahn und Kopfsalat/Batavia gründlich waschen und klein schneiden. Darunter die geriebene Möhre als auch den geriebenen Apfel mischen. Mit einem Dressing aus dem Saft von Zitrone, Orange, Olivenöl, Salz und Pfeffer übergießen. Zur geschmacklichen Abrundung empfehle ich klein gehackte Walnüsse.

KAPERN VON LÖWENZAHNKNOSPEN

Mein wildes Lieblings-Antipasto!

Für 2 Schraubdeckelgläser

2 Handvoll grüne und noch fest verschlossene Löwenzahnknospen
ein Topf mit Wasser
etwas Steinsalz
etwas Zitronensaft (ca. halbe Zitrone)

Ungefähr 2 Handvoll der noch grünen und fest verschlossenen Knospen sammeln. In einem Topf mit leicht gesalzenem Wasser 2 Minuten aufkochen und heiß in saubere Schraubdeckelgläser füllen. Dann noch etwas Zitronensaft dazugeben, zumachen und beim Abkühlen das wichtige Vakuum entwickeln lassen (Deckel muss einsinken).

Dieser Vorrat an verwilderten »Kapern« kann im Winter zu einem Möhrengemüse gegeben oder als Antipasto gereicht werden.

LÖWENZAHNPESTO

... mit angenehm bitterem Überraschungseffekt

Für ein großes Schraubdeckelglas

2 Handvoll Löwenzahnblätter und einige Löwenzahnblüten, wenn vorhanden
2 Knoblauchzehen
½ Tasse Mandeln
Salz und Pfeffer
5 EL Olivenöl, je nach Konsistenz auch mehr

Die Löwenzahnblätter und ggf. auch Löwenzahnblüten waschen und grob schneiden. Zusammen mit den anderen Zutaten in einem Blender oder mit einem Stabmixer pürieren – allerdings nicht zu lange, damit kein Mus entsteht.

Das wilde Pesto schmeckt lecker auf Brot oder zu Pasta. Mit Öl bedeckt hält es sich im Kühlschrank einige Tage.

Variationen von Löwenzahnblüten
Auch die sonnig gelben Blüten sind auf vielfältige Weise zu essen: Ganz einfach roh im Mischsalat, als essbare Dekoration oder als gedünstetes Blütengemüse, welches mit einer Curry-Kokosmilch-Mischung besonders gut mundet.

LÖWENZAHNSALAT MIT TOMATE UND SCHAFSKÄSE

Neue Geschmackserlebnisse warten

Pro Portion

15 Löwenzahnblätter
1 große Tomate
50 g Schafskäse
1 EL Zitronensaft
1 EL natives Olivenöl
Salz und Pfeffer

Die Löwenzahnblätter gründlich waschen, in mundgerechte Stücke schneiden und auf einem Teller als »grünes Bett« auslegen. Die Tomate in Scheiben schneiden und auf dem Salat verteilen. Den Schafskäse in Würfel schneiden und ebenso verteilen. Nun kommt noch die Soße aus Olivenöl und Zitronensaft darüber. Mit Salz und Pfeffer nach Belieben würzen.

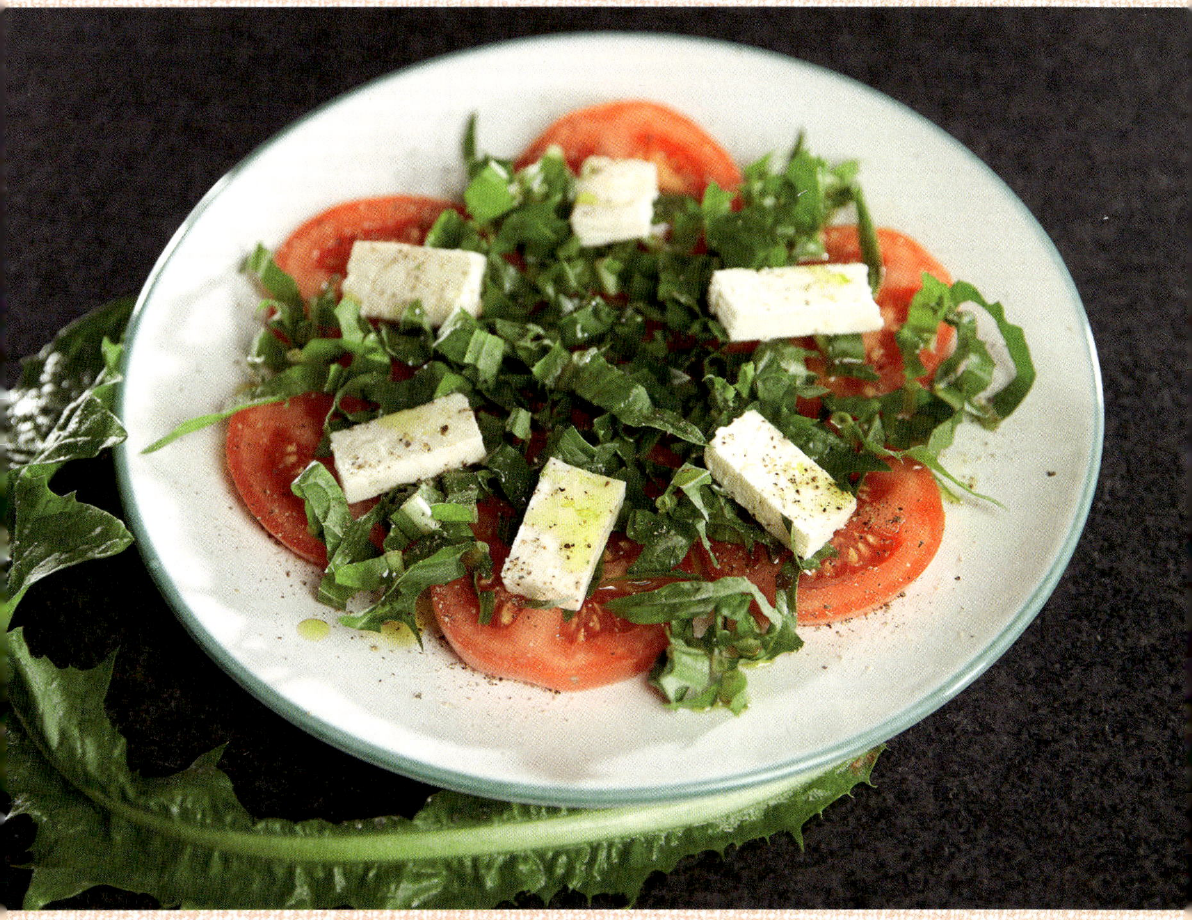

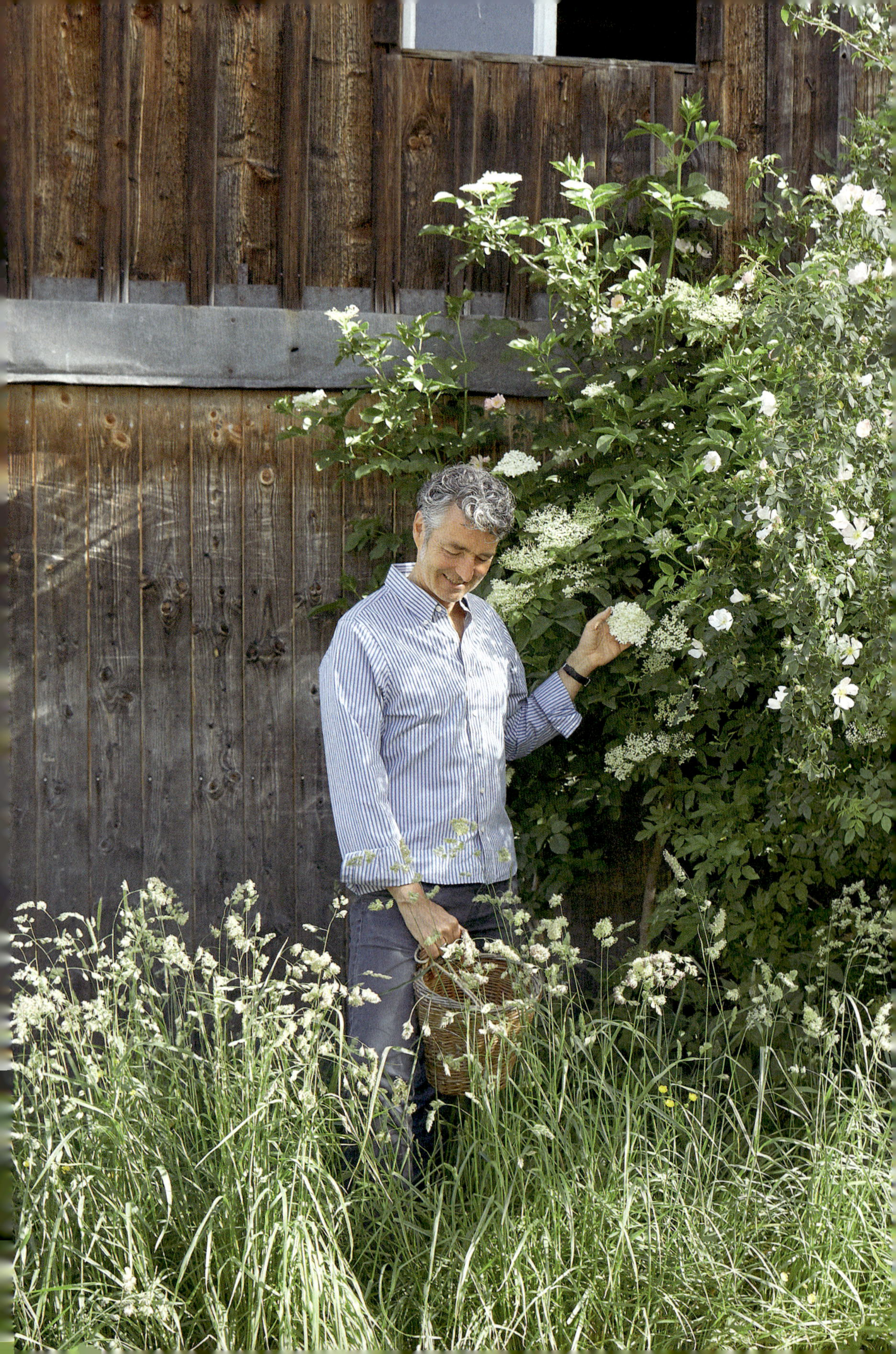

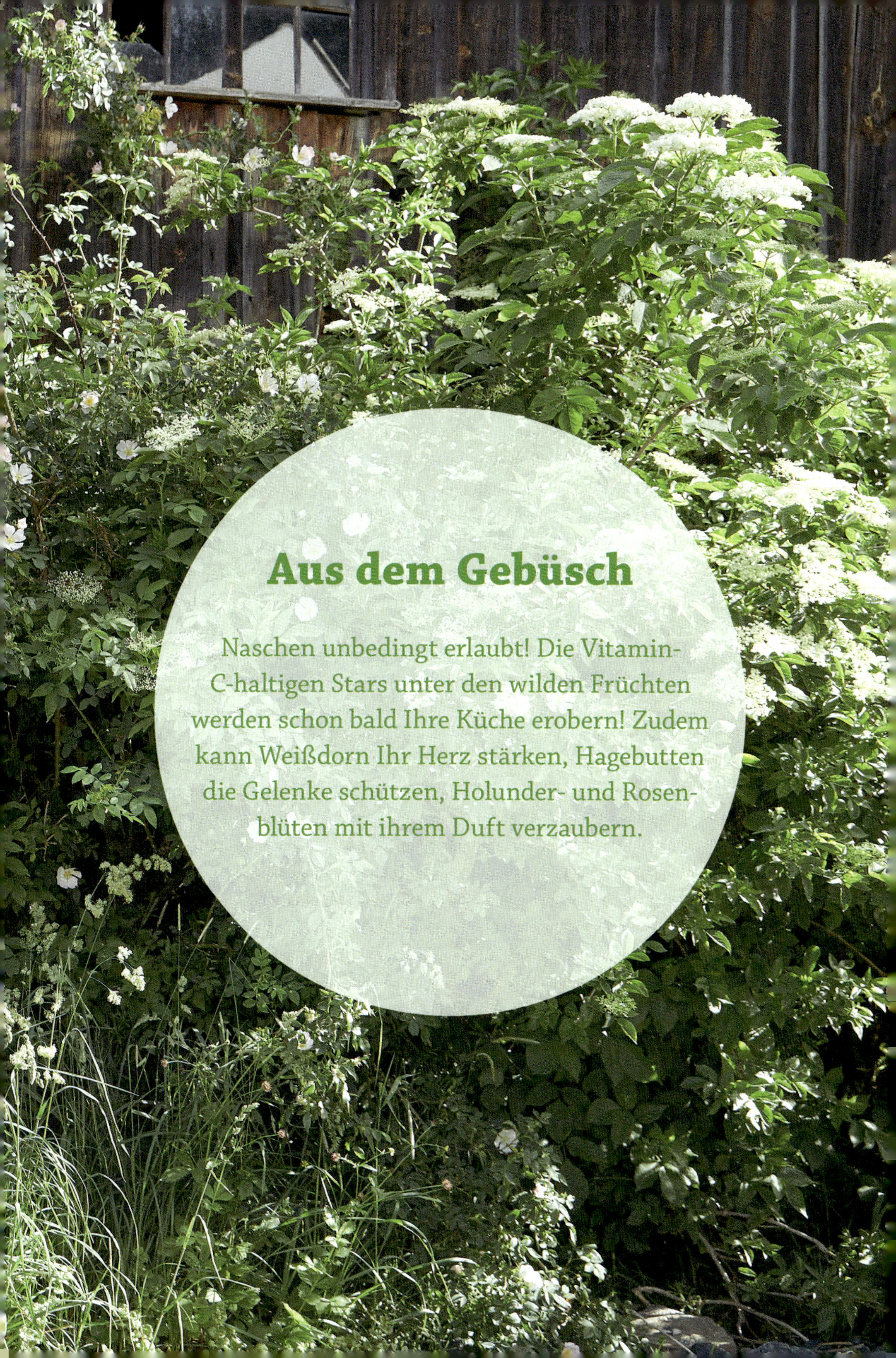

Aus dem Gebüsch

Naschen unbedingt erlaubt! Die Vitamin-C-haltigen Stars unter den wilden Früchten werden schon bald Ihre Küche erobern! Zudem kann Weißdorn Ihr Herz stärken, Hagebutten die Gelenke schützen, Holunder- und Rosenblüten mit ihrem Duft verzaubern.

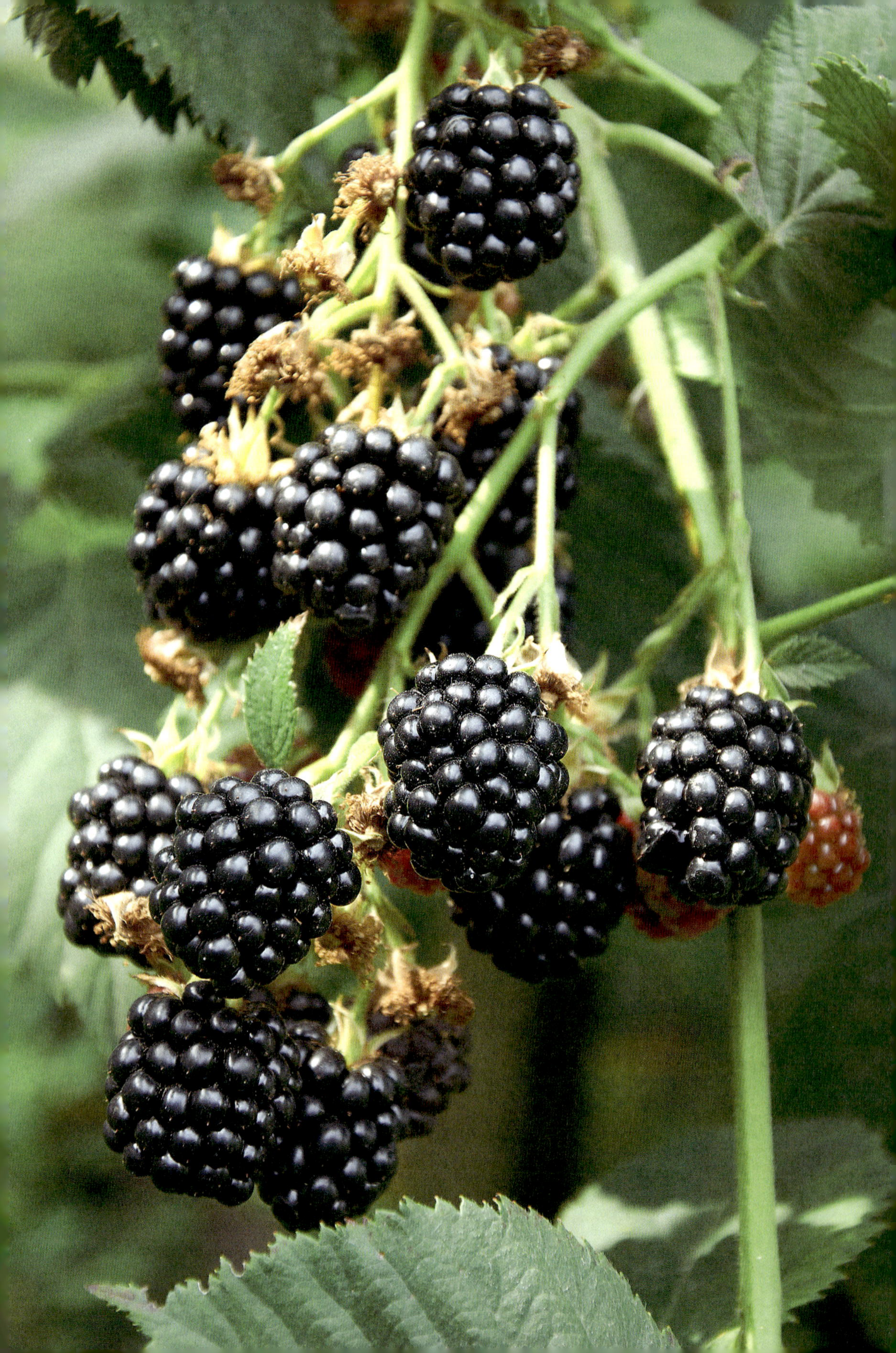

BROMBEERE & HIMBEERE

Brombeeren und Himbeeren sind wieder »in Mode« und äußerst beliebte Früchte zum Naschen, fürs Müsli oder einen Smoothie. In den voll ausgereiften Brom- und Himbeeren stecken wertvolle, antioxidativ wirkende Vitalstoffe wie zum Beispiel Anthozyane. Beide Pflanzen gehören zur Familie der Rosengewächse, bieten uns Sammelsteinfrüchte und sind in Wildform stachlig – darum haben sie hier auch ein Kapitel zusammen. In den Supermärkten sind sie ganzjährig zu finden, allerdings in Plastik verpackt, zuvor in Folientunneln aufgepäppelt und bedauerlicherweise auch unreif geerntet. Bis zur natürlichen Reife im Sommer zu warten erfordert allerdings etwas Geduld, doch es lohnt sich! Zudem bieten die Pflanzen mit ihrem wertvollen Blattgrün den Sammlern auch noch andere gesundheitsfördernde Werte. Diese möchte ich Ihnen auf jeden Fall ans Herz legen. Besonders die mineralienreichen und gerbstoffhaltigen Blätter der Brombeere bieten eine ganzjährige Sammelmöglichkeit, außerdem wirken diese auf den Körper basisch. Gut getrocknet – man spricht von »rascheltrocken« – werden diese Ihren eigenen Hausteemischungen hinzugefügt oder kommen im Winterhalbjahr in den grünen Smoothie. Insbesondere die jungen Blätter und Triebe im späten Frühjahr können sowohl von der Brom- als auch von der Himbeere getrocknet zu grünem »Mineralien«-Pulver vermahlen und dann als Vorrat für die Zubereitung von Smoothies oder als Beigabe in Mehlmischungen (mit einem Anteil von 10 %) verwendet werden. Im Hochsommer schließlich reifen die ersten Früchtchen. Von dörren über einkochen, frosten oder in Schnaps ansetzen ist das Spektrum groß, wie Brom- und Himbeeren in der Küche verarbeitet werden können. Diese sollten in jedem Fall sofort weiterverarbeitet werden – wenn sie nicht schon zuvor vom Strauch weg genascht worden sind. Probieren Sie doch mal die rohköstliche Version als Fruchtleder oder in Form eines Rohkostkuchens. Ich verrate auch mein absolutes Lieblingsrezept.

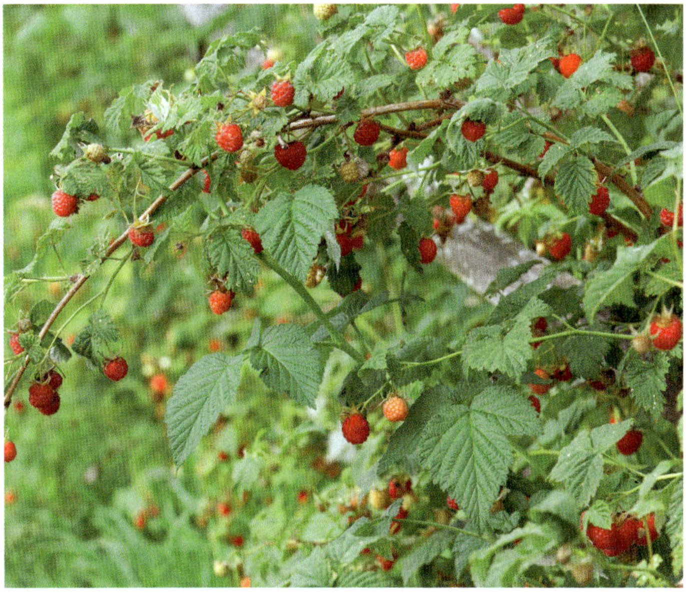

HIER WACHSEN SIE:

Wilde und damit stachelreiche Brombeeren wachsen in Mitteleuropa in Hecken und Wäldern, auf Kahlschlägen, älteren Dünen sowie Heiden, Böschungen und Brachland, auf nährstoffreichen und kalkarmen Böden. Gerade an sonnigen Standorten mit guten Bodenbedingungen kann man Massenbestände mit süß schmeckenden Früchten entdecken.

Auch Himbeeren lieben einen sonnigen oder halbschattigen Standort, und sie bevorzu-

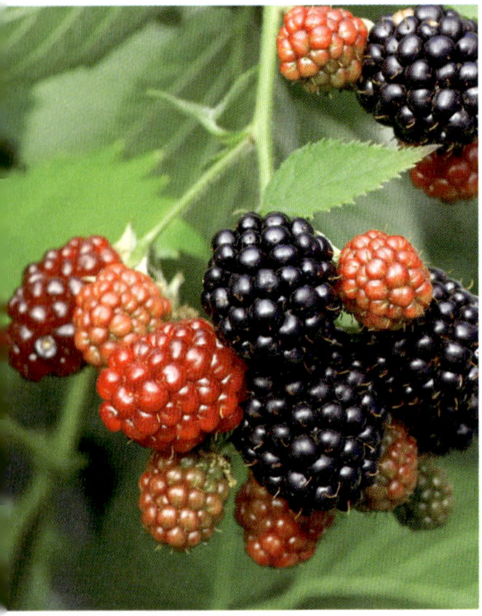

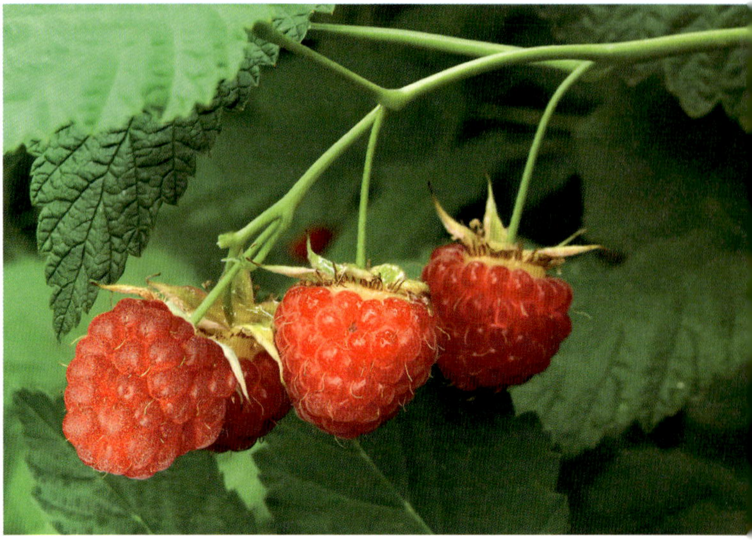

> **TIPP**
> *Brom- und Himbeeren können unmittelbar nach dem Sammeln in einem hochwertigen Dörrgerät recht zügig getrocknet werden. Dabei entsteht ein gesunder Vorrat für das morgendliche Müsli oder den Haferbrei. Lichtgeschützt lassen sich die getrockneten Früchte in einem Schraubdeckelglas den ganzen Winter über aufbewahren. Doch sie werden schneller gegessen sein, als es Sie sich vorstellen können …*

gen einen humus- und nährstoffreichen Boden, am besten gut durchfeuchtet und leicht sauer. In Waldlichtungen oder nach Rodungen entwickeln auch sie große Bestände. Auch am Waldrand, entlang von Feldgehölzen und Hecken sowie im Gebirge bis auf 1600 m Höhe sind sie leicht zu finden.

DARAN ERKENNEN SIE SIE:

Die Brombeere ist mehrjährig und sowohl im Sommer als auch im Winter grün. Bis zu 2 m hoch kann der eher kriechend wachsende Strauch werden und dabei ein breites und undurchdringliches Gebüsch bilden. Ihre langen Triebe formen einen Bogen oder sie kriechen am Boden entlang. Die wilden Brombeertriebe sind dicht mit hakigen Stacheln besetzt. Die gezähnten Blätter stehen wechselständig und sind mit bis zu 7 Teilblättern gefiedert. Die ungleich großen Fiedern sind spitz und eiförmig. Die Blattoberseite ist grün, die Unterseite graugrün oder weißfilzig behaart. Sogar die Blattstiele tragen Stacheln, ebenso die Mittelrippe an der Blattunterseite. Die Brombeere hat weiße bis zart rosafarbene Blüten mit 5 Blütenblättern. Die schwarze Frucht ist genau genommen eine Sammelsteinfrucht aus 20 bis 50 kleinen schwarz glänzenden Steinfrüchtchen. Beim Sammeln bleibt der ursprüngliche Blütenboden in der Frucht.

Die Himbeere ist ein Halbstrauch mit bis zu 2 m langen, meist überhängenden Trieben, die im ersten Wuchsjahr verholzen, aber am Ende des zweiten Jahres wieder absterben. Ihre zahlreichen Stacheln sind im Vergleich zur Brombeere viel kleiner und zarter. Die am Rand gesägten Blätter sind an der Oberseite

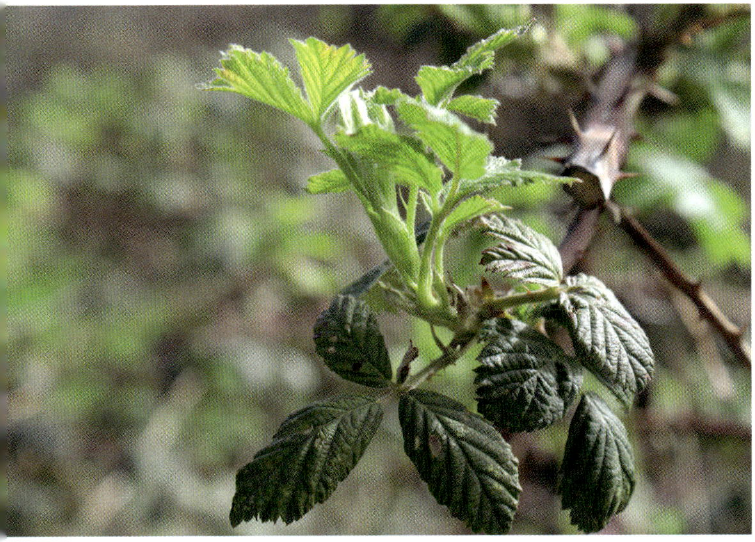

dunkelgrün und an der Unterseite weißfilzig behaart. Die Blätter sind gefiedert. In den Blattachseln sitzen die weißen Blüten mit je 5 Blütenblättern und 5 Kelchblättern in Trugdolden zusammen. Die rote Frucht besteht aus zahlreichen kleinen, einsamigen Steinfrüchten und ist damit ebenso eine Sammelsteinfrucht wie die Brombeere. Der ehemalige Blütenboden verbleibt beim Sammeln an der Pflanze.

SO WIRKEN SIE:

Die Früchte der **Brombeere** enthalten die Vitamine C und E, Provitamin A sowie B-Vitamine (alle außer B_{12}), Magnesium, Eisen, Zink, Mangan und Kupfer. Ihre Blätter enthalten Gerbstoffe, Flavonoide, organische Säuren und etwas Vitamin C. Diese Zusammensetzung sorgt bei den Schleimhäuten für eine zusammenziehende Wirkung und hilft somit als Tee bei Durchfallerkrankungen sowie bei Entzündungen in Mund und Rachen. Brombeeren enthalten sehr viel antioxidativ wirkende Anthozyane. Sie können dies ganz leicht an der tiefdunkelvioletten Färbung erkennen.

Die wertvollen Inhaltsstoffe der **Himbeere** sind Vitamin C und E, B-Vitamine (alle außer B_{12}), Eisen, Magnesium, Kalzium, Zink und Kalium sowie reichlich sekundäre Pflanzenstoffe wie Anthozyane, Flavonoide und Ballaststoffe. In den Blättern finden sich neben Mineralien ebenso Gerbstoffe, die in dieser besonderen Zusammensetzung in der Frauenheilkunde eingesetzt werden. Die krampflösende und schmerzstillende Wirkung dieser Tannine (= pflanzliche Gerbsäure aus Blättern) ist bei Zyklusstörungen oder bei der Geburtsvorbereitung hilfreich.

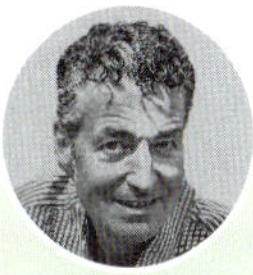

MEIN PERSÖNLICHER TIPP

Für die Liebhaber der Rohkostküche kann aus den zuvor pürierten Früchten – entweder einzeln oder als Mischung – ein haltbares Fruchtleder hergestellt werden. Die zuvor im Blender oder Mixer zusammen mit Zitronensaft und etwas Flohsamenschalen (oder Wegerichsamen) pürierte Masse wird 3–4 mm dick auf das Blech des Dörrgerätes oder auf ein herkömmliches Backblech gestrichen. Bei 50 °C im Ofen und leicht geöffneter Backofentür dauert der Trockenvorgang etwas länger als im Dörrgerät. Das nun entstandene »Leder« wird in Streifen geschnitten und aufgerollt. Dann kommt es in ein breites Schraubdeckelglas. Wer es süßer mag, kann die Röllchen noch in etwas Rohrohrzucker wälzen.

TIPP

3 Tipps für Beeren-Antioxidantien im Alltag

Gefrorene Beeren lassen sich gut im Eisfach lagern. Daraus können schnelle Köstlichkeiten gezaubert werden:

1. Je nach Bedarf 1 Tasse frische oder gefrorene Beeren mit 1–2 reifen Bananen oder Datteln sowie etwas Zitronensaft und 1 Msp. Vanillepulver in einem kleinen Blender zu einem Rohkost-Brotaufstrich verarbeiten.

2. Eine Handvoll Beeren morgens auf den heißen Haferbrei streuen, unterheben, 3 Minuten ziehen lassen – herrlich!

3. Der »Es-muss-schnell-gehen«-Smoothie: 1 Tasse Beeren, 1 Apfel, 1–2 Datteln, etwas Zitronensaft und etwas Wasser vermixen.

SO BAUEN SIE BROMBEEREN SELBST AN

Wer schon wild wachsende Brombeeren in seinem Garten hat, sollte sie unbedingt behalten, auch wenn die stachellos gezüchteten Arten verlockender sind. Von heimischen Brombeeren gibt es erstaunlicherweise keine ausgelesenen Sorten. Die wuchsfreudige Brombeere bildet genug eigene Ableger (Absenker) aus, die für eine gezielte Pflanzung verwendet werden können. Dazu einen langen Trieb mit einem Draht auf dem Boden fixieren, mit Erde abdecken und bis zur Bewurzelung warten. Dann von der Mutterpflanze abschneiden und an der gewünschten Stelle einpflanzen. Ein Spalier ist später eine sinnvolle Rankhilfe.

SO BAUEN SIE HIMBEEREN SELBST AN

Himbeeren lassen sich leicht in einem naturnah bewirtschafteten Garten ansiedeln und kontrolliert verwildern. Im lichten Halbschatten zwischen Obstbäumen gepflanzt, dürfen sie sich hier ungestört vermehren. Ich empfehle die Sorte »Autumn Bliss«, deren Triebe schon im Herbst des ersten Jahres bis in den späten Oktober massenhaft Beeren tragen.

Himbeeren sind von Natur aus Waldpflanzen, daher lieben sie humusreichen, feuchten Boden. Mit einer Kompostgabe als Düngung im Frühjahr sowie etwas Laubmulch im Herbst verschaffen Sie den Himbeeren eine waldige Heimat.

SAMMELHINWEISE:

Brombeeren:	
Blätter für Smoothies	ganzjährig, besonders im Winter
Blätter und Triebspitzen für Tee	Mai–Juni
Beeren	August–September

Himbeeren:	
Blätter für Tee	Mai–Juni
Beeren	Juli–September

DIE REZEPTE

ROHKOST-BEEREN-TÖRTCHEN
Die süße Überraschung fürs Kuchenbüfett

Für 2 Personen oder 2 Törtchen

½ Tasse Nüsse (Haselnüsse oder Mandeln)
½ Tasse getrocknete Datteln
1 Banane
Saft von einer halben Biozitrone
½ Päckchen Vanillezucker (Bioqualität)
1 TL Flohsamen, zuvor in ca. 3 EL Wasser eingeweicht
Brom- oder Himbeeren zum Garnieren

Mit dem Blender aus Nüssen und Datteln einen Rohkostteig zubereiten und die klebrige Masse in kleine Tarte- oder Tortenförmchen drücken oder einfach kleine Kreise mit einem Rand formen. Aus 1 Banane, dem Saft einer halben Zitrone, einem halben Päckchen Biovanillezucker und 1 TL Flohsamen (die man zuvor etwas in Wasser einweicht) ein Mus »wie Pudding« herstellen und auf den Tortenboden geben. Schließlich die Brom- oder Himbeeren auf den veganen Pudding dekorativ obendraufsetzen.

BEERENTEE
Die Süße des Spätsommers in der Tasse

Für ein Schraubdeckelglas oder eine Tee-/Vorratsdose

1 Tasse getrocknete Brom- oder Himbeeren oder beides
½ Tasse getrocknete Apfelstückchen, klein geschnitten
¼ Tasse getrocknete Datteln, klein geschnitten
Schale von einer Biozitrone oder Bioorange

Alle Zutaten in ein entsprechendes Schraubdeckelglas oder eine Tee-/Vorratsdose füllen. Die getrocknete Schale der Biozitrone oder Bioorange dient aber nur der Aromatisierung und und wird später nicht ins Teesieb mit hineingegeben.

Bitte achten Sie unbedingt darauf, dass alle Zutaten ausreichend getrocknet sind, insbesondere die Schalen der Zitrusfrüchte.

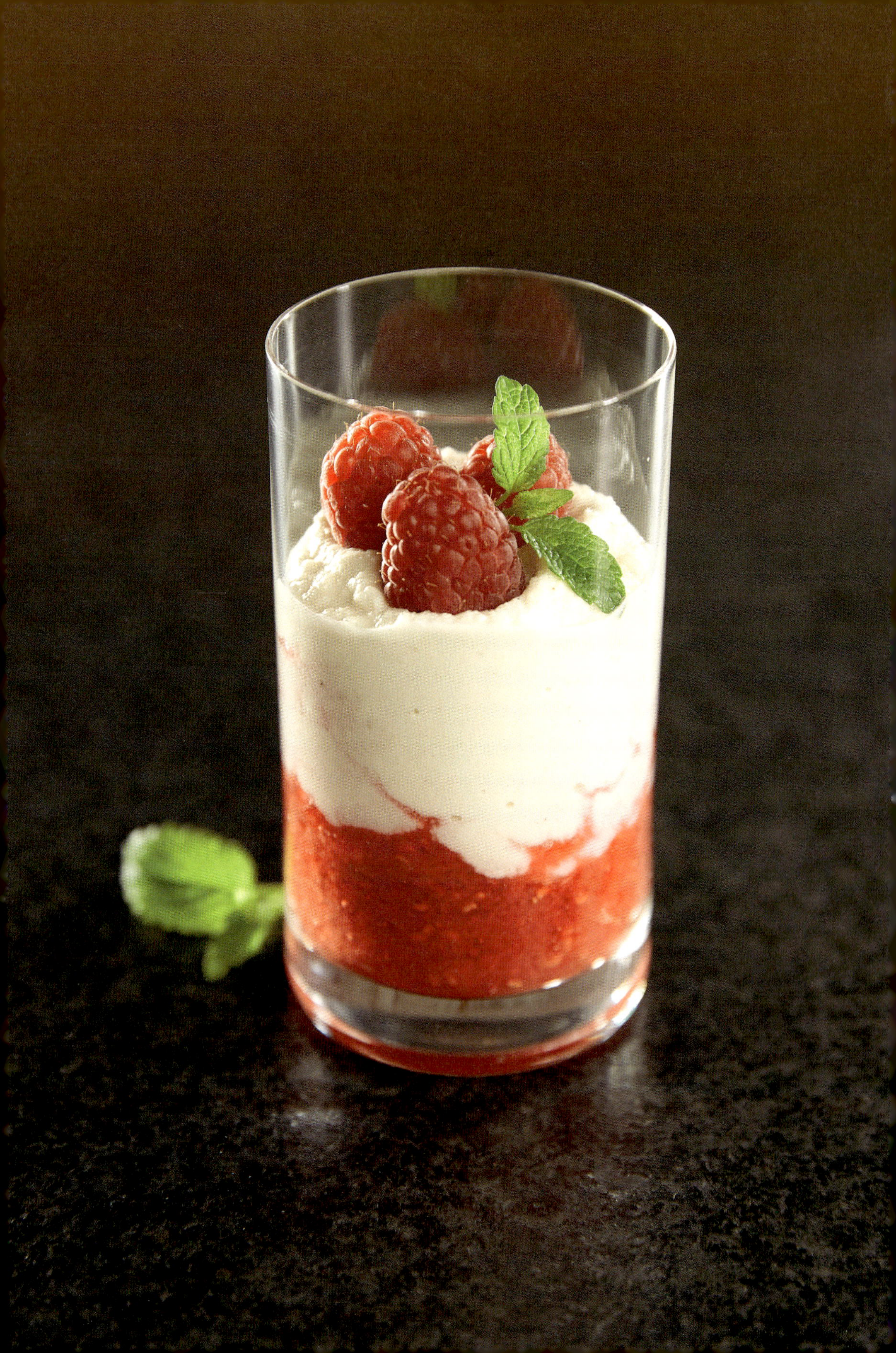

SCHICHTDESSERT MIT MANDELN UND HIMBEEREN

Jeder Löffel ein Genuss!

Für 2 Portionen

200 g Himbeeren
2 TL Akazienhonig
1 EL Zitronensaft (Bioqualität)
100 g geschälte Mandelkerne
1 EL Kokosöl
50 ml Wasser
1 Messerspitze Vanillepulver
1 TL Akazienhonig

Für die rote fruchtige Schicht die Himbeeren, den Akazienhonig und den Zitronensaft in einem kleinen Mixer zu einer Fruchtsoße verarbeiten. Die Masse in eine kleine Schüssel geben und den Mixer gut säubern. Für die weiße Schicht Mandelkerne, Kokosöl, Wasser, Vanillepulver und Akazienhonig im Mixer zu einer Mandelsahne verarbeiten. Alles abwechselnd in zwei Dessertgläser schichten und kühl servieren.

SOMMERSALAT MIT BEERENSOSSE

Einer meiner Lieblings-Sommersalate!

Für 2–4 Personen

1 Bataviasalat oder 1 Kopfsalat
1 Handvoll Giersch oder Vogelmiere oder beides
½ Tasse Himbeeren
½ Tasse Brombeeren
4 EL natives Olivenöl
2 EL Weinessig
Salz und Pfeffer
10 Beerenfrüchte extra

In einer großen Schüssel oder Schale zuerst die Beeren mit einer Gabel zerdrücken, dann die restlichen Zutaten für die Soße dazugeben – gutes Olivenöl, Essig, Salz und Pfeffer – und alles sorgfältig miteinander verrühren. Nun den Salat und die Wildkräuter gut waschen, die wilden Kräuter fein schneiden und den Salat mundgerecht klein zupfen. Wiederum alles gut vermischen und zum Schluss mit den ganzen Beeren dekorieren.

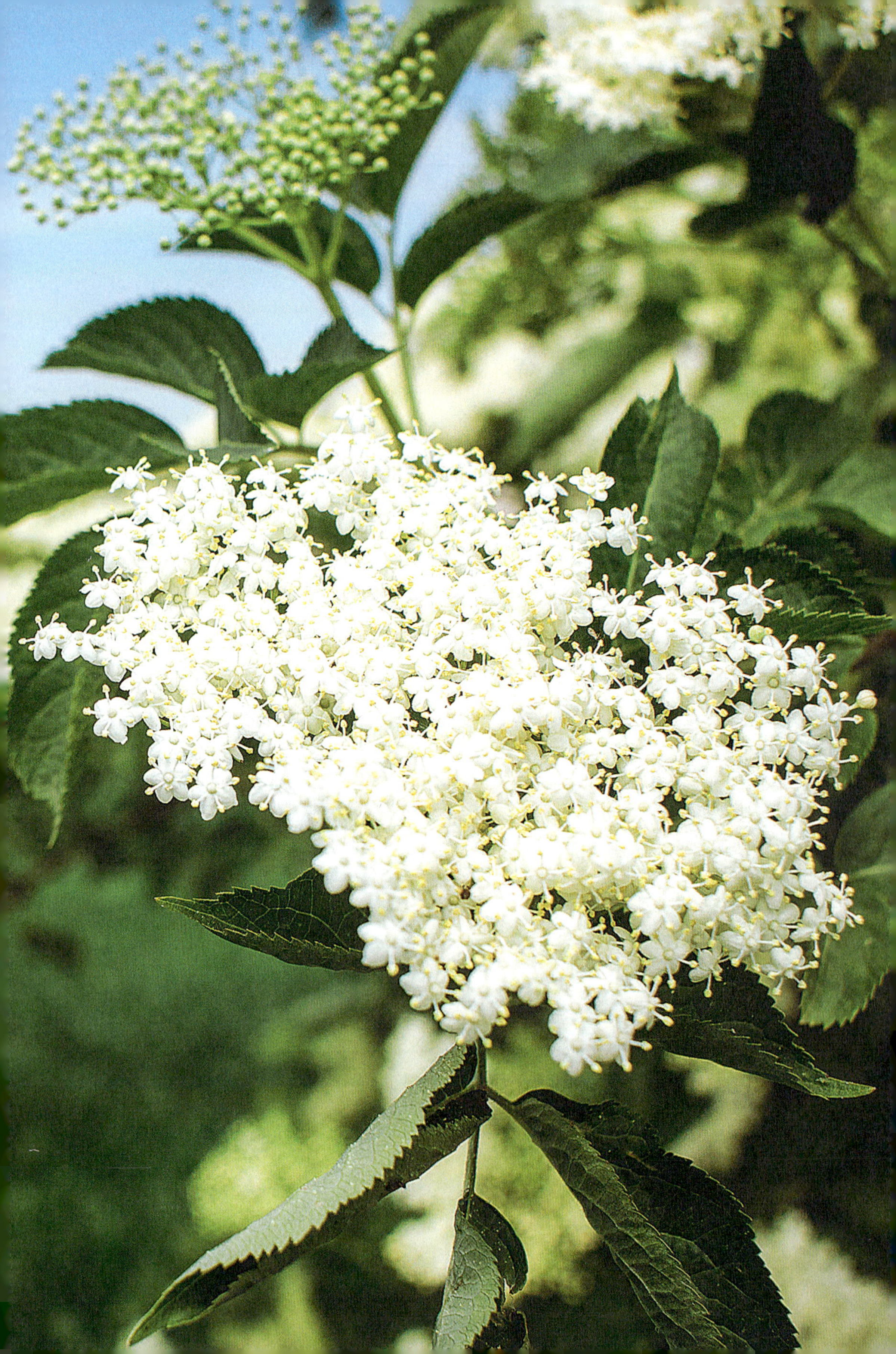

SCHWARZER HOLUNDER

Der Schwarze Holunder bringt gleich zweimal im Jahr seine wertvollsten Gaben hervor: Im Frühling erscheinen die duftend weißen und schirmförmigen Rispen, die man schon von Weitem riechen kann, und im Herbst hängen die dunkelvioletten Beeren am Strauch. Sowohl Blüten als auch Beeren beinhalten wichtige Wirkstoffe für unsere Gesundheit und können gut für die Vorratshaltung weiterverarbeitet werden. Sei es als Sirup, Gelee oder Saft – es schmeckt einfach alles lecker. Ich liebe meinen Holunderstrauch und sammle mir jedes Jahr aufs Neue frische Blüten für den winterlichen Teevorrat und fülle meine Speisekammer mit einigen Flaschen Hollersirup. Wenn Gäste kommen, eine Gartenparty oder ein lauschiger Sommerabend bevorstehen, wird daraus im Handumdrehen eine zitronige Holunderlimo oder spritziger Holundersekt. Wie gut, dass der Holunder am liebsten in der Nähe von Häusern oder in vielen Hausgärten oft neben Komposthaufen wächst. Im Volksmund heißt der Holunderstrauch Flieder, Fliederbeere (in nördlichen Landesteilen), Holler oder Holder (in den südlichen Regionen). Diese Huldigung im Sprachgebrauch zeigt eine Ehrfurcht vor einer Pflanze, um die sich viele Mythen und Geschichten ranken, wie beispielsweise »Frau Holle« – und dies nicht nur aus »volksmedizinischer« Sicht. Keinesfalls sollte man einen Holunderstrauch einfach so fällen, es sollten besser möglichst viele neue Sträucher gepflanzt werden. Die Schutzfunktion des Hollers wirkt sich nicht nur auf den Körper, sondern auch auf einer anderen Ebene durchaus positiv auf den Alltag und das Wohlbefinden aller Bewohner aus.

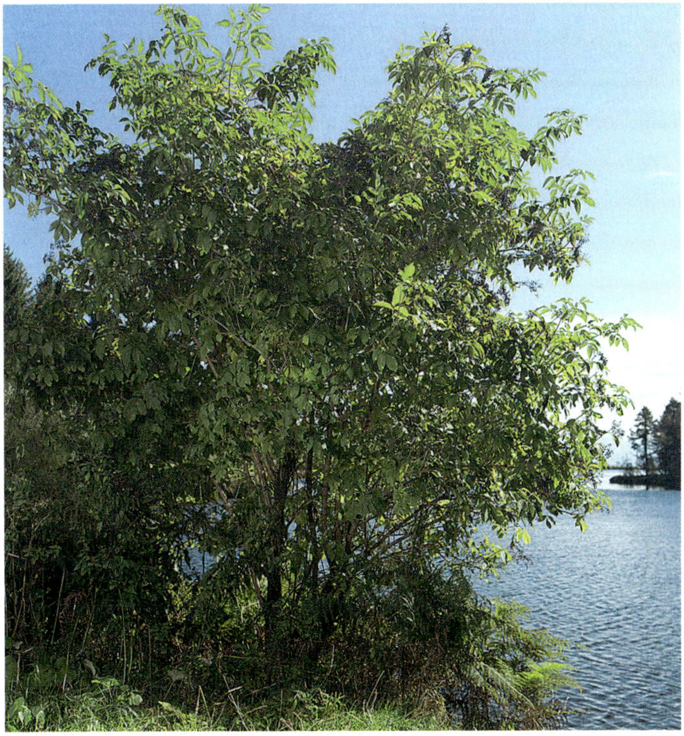

HIER WÄCHST ER:

Natürlicherweise wächst Holunder auf feuchten und nährstoffreichen Standorten und ist damit oft im Unterwuchs von Wäldern, besonders in feuchten Auwäldern, aber auch in Feldhecken, am Waldrand oder auf dem Land direkt an Scheunen, Heustadel oder neben dem berühmten Misthaufen zu entdecken. Doch auch in Hausgärten in der Stadt oder in Parks ist häufiger als gedacht ein Holunderstrauch zu finden.

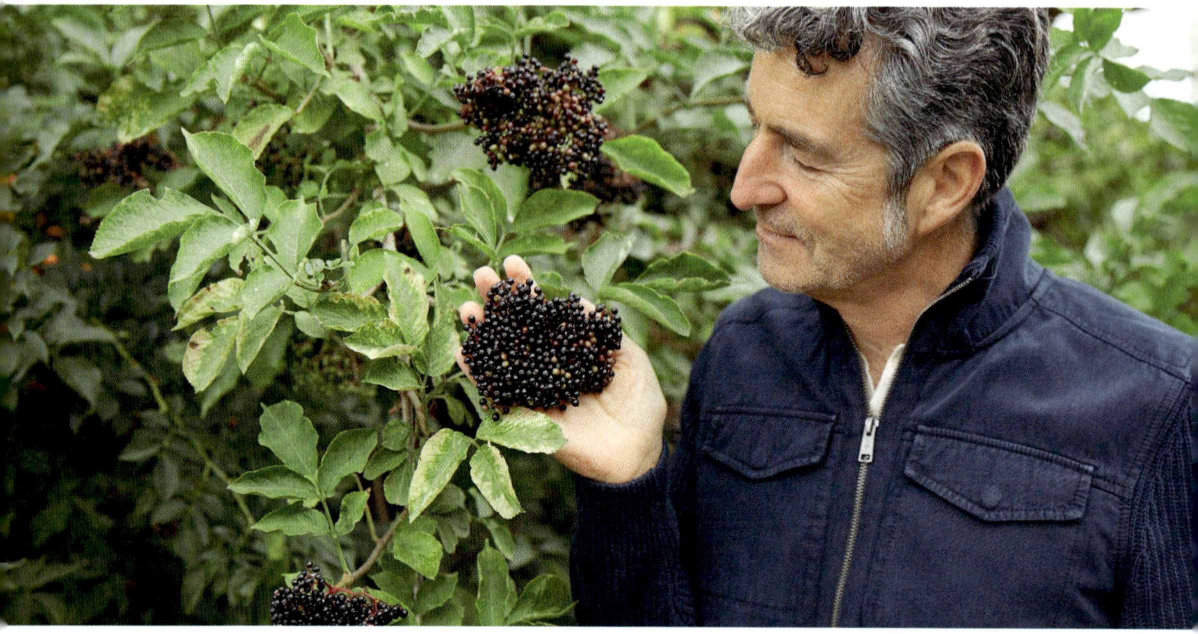

TIPP

Die herrlichen Holunderblüten sammle ich nur an trockenen Mai- oder Junitagen vormittags zwischen 10 und 11 Uhr. Nur so erhalte ich die beste Qualität. Die Blüten dürfen nicht gewaschen, sondern nur leicht ausgeschüttelt werden, um eventuellem Kleingetier die Freiheit zu schenken. Bei der herbstlichen Beerenernte werden die Scheindolden mit einer Schere abgeschnitten und die Beeren mit einer Gabel heruntergestreift. Da der Farbstoff gut abfärbt, bitte nur mit alter Bekleidung zum Ernten gehen!

DARAN ERKENNEN SIE IHN:

Schwarzer Holunder ist als mehrstämmiger Strauch in eher buschiger und breiter Wuchsform anzutreffen, doch er kann auch als kleiner Baum mit Höhen zwischen 3 bis 7 m emporwachsen. Die deutlich überhängenden verholzten Zweige sind ein klares Erkennungszeichen, dass es sich nicht um den ähnlich aussehenden und leider giftigen Zwerg-Holunder (Sambucus ebulus, auch Attich genannt) mit maximal 1,50 m Wuchshöhe handelt. Dieser wächst als Staude jedes Jahr neu empor und verholzt daher nicht. Das Holz der Äste des Schwarzen Holunders ist innen hohl und mit weichem weißem Mark gefüllt. Die unpaarig gefiederten Blätter haben einen starken Geruch und bestehen aus meist 5, etwas seltener aus 7 oder auch nur 3 Teilblättern. Schon im März beginnt das Laub auszutreiben – und erst spät im Herbst fallen die Blätter ganz ohne Färbung ab. Ab spätestens Juni erscheinen die cremeweißen, angenehm duftenden Blüten, die zu 10 bis 20 cm großen Schirmrispen angeordnet sind. Ab September sind die dunkelvioletten Holunderbeeren schließlich reif, die einen Durchmesser von 3 bis 5 mm haben, jeweils drei Steinchen beinhalten und äußerst saftreich sind.

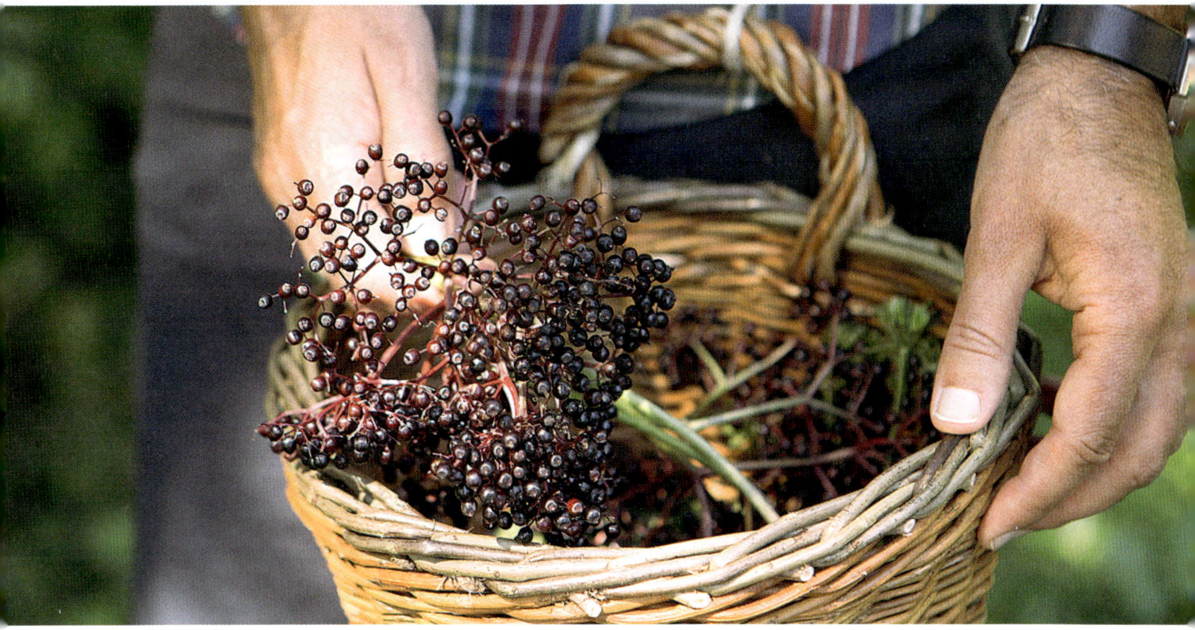

SO WIRKT ER:

Die positive Auswirkung auf unsere Gesundheit zeigt sich zum einen durch die sekundären Pflanzenfarbstoffe der Flavonoide in den Blüten als auch durch die Anthozyane in den Beeren. Erstere helfen zusammen mit Kalium, Gerbstoffen, Schleimstoffen und schweißtreibenden Glykosiden, Fieber zu senken und eine Erkältung auszuschwitzen. Die Beeren enthalten Mineralien, ätherisches Öl, Flavonoide, reichlich Anthozyane, die Vitamine B_1, B_2 und C sowie Betacarotin und Folsäure und aktivieren das Immunsystem. Bitte denken Sie daran, dass diese grundsätzlich abgekocht bzw. erhitzt werden müssen, sei es für Marmelade im Topf, für Saft, Sirup oder Gelee, im Dampfentsafter oder als Kuchen gebacken. Roh erzeugen die Beeren unerwünschte Magenreizungen und werden darum auch als giftig bezeichnet. Der antioxidative Effekt wird durch das Erhitzen der Beeren nicht beeinträchtigt. Beim Genuss des daraus gewonnenen Saftes werden Sie den Effekt bald spüren, denn Ihre Widerstandskraft wird steigen! Testen Sie den Holunder schon gleich nach Ernte und damit noch vor der beginnenden Wintersaison aus … Vorbeugung ist auch hier die beste Medizin!

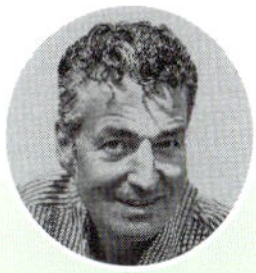

MEIN PERSÖNLICHER TIPP

Der beste Zeitraum für die Pflanzung von Gehölzen wie Holunder ist von Anfang Oktober bis Mitte November. Die Jungpflanzen können dann noch im wärmeren Boden anwurzeln. Pflanzungen im März sind auch möglich, doch dann muss der junge Strauch unten (Wurzeln) und oben (Blätter) gleichzeitig wachsen, was in einem trockenen Frühjahr Stress für die Pflanze bedeuten kann. Für die Kultur in Töpfen oder Kübeln ist Holunder nicht geeignet.

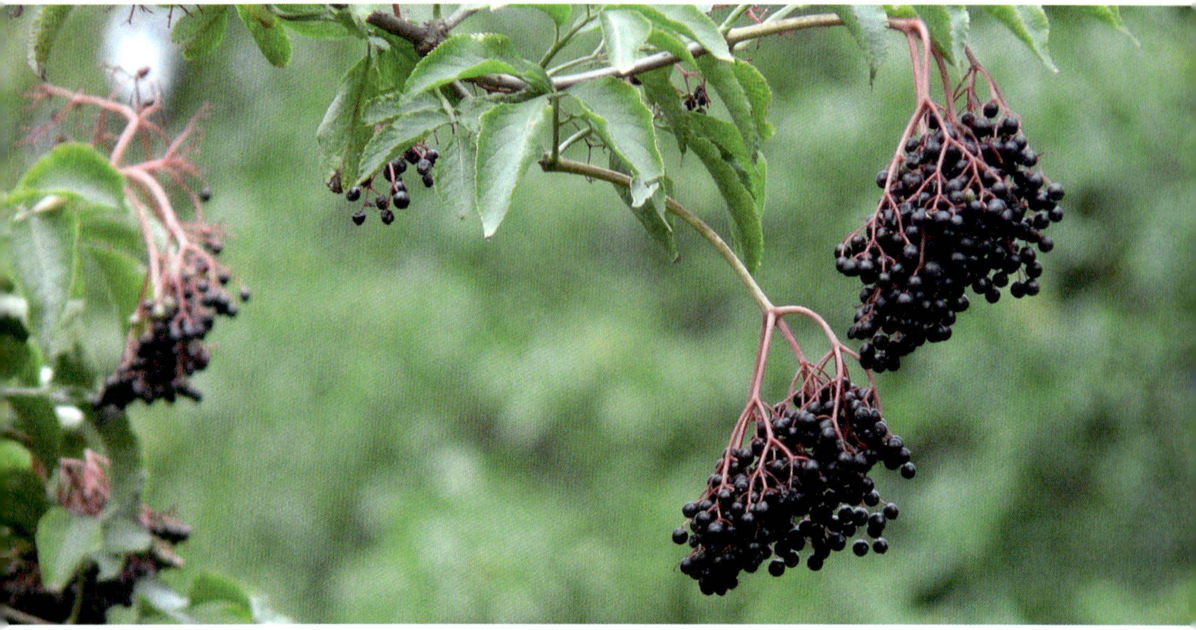

TIPP

Die Beeren des Holunders beginnen sich schon im August dunkel zu färben. Doch warten Sie noch ab! Gönnen Sie ihnen die Sonne des Spätsommers und lassen Sie die Beeren vollständig ausreifen. Nur auf diese Weise können Sie im September in den Genuss der vollen Konzentration der wertvollen Inhaltsstoffe gelangen. Diese bilden sich erst während der letzten Tage der Reifezeit.

SAMMELHINWEISE:

Blüten	Mai–Juni
Beeren	August–Anfang Oktober

SO BAUEN SIE HOLUNDER SELBST AN

Ein Holunderstrauch braucht idealerweise einen eher feuchten Boden und einen halbschattigen Standort. Zu sonnig, zu trocken und zu schattig sind keine optimalen Voraussetzungen für eine reiche Ernte. Als Hausbäumchen ist er für die Gestaltung einer ökologisch wertvollen »Wildnisecke« geradezu ideal. In der Nähe Ihres sowieso vorhandenen Gartenkompostes bildet Holunder mit Brennnesseln zusammen ein wertvolles Gespann – oder der Holunder bietet nun die Gelegenheit, sich endlich über einen Kompost im Garten Gedanken zu machen… Beim Besuch einer Baumschule fragen Sie bitte nach der Sortenauslese »Haschberg«; diese bringt besonders große Blütenrispen und damit eine ebenso erfolgreiche Beerenernte!

HOLUNDERSUPPE

Eine Geschmacksexplosion auf der Zunge

Für 4 Personen

2 Scheiben altbackenes (Dinkel-)Brot oder
1 altes (Dinkel-)Brötchen
1 EL Butter
2 EL Honig
1 Liter Holundersaft
½ TL Zimtpulver
1 Msp. Kardamom
1 Msp. gemahlener Kreuzkümmel
1 Prise Salz und etwas Pfeffer
1 EL Apfel- oder Birnendicksaft
1 TL Dinkelmehl zum Abbinden

2 Scheiben Brot oder 1 Brötchen in Würfel schneiden, in eine Pfanne mit zerlassener Butter geben und zusammen mit dem Honig darin anrösten. Den Holundersaft in einem Kochtopf langsam erhitzen und mit den Gewürzen, Salz und Pfeffer sowie der Süße abschmecken. In einer Tasse das Dinkelmehl mit wenig Wasser verquirlen und in die noch heiße Suppe einrühren. Nun kommt die Holundersuppe auf die vorgewärmten Teller – und bekommt am Ende noch das Topping mit den Honigwürfeln.

SAFT AUS DEN BEEREN

Die beste und klügste Art, die Power der Beeren haltbar zu machen

Für ca. 3 0,5-Liter-Flaschen oder Weckgläser

Dampfentsafter
3 kg Beerenrispen
Wassermenge nach Bedienungsanleitung

Die Saftherstellung mit dem Dampfentsafter ist die klügste Art, die Beeren sachgerecht zu verarbeiten, da diese für den Verzehr ohnehin abgekocht werden müssen. Dabei gebe ich die kompletten Rispen in das Gefäß, ohne dass ich sie zuvor abbeere. Der ausgetretene Saft (hier empfehle ich das genaue Lesen der Bedienungsanleitung) wird kochend heiß in saubere, zuvor sterilisierte Flaschen abgefüllt und fest verschlossen.

Durch das entstehende Vakuum beim langsamen Abkühlen ist der Saft gut haltbar. Er ist bei Erkältungen eine wertvolle Zutat in den Tee oder für einen Punsch. Natürlich können Sie aus dem gewonnenen Saft auch ein Holundergelee zubereiten.

HOLLERLIMO
Die gesunde Alternative mit frischen Blüten

Für eine Glaskaraffe

4–5 große Blütenrispen
1 Liter reines Wasser
3 Zitronenscheiben (Bioqualität)
Saft einer Biolimette oder einer Biozitrone
2–3 EL Ahornsirup nach Belieben

Blüten und Zitronenscheiben in eine mit einem Liter Wasser gefüllte Glaskaraffe geben und für mindestens 3 Stunden stehen lassen – dies wird Kaltauszug genannt –, danach die Holunderblüten wieder herausnehmen und den Zitronensaft und die Süße des Ahorns hinzugeben.

Auch aus Holundersirup (siehe unten) können Sie schnell ein alkoholfreies Partygetränk herstellen: In die Karaffe mit Mineralwasser (gerne auch sprudelnd) kommen 4 EL vom selbst hergestellten Sirup sowie der Saft einer Biozitrone oder Biolimette.

SELBST GEMACHTER HOLUNDERSIRUP
Den Frühsommerduft haltbar machen

30–40 frische, große, voll aufgeblühte Holunderblütendolden
Saft von 4 Zitronen in Bioqualität
Schalen von 2 Zitronen in Bioqualität
1 kg Rohrohrzucker in Bioqualität
1 Liter reines Wasser (gutes Mineralwasser aus artesischer Quelle)

Das Wasser aufkochen und den Zucker darin auflösen. Dann vom Herd ziehen und abkühlen lassen. Die voll aufgeblühten Holunderblüten gut ausschütteln und verlesen, keinesfalls waschen. Aus 4 Zitronen den Saft auspressen. Die restlichen 2 Zitronen gründlich waschen und sorgfältig spiralförmig schälen. Nun in ein hohes (Tongut-)Gefäß abwechselnd Holunderblüten und Zitronenschalen schichten und anschließend das Zuckerwasser und den Zitronensaft darübergießen. Das möglichst luftdicht abgedeckte Gefäß muss mindestens 3 Tage im Dunkeln bei gleichmäßiger Raumtemperatur stehen. Erst dann wird der Sirup durch ein feines Sieb oder Mulltuch gegossen. Den gefilterten Sirup in einen Kochtopf geben und kurz und schnell (1 Minute) aufkochen. Sofort in die zuvor gründlich ausgespülten und im Backofen bei 200 °C sterilisierten Flaschen oder Weckgläser abfüllen und verschließen.

Kühl und dunkel gelagert, ist dieser Holunderblütensirup gut 1 Jahr haltbar.

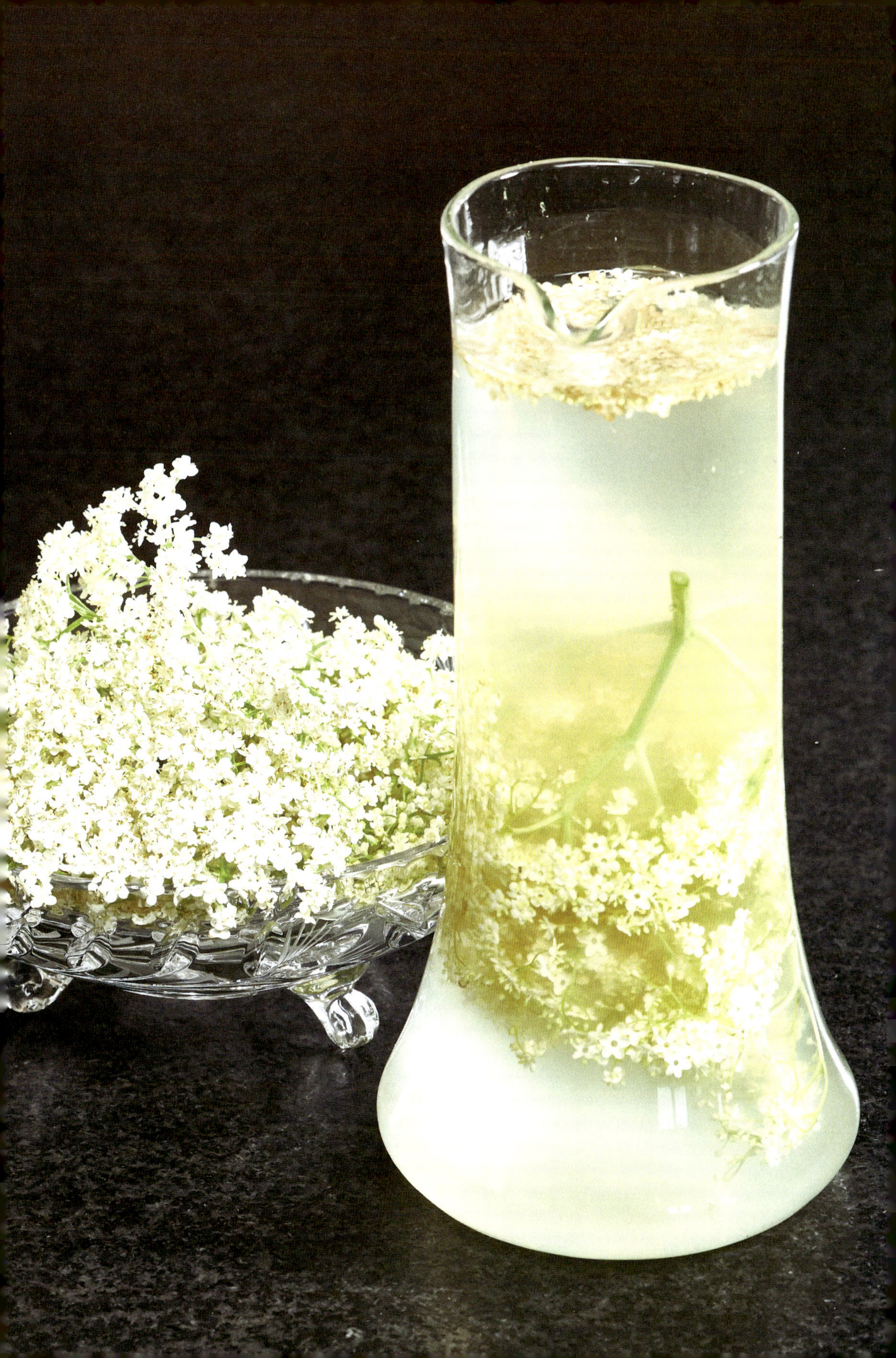

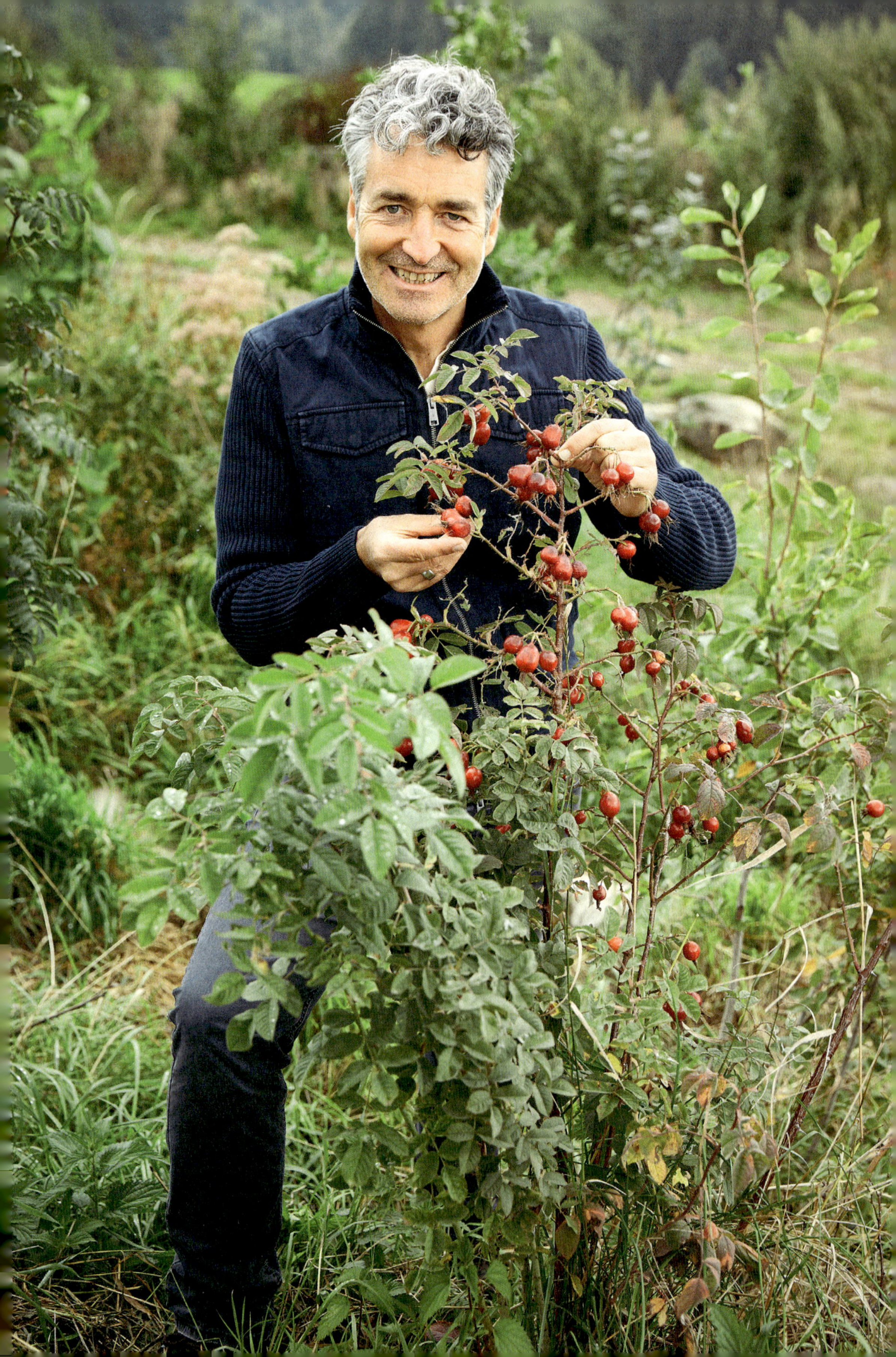

WILDROSEN/HAGEBUTTEN

Rose ist eine Rose ist eine Rose ist eine Rose ...«, das Zitat der US-amerikanischen Schriftstellerin Gertrude Stein[1] kommt beim Anblick einer Kulturrose mit üppig gefüllten Blüten oft über die Lippen. Dabei haben wir jedoch nicht unbedingt die schönen und wohlduftenden Wildrosen im Blick, von denen es hierzulande ungefähr 20 Arten gibt. Deren Blüten haben immer 5 Blütenblätter und bieten den Insekten reichlich Pollen und Nektar. Die bekanntesten sind die Hundsrose (Rosa canina), die Weinrose (Rosa rubiginosa) sowie die hauptsächlich in den Küstenregionen von Nord- und Ostsee wachsende Kartoffelrose (Rosa rugosa). Sie kennen sie auch – spätestens im Herbst, wenn ihre knallroten Früchte, Hagebutten genannt, reif sind. Wer die aromatisch säuerlich süß schmeckenden Früchte bislang nur als Tee kennengelernt hat, wird mit meinen Wildrosentipps Überraschendes entdecken. In Notzeiten waren sie zusammen mit der Schwarzen Johannisbeere und dem Sanddorn der wichtigste Lieferant für Vitamin C. Und auch heute übertrifft die Hagebutte jede Südfrucht mit einem Gehalt von 500 bis 1700 mg Vitamin C pro 100 g Fruchtfleisch! Doch in ihr steckt noch viel mehr Kraft, denn ihre gesundheitsfördernde Wirkung bei Entzündungen und auf die Gelenke wird inzwischen auch oft in der Naturheilkunde genutzt. Zudem wird die Hagebutte volksmedizinisch zur Stärkung des Immunsystems und bei der Rekonvaleszenz eingesetzt. Das Öl aus den Hagebuttenkernen, mit seinem hohen Anteil an Alpha-Linolensäure, findet in der Naturkosmetik Verwendung, es wirkt entzündungshemmend und pflegt die Haut.

Was ich Ihnen aus langjähriger Erfahrung ganz besonders empfehlen möchte, ist die regelmäßige Verwendung von Hagebuttenpulver in der Küche. Das rohköstliche Pulver wird aus der ganzen Hagebutte hergestellt – dabei werden die getrockneten Früchte unter 40 °C gemahlen. Die Herstellung von Pulver in dieser Qualität ist im Privathaushalt nicht so leicht umzusetzen, denn die fettreichen Kerne würden eine Getreidemühle verkleben. Auch ein Mörser bietet keine Alternative, denn hierzu sind die kleinen Kernchen einfach zu hart. Darum rate ich dazu, das bestenfalls biozertifizierte Pulver im Fachhandel zu erwerben. Das Hagebuttenpulver ist in der Praxis vielseitig einsetzbar: als Zutat im Müsli, im Smoothie, in der Salatsoße, im Saft oder für ein Dessert. Was Sie gut selbst machen können: die Früchte für Tee dörren oder ein Hagebuttenmark her-

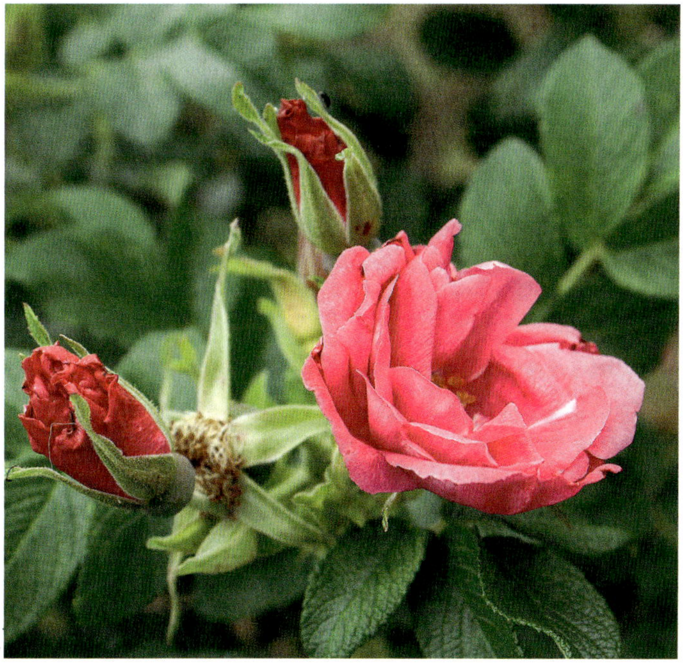

[1] https://de.wikipedia.org/wiki/Liste_gefl%C3%BCgelter_Worte/R#Rose_is_a_rose_is_a_rose_is_a_rose

TIPP

Es gibt zwei Möglichkeiten, Hagebuttenmark in der Küche selbst herzustellen: Bei der ersten Methode werden ca. 2 kg Früchte in einem Topf mit Wasser bedeckt und 20 Minuten mit geschlossenem Deckel gekocht. Dann werden sie durch eine Passevite gedreht. Bei der zweiten Methode müssen die Früchte sehr reif sein: Diese werden zuerst eingefroren und nach dem Auftauen im weichen Zustand durch die Passevite gedreht. Das Mark können Sie anschließend zu Marmelade weiterverarbeiten. Die Rückstände, die bei beiden Methoden in der Passevite verbleiben, also die Kerne und Härchen, können Sie dörren und sich im Winter einen wohltuenden »Kernles-Tee« aufgießen.

stellen. Dieses gesunde Mark können Sie vielseitig weiterverarbeiten und leckere Gerichte damit zaubern. Die Kombination aus Fruchtzucker und Fruchtsäuren im Fruchtfleisch der Hagebutten ist sehr wohlschmeckend. Sogar die weißen, rosa oder pink gefärbten Blütenblätter der wilden Rosen können wunderbar für Zucker, Sirup oder Tee verwendet werden.

HIER WACHSEN SIE:

Alle Rosen lieben die Sonne! Auch die Wildrosen lieben mäßig trockene und sonnige Standorte. Sie wachsen auf verwilderten Flächen wie in ehemaligen Weinbergen, in Gärten und Parkanlagen, an sonnigen Waldrändern, an Böschungen sowie auf Heiden und Magerrasen. Sie sind sehr weit verbreitet und fallen mit den typisch bogig überhängenden Zweigen sofort ins Auge.

DARAN ERKENNEN SIE SIE:

Dornen oder Stacheln? Diese Unsicherheit bei den Rosengewächsen taucht immer wieder auf! Die Stacheln der Hundsrose sind wie Widerhaken gekrümmt, und wie bei allen Rosenarten sind sie ein Teil der Rinde des Zweiges und lassen sich daher mit seitlichem Druck abknicken. Die stachelige Heckenrose kann bis zu 3 m hoch wachsen. Die Zweige sind in langen Bogen überhängend und tragen 3 bis 10 mm lange, sichelartig gekrümmte Stacheln. Die unpaarig gefiederten Blätter bestehen aus 5 oder 7 länglichen Einzelblättern. Der Blattrand ist dabei scharf gesägt, die Blattoberseite ist dunkel glänzend, die Blattunterseite dagegen heller. Die Blüte hat in der Mitte immer viele gelbe Staubblätter und außen fünf Blütenblätter. Diese können unterschiedlich gefärbt sein, wie zum Beispiel hellrosa (Heckenrose), pink (Kartoffelrose) oder weiß (Bibernellrose). Die Hagebutten sind glänzend rot und oval bis eiförmig. Nur die Früchte der Kartoffelrose sind rundlicher und damit »fleischiger«.

SO WIRKEN SIE:

Hagebutten sind als einheimisches Superfood der wichtigste Lieferant von Vitamin C! Je nach Sorte sind das 500 bis 1700 mg Vitamin C pro 100 g Hagebuttenmark. Das Vitamin C der Hagebutte weist eine gewisse Toleranz gegenüber kurzfristiger Erhitzung auf, wie beispielsweise das Abkochen von Tee. Dazu kommen je 100 g Fruchtfleisch 512 mg Kalium, 47 mg Natrium, 50 mg Kalzium, 122 mg Magnesium, 10 mg Eisen und 54 mg Phosphor. Weiterhin sind die Vitamine A, K, P, die B-Vitamine (alle außer B_{12}) sowie 15 % Pektine, 3 % Fruchtsäuren, 14 %

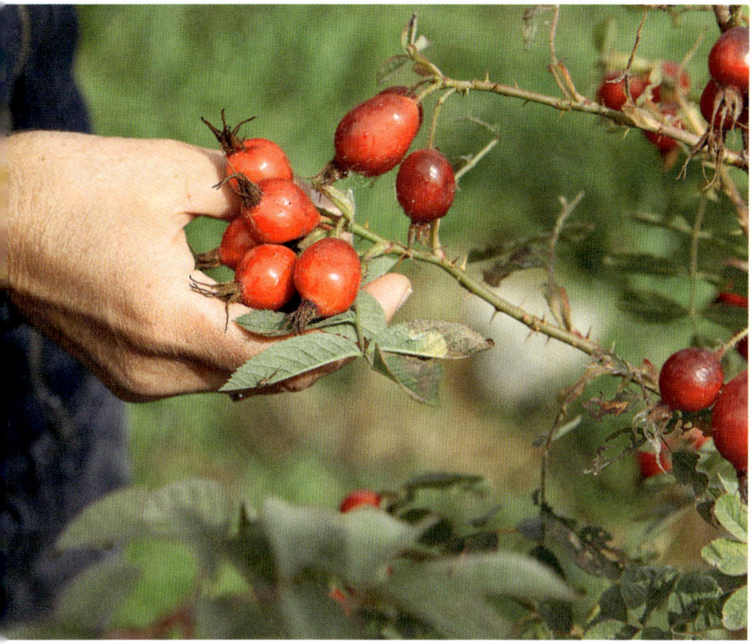

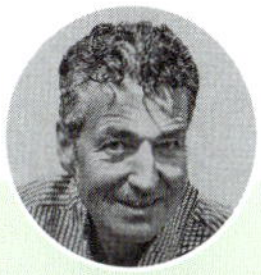

MEIN PERSÖNLICHER TIPP

Ihr selbst hergestelltes Hagebuttenmark können Sie nach der Zubereitung sofort portionsweise in die Gefriertruhe geben. Über den Winter ist hieraus schnell ein Dessert, ein wildes Ketchup, eine Pastasoße oder ein Brotaufstrich gemacht. Die Hagebutten der Kartoffelrose eignen sich aufgrund ihrer fleischigen Konsistenz besonders gut für die Herstellung von Mark.

Zucker und 2–3 % Gerbstoffe enthalten[2]. Des Weiteren enthalten Hagebutten wertvolle Stoffe wie Lykopin und Flavonoide. Im Grunde lässt sich die positive gesundheitsfördernde oder gar heilende Wirkung nie auf einzelne, isolierte Stoffe zurückführen – es wirkt hier wie bei allen Pflanzen auch das Gesamtkunstwerk der Natur!

Beim Sammeln von Früchten sind Gartenhandschuhe ein absolut nützliches Hilfsmittel. Die beste Sammelzeit ist Mitte Oktober. Es sollte noch keinen Frost gegeben haben, allerdings müssen die Früchte wirklich vollreif sein. Blütenblätter werden nur von frisch aufgeblühten Blüten geernet, und zwar nur vormittags, wenn keine Tautropfen mehr zu sehen sind.

SAMMELHINWEISE:

Blütenblätter	Ende Mai–Juni
Hagebuttenfrüchte	September–Oktober

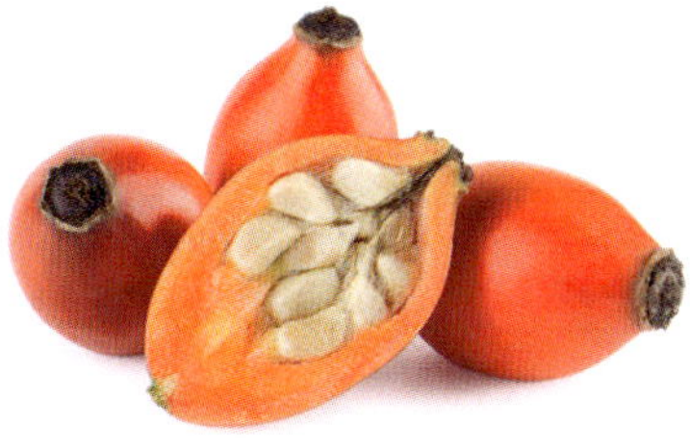

[2] Werte: siehe Tabelle aus Dr. Markus Strauß: Köstliches aus Hecken und Sträuchern

TIPP

Wie bei allen wilden Lebensmitteln empfehle ich auch bei der Ernte von Hagebutten, diese nur dann zu waschen, wenn es wirklich notwendig erscheint. Warum? »B_{12}« heißt die Antwort. Dies ist ein Vitamin, welches bei vielen Menschen heute aus verschiedenen Gründen Mangelware ist. Genau diese Mikroorganismen werden auf der Schale oder auf den Blättern aus Gründen der Hygiene meist abgewaschen.

SO BAUEN SIE WILDROSEN SELBST AN

Der Name »Heckenrose« sagt schon, dass sich die wilde Schönheit hervorragend für eine schützende, stachelbewehrte Hecke eignet. Mit ihren bogig überhängenden Zweigen, die sich bei Bodenkontakt leicht wieder bewurzeln können, sowie mit ihren Wurzelausläufern wächst sie rasch und bildet in kurzer Zeit undurchdringliche Dickichte. Für Ihren Garten empfehle ich Ihnen neben der Heckenrose vier weitere Rosenarten, die alle eine Besonderheit besitzen: Die einheimische Heckenrose/Hundsrose (Rosa canina) kann Bestandteil einer Wildfruchthecke, aber auch als Einzelstrauch nützlich sein. Mit ihren rosafarbenen Blüten im Juni ist sie sehr attraktiv – sie benötigt allerdings mit zunehmendem Alter eine Fläche von ca. 3 m Durchmesser.

Die Vitaminrose (Rosa canina piro 3) ist eine Auslese der Hundsrose mit bis zu 1700 mg Vitamin C pro 100 g Fruchtmark und hat nicht ganz so viele Stacheln. Sie wird auch »Pillnitzer Vitamin-Rose« genannt, da die Auslese aus dem Botanischen Garten in Pillnitz bei Dresden stammt.

Die einheimische Bibernellrose (Rosa spinosissima L.) blüht weiß und wird nur 80 cm bis zu 1 m hoch. Daher eignet sie sich besonders für kleine Gärten und Rabatten sowie für Balkon oder Terrasse. Ihre Hagebutten sind schwarz, und ihr Mark ist dunkelviolett.

Die Kartoffelrose (Rosa rugosa) kommt ursprünglich aus Ostasien, ist jedoch inzwischen Bestandteil der einheimischen Vegetation, besonders an der Nordseeküste. Sie hat große dunkelrosa (pinkfarbene) und stark duftende Blüten. Die Sorte »Weiße Apfelrose« (Rosa rugosa ›Alba‹) wird nur 1 m hoch und blüht, wie der Namen schon sagt, weiß und ab Juni bis in den Herbst hinein. Kartoffelrosen bieten reichlich kostbares Fruchtfleisch, da die Hagebutten größer und fleischiger sind.

Schließlich liebe ich noch die Damaszener Duftrose (Rosa × damascena). Diese Rose stammt ursprünglich aus dem Nahen Osten, ist bei uns jedoch winterhart. Sie verströmt einen unglaublich intensiven und sinnlichen Duft und ist ideal zur Herstellung von Sirup, Rosenwasser und Blütenzucker. Der Strauch wächst dicht verzweigt, wird dabei nur 1 m hoch und bildet kissenartige Kleinsträucher. Damit eignet sie sich ideal für Rabatten, den Balkon oder die Terrasse. Sie blüht von Juni bis September.

»HÄGENMARK«[3] ALS BROTAUFSTRICH
Der Vitamin-C-Schub fürs Frühstück

Für ca. 5 kleine Gläschen

1 kg Hagebuttenmark
500 g Gelierzucker 2 : 1 in Bioqualität
Zesten von einer ½ Biozitrone
(nach Wunsch)

Das Mark in einen Topf geben und unter Rühren langsam aufkochen, währenddessen nach und nach Gelierzucker hinzufügen. Nach Belieben kann man noch kleine Zesten von einer halben Zitronenschale beimengen. Nach der erfolgreichen Gelierprobe die Marmelade sofort in saubere Schraubdeckelgläser füllen und die Gläser umdrehen.

Variation: Das Mark mit Honig verrühren. Hierzu empfehle ich ein Mischungsverhältnis von 50 : 50.

KERNLESTEE
Im Inneren liegt die Kraft

Reste der Hägenmarkherstellung, bestehend aus Kernchen, Schalen und etwas Mark

Beim Herstellen von Hägenmark bleiben in der Passevite die Hagebuttenkerne, die Schalen und kleine Reste vom Mark übrig. Diese werden in einem Dörrgerät bei 40 °C nach Anleitung gedörrt oder bei guter Belüftung 7 Tage lang auf einem Tuch getrocknet. Gröberes Trockengut mit den Händen zerkleinern und dann in saubere Schraubdeckelgläser umfüllen. An einem dunklen Ort lagern.
Für den Teeaufguss sollte man die »Kernles« 5 Minuten lang aufkochen und dann noch weitere 10 Minuten ziehen lassen – für die Zubereitung bitte ein feines Teesieb verwenden –, und schon entfaltet sich das volle Vanillearoma, das den Rosengewächsen eigen ist.

[3] Im Schwäbischen sagt man im Volksmund Hägenmark; in anderen Regionen gibt es noch die Bezeichnung Hiffenmark oder Buttenmost.

WILDROSENBLÜTEN-ZUCKER
Sinnliche Dessertzugabe

Für 100 Gramm

2–4 Handvoll Wildrosenblütenblätter (auch gemischt möglich)
100 g Rohrohrzucker in Bioqualität

Die ganzen Blüten am besten am Vormittag sammeln und sofort trocknen. Hierfür eignet sich ein Dörrautomat (Anleitung beachten) oder ein Küchentuch (dies dauert 5 bis 7 Tage). Schließlich werden die rascheltrockenen Blüten zusammen mit dem Zucker vermahlen und in ein sauberes Schraubdeckelglas gefüllt.

HAGEBUTTEN-KETCHUP
Die gesunde Alternative voller Geschmack!

100 g Hagebuttenmark
½ TL Steinsalz
2 TL Balsamicoessig
2 TL Apfel- oder Birnendicksaft
etwas schwarzer Pfeffer aus der Mühle oder 1 TL Currypulvermischung

Alle Zutaten von Hand zusammenrühren und je nach Geschmack entsprechend würzen: entweder mit schwarzem Pfeffer aus der Mühle oder mit 1 TL Currypulver. Danach das Ketchup in ein sauberes Schraubdeckelglas umfüllen.

Das Hagebutten-Ketchup hält sich im Kühlschrank ca. 2 Wochen. Es passt zu selbstgemachten Pommes oder Ofenkartoffeln.

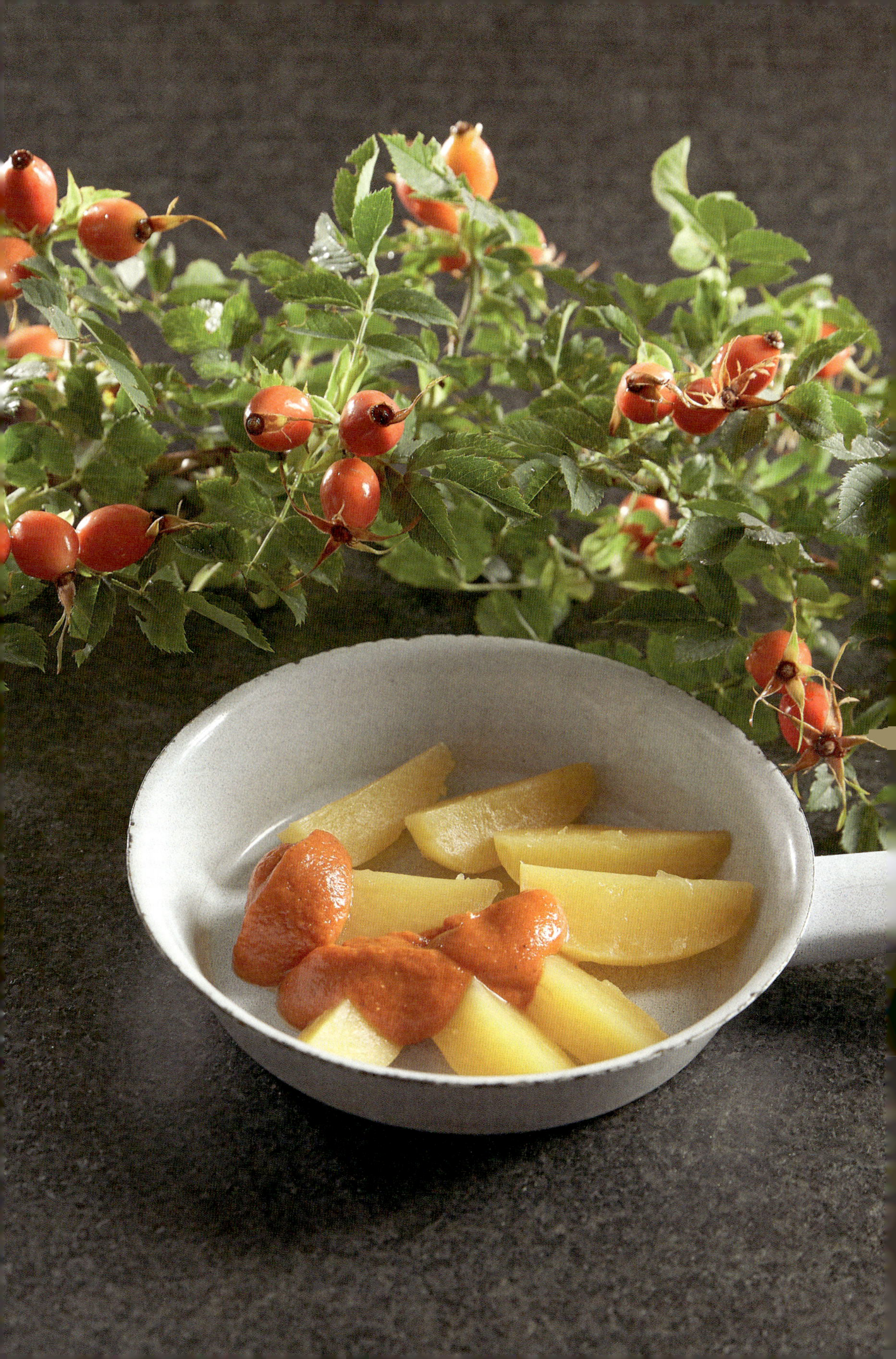

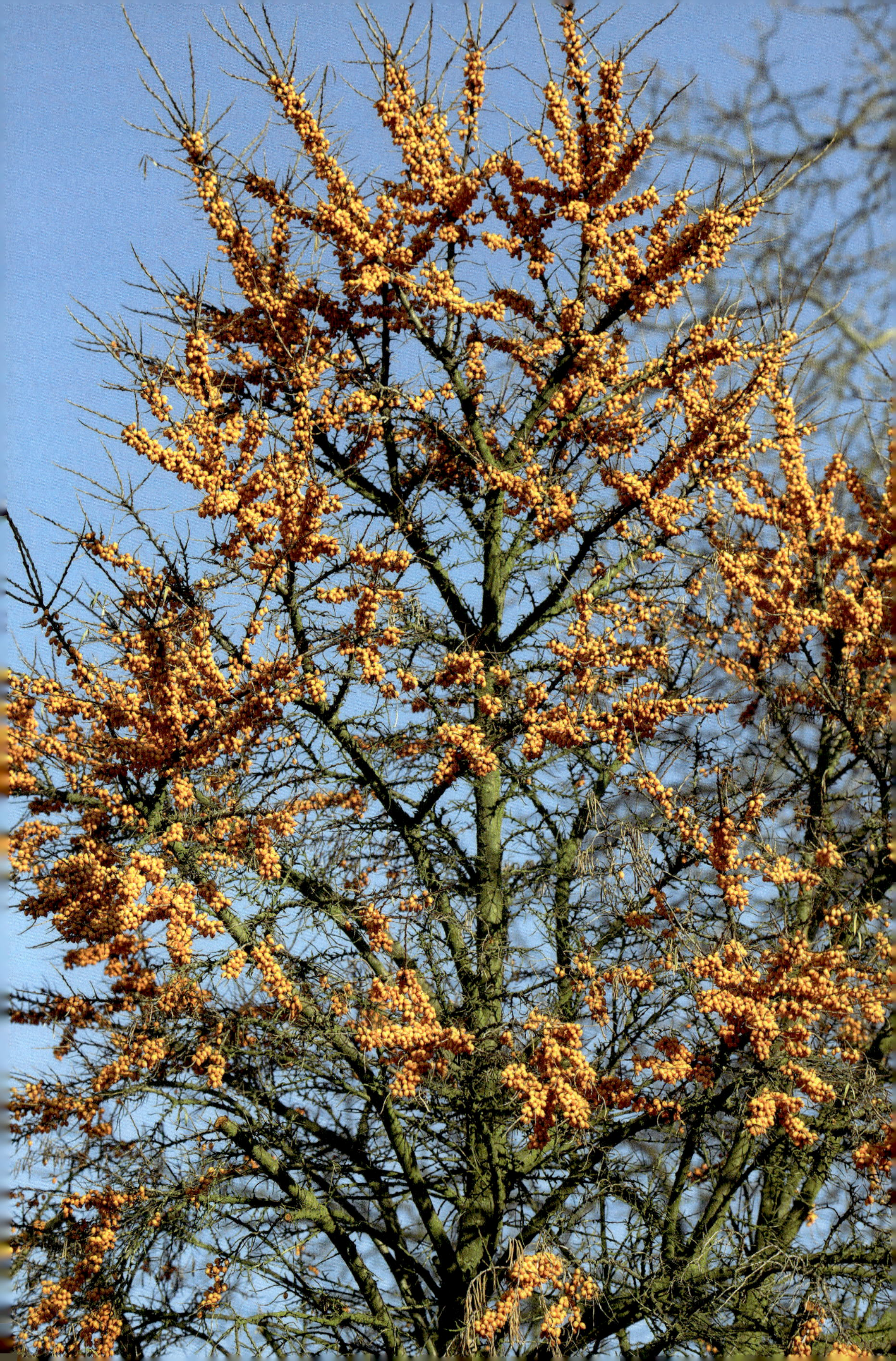

SANDDORN

Sanddorn – das klingt für mich nach Sommer, Sonne, Strand und Meer. Doch zum Sammeln vor Ort empfehle ich Ihnen die Nachsaison, denn erst im September sind die orangefarbenen Beeren in den Küstenregionen reif. Die Sanddornbeeren schmecken nicht nur gut, sie haben es auch in mehrfacher Weise in sich: Sie schenken uns den für die kältere Jahreshälfte stärkenden Saft sowie zwei einzigartige Öle, eines im Fruchtfleisch und eines in den Kernen. Die eigentliche Heimat des Sanddorns sind jedoch nicht unsere Küsten, sondern Zentralasien. In Tibet, der Mongolei und im südlichen Sibirien wächst er in großen Beständen. Dort werden die Beeren, und vor allem die heilsamen Öle, seit jeher in der Ernährung und traditionellen Medizin genutzt. So hatten zum Beispiel die Reiter des Gründers des Mongolischen Reiches, Dschingis Khan, immer ein Fläschchen Sanddornfruchtfleischöl als Notfallmedizin bei Verwundungen mit im Gepäck. Bei uns wird die Heilkraft des Sanddorns erst wieder neu entdeckt. Der vitaminreiche Saft wird zunehmend zur Stärkung des Immunsystems getrunken, und die Öle finden Verwendung bei der Behandlung von Neurodermitis (Sanddornkernöl) sowie in der Naturkosmetik und Hautpflege (vorwiegend Sanddornfruchtfleischöl).

Was mich immer wieder sehr beeindruckt: Sanddorn ist ein Lebenskünstler! Er wurzelt gleichzeitig flach und tief, so kann er jeden Tropfen Wasser mitnehmen und ist sturmsicher verankert. Außerdem lebt er in Symbiose mit sogenannten Strahlenpilzen, die ihm beim Einsammeln von Wasser und Nährstoffen zusätzlich helfen. Als Gegenleistung erhalten die Pilze vom Sanddorn Zuckerverbindungen, welche sie sich selbst, ohne Beherrschung der Fotosynthesetechnik, nicht herstellen könnten. Der Sanddorn kann uns daher nicht nur mit gesunden Lebens- und Heilmitteln dienen, sondern ist auch ein Vorbild für Standfestigkeit und Kooperationsbereitschaft. Eigenschaften, die wir in der heutigen Zeit doch sehr gut brauchen können!

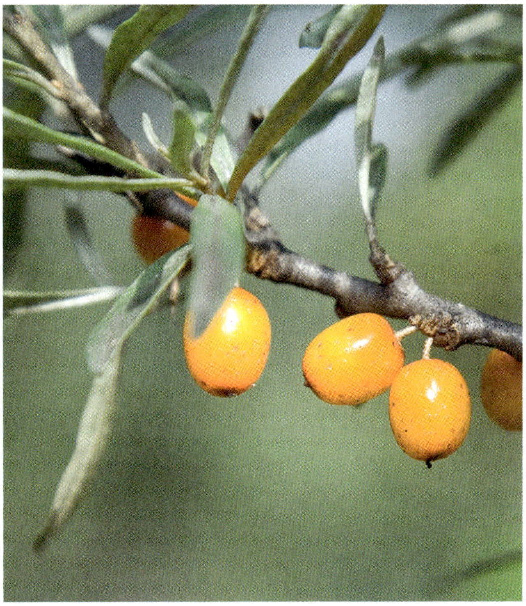

HIER WÄCHST ER:

Das Hauptvorkommen in Mitteleuropa sind die Dünenlandschaften an Nord- und Ostsee. Kleinere Bestände gibt es auf Sand- und Kiesbänken an den Flüssen, die aus dem Hochgebirge ins Alpenvorland fließen – zum Beispiel an Aare, Reuss, Alpenrhein, Iller, Lech, Isar, Salzach und Inn. Immer häufiger wird Sanddorn zur Befestigung von Böschungen sowie im Zuge von Maßnahmen zur Renaturierung angepflanzt. So gedeihen heute in der ausgedehnten Seenlandschaft südlich von Leipzig, dem ehemaligen Braunkohlerevier der DDR, große Bestände an Sanddorn, wo man auch mit Erfolg sammeln kann.

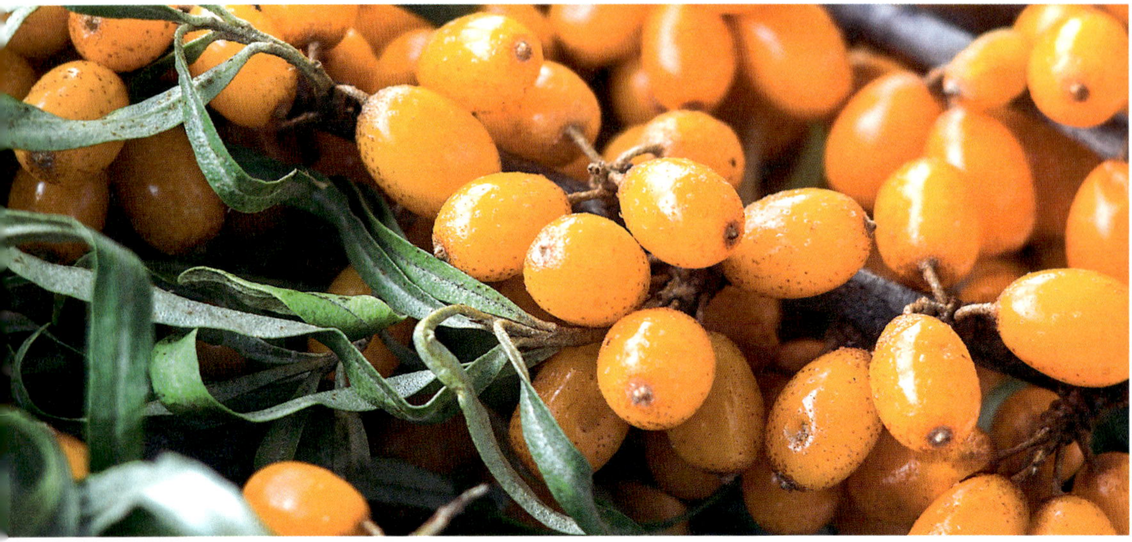

> **TIPP**
>
> *Sanddorn ist in Wildform noch nicht flächendeckend zu finden. Doch Sie müssen nicht auf die wertvollen Beeren verzichten! Gute Bezugsquellen für Sanddornsaft sind Bioläden, Reformhäuser sowie regional ansässige Sanddornplantagen mit eigener Verarbeitung der Ernte. Das Öl aus den Kernen sowie aus dem Fruchtfleisch sollte dabei immer in Rohkostqualität bezogen werden. Auch der Saft sollte wegen der wertvollen Vitamine so schonend wie möglich behandelt und vor Hitze und Licht geschützt werden.*

DARAN ERKENNEN SIE IHN:

Sanddorn ist eine zweihäusige Pflanze und, wie sein Name schon verrät, dornenreich. Die schmalen, lanzettförmigen Blätter sehen aus wie Weiden, denn sie haben eine deutlich silbrige Farbe und damit einen genialen Schutz gegen starke Strahlung und mögliche Verdunstung. Dagegen sind die gelbgrünen, röhrigen Blüten wenig auffallend. Sie sind eingeschlechtlich, und die weiblichen Blüten sind kaum von den männlichen zu unterscheiden. Die Dornen sind aus dem Holz gebildete Spitzen (und keine aufsitzenden Stacheln wie bei den Rosen). Ab August leuchten die Beeren der weiblichen Sanddornpflanzen in knalligem Orange – die männlichen Sanddornpflanzen schimmern dagegen nur silbrig kahl. In der Natur bilden sie meist Büsche von 0,5 bis 3 m Höhe, nur selten sind sie als kleiner knorriger Baum zu finden. Im Binnenland kann die Pflanze ohne ständigen Wind jedoch Wuchshöhen von bis zu 6 m erreichen.

SO WIRKT ER:

Eine Sanddornpflanze ist vielseitig »begabt«, wenn es um ihre Wirk- und Nährstoffe geht. Die Beeren enthalten besonders viel Vitamin C (zwischen 100 und 1200 mg/100 g Fruchtfleisch), Kalium, Magnesium, Kalzium, Eisen, Zink, Betacarotin sowie die Vitamine B_1, B_2, E und K, außerdem Fruchtzucker sowie Fett- und Fruchtsäuren. Das Gesamtpaket unterstützt besonders das Immunsystem, hilft bei Erschöpfungszuständen und nach Erkrankungen bei der Regeneration. Das kostbare Öl aus dem Fruchtfleisch fördert die Verjüngung des Hautgewebes, unterstützt bei zahlreichen Hauterkrankungen und hilft bei der

Wundheilung und Zellerneuerung. (Sie kennen sicher den Begriff »Anti-Aging«.) Sogar bei Erkrankungen des Magen-Darm-Traktes unterstützt das Öl die Gesundung. Das Sanddornkernöl wartet mit einem außergewöhnlichen Spektrum an mehrfach ungesättigten Fettsäuren auf und enthält reichlich Linol- sowie Linolensäure. Diese Mischung hat eine entzündungshemmende und antibakterielle Wirkung, insbesondere bei chronischer Neurodermitis. Dabei ist es nebenwirkungsfrei, da überschießende Hautreaktionen ausbleiben.

SAMMELHINWEISE:

Beeren	September–Oktober

SO BAUEN SIE SANDDORN SELBST AN

Bei einer Pflanzung im Garten gibt es Wichtiges zu berücksichtigen: Sanddorn hat die Eigenschaft, großflächig zu wuchern – das betone ich an dieser Stelle ausdrücklich! Daher sollte entweder ausreichend Fläche vorhanden oder die Pflanzstelle klar umgrenzt sein, etwa durch befestigte Wege und Gebäude. Sanddorn ist eine zweihäusige Pflanze, darum müssen Sie im Binnenland zu einer oder besser mehreren weiblichen Pflanzen immer auch eine männliche einpflanzen. Neuerdings gibt es in Baumschulen Sanddornpflanzen, bei denen ein männlicher Zweig auf ein Weibchen aufgepfropft wird. Wichtig: Sanddorn braucht unbedingt einen Sonnenplatz! Sind diese Voraussetzungen erfüllt, steht dem Eigenanbau nichts mehr im Wege.

Oft wird Sanddorn mit dem in den 70er- und 80er-Jahren des letzten Jahrhunderts in der Gartengestaltung gerne verwendeten Feuerdorn verwechselt. Dieser ist ein ungiftiges Rosengewächs, aber die Feuerdornfrüchte schmecken sozusagen nach »nichts«. Der Feuerdorn hat kurze, runde und grüne Blätter sowie auffällige cremeweiße Blütendolden im April und Mai. Die kleinen Früchte haben einen »Apfelbutzen«, von denen jeweils 15 bis 30 Stück zusammen als Büschel stehen.

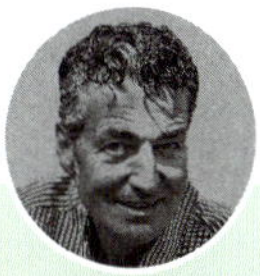

MEIN PERSÖNLICHER TIPP

Die Beeren lassen sich eher schwer von den Ästen lösen und platzen zudem häufig auf. Doch es gibt beim Sammeln von Sanddorn einen Trick: die kleinen Fruchtzweige mitsamt den daran hängenden Beeren abschneiden und einfrieren. Im gefrorenen Zustand lassen sich die Beeren schnell und problemlos ohne Saftverlust abperlen. Dieses Verfahren wird übrigens auch auf den größeren Sanddornplantagen angewandt.

Sanddornbeeren enthalten reichlich Fruchtsäuren und zeichnen sich durch einen ausgeprägten, eher sauren Eigengeschmack aus. Daher ist die Kombination mit von Natur aus süßen Zutaten oder solchen mit cremiger Konsistenz sinnvoll, damit ein rundes Geschmackserlebnis entstehen kann. Gerade zur herbstlichen Erntezeit von Äpfeln, Birnen und Kürbissen lassen sich aromatische Smoothies, Marmeladen oder Suppen herstellen.

DIE REZEPTE

SANDDORN-APFEL-SMOOTHIE

Für 2 Personen

4 reife (Fall-)Äpfel (oder auch Birnen)
8 EL Sanddornbeeren oder alternativ
8 EL Sanddornsaft/Sanddorn-Vollfruchtmus (aus dem Bioladen oder Reformhaus)
1 TL Flohsamenschalen
2 entsteinte Datteln oder 1 EL Rosinen
200 ml reines Wasser

Alle Zutaten in einem leistungsstarken Mixer mindestens 1 Minute cremig pürieren und möglichst frisch und mit langsamen Schlucken genießen.

Mögliche Verfeinerungen:
1 Msp. gemahlener Zimt
1 Msp. gemahlene Vanille
1 Msp. gemahlener Chili

SANDDORN-MÖHREN-PASTINAKEN-SUPPE

Für 2 Personen

400 g Möhren oder 3–5 mittelgroße Möhren
1 Pastinake
400 ml Gemüsebrühe
6 EL Sanddornsaft
Salz und Pfeffer
1 kleine rote Zwiebel
2 EL Olivenöl
2 EL Kürbiskerne

Möhren und Pastinaken schälen und in mundgerechte Stücke schneiden, in die Gemüsebrühe geben und auf kleiner Flamme köcheln. Danach das Gemüse mit dem Pürierstab zu Mus verarbeiten. Schließlich den Sanddornsaft unterrühren und mit Salz und Pfeffer abschmecken. In einer kleinen Pfanne die geschälte und gewürfelte Zwiebel glasig andünsten, nach ca. 3 m die Kürbiskerne nur kurz dazugeben und das noch heiße Topping auf die fertige Suppe streuen.

SANDDORN-SALBE

100 ml Olivenöl in bester Qualität
10 g Bienenwachsperlen
10 ml Sanddornfruchtfleischöl (in Bioqualität)

Alle Zutaten in ein zuvor sterilisiertes dickwandiges Schraubdeckelglas füllen und in einem Topf im Wasserbad schonend erwärmen. Mit einem sauberen Löffelstiel ständig umrühren, bis sich die Wachsperlen aufgelöst haben. Dann von der Kochstelle nehmen, zuschrauben und abkühlen lassen.

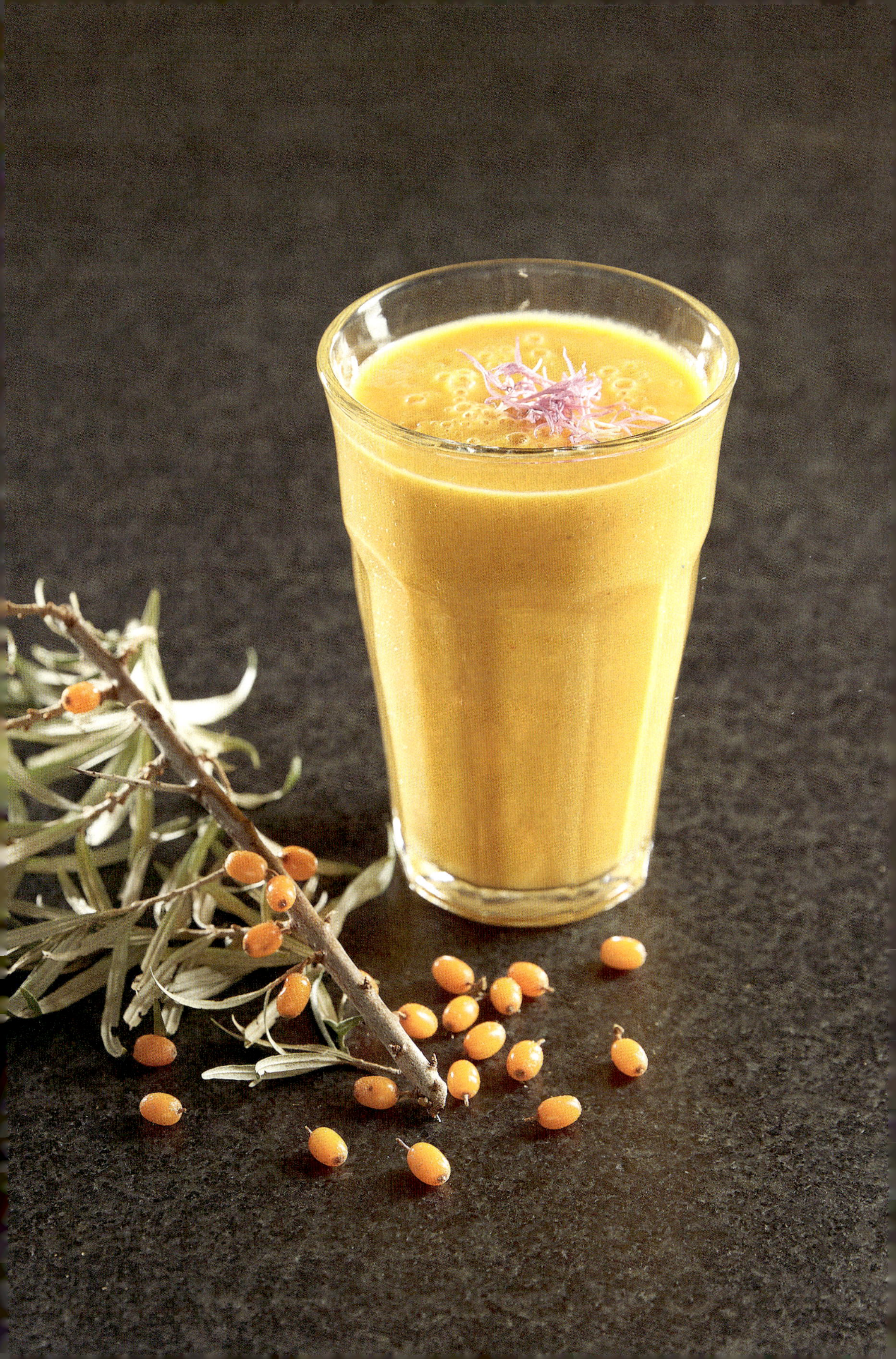

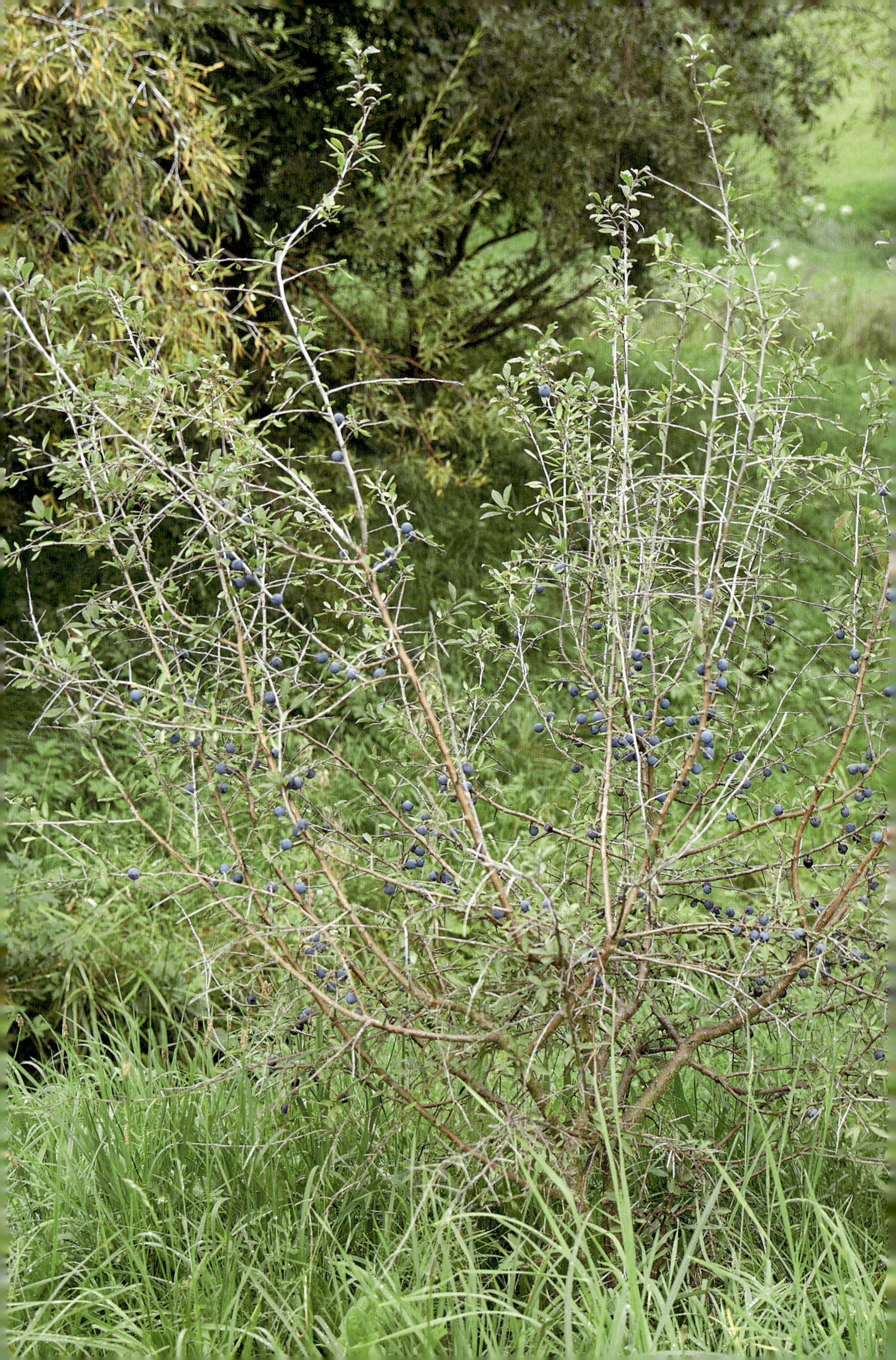

SCHLEHE

Die Schlehe ist von den hier im Buch vorgestellten Sträuchern derjenige mit der allergrößten Regenerationskraft. Sie zeigt auch unter schwierigen Wuchs- oder Standortbedingungen Zähigkeit und Ausdauer. Ihre Wurzeln gehen tief in die Erde und halten sogar an Hängen oder Böschungen. Die Schlehe bittet Sie also herzlich darum, dass Sie sich ihre besondere Widerstandskraft für Ihren Alltag und Ihre Gesundheit zunutze machen.

Schon seit der Steinzeit wird die Schlehe als Sammelpflanze genutzt – und auch heute noch übt sie ihren ganz eigenen »Reiz« aus. Was ich damit meine? Bei meinen herbstlichen Sammelspaziergängen zeigt sich diese typische Szene: Wir naschen an den Schlehenbüschen, und etwa zwei Drittel der Teilnehmer verziehen das Gesicht zu lustigen Grimassen – dies liegt an der adstringierenden (zusammenziehenden) Wirkung der Schlehenfrüchte! So erging es mir übrigens in meinen wilden Anfängen auch, doch nach vielen Jahren der Ernährung mit essbaren Wildpflanzen kann ich 10 bis 15 Früchte frisch vom Strauch weg genüsslich verzehren. Danach stellt sich aber auch deutlich ein Sättigungsgefühl ein: Der Körper signalisiert dann, dass es ihm genügt mit den Gerbstoffen. Ähnlich verhält es sich beim Verzehr von Löwenzahn-Blütenstielen im Frühling (siehe Rezept auf Seite 29). Herbstlicher Frost schadet den Früchten auch nicht, ganz im Gegenteil, sie werden sogar immer besser, milder und süßer! Bis in die Vorweihnachtszeit hinein können Sie also Schlehen roh essen und natürlich für leckere Säfte, Gelees oder Liköre weiterverarbeiten. Da kommt erst gar kein Novemberblues auf! Die stärkende Wirkung auf den Körper wird sich auch bei Ihnen schnell bemerkbar machen.

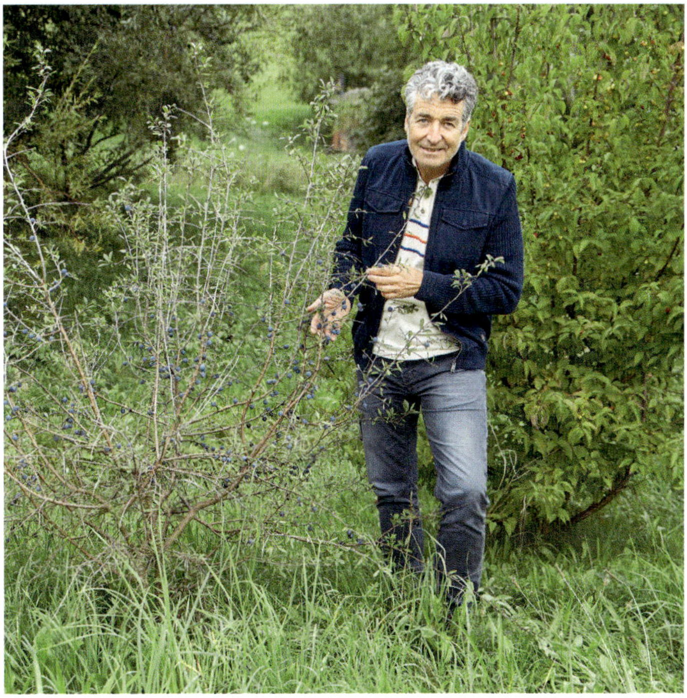

HIER WÄCHST SIE:

In Mitteleuropa ist die Schlehe ein häufig vorkommender Strauch, sofern in der modernen Agrarlandschaft noch Hecken, Feldgehölze oder eine Waldrandvegetation zugelassen wird. In nicht mehr gepflegten Streuobstwiesen kann sie sich auch breitmachen, ebenso in brach liegenden ehemaligen Weinbergen. Steile Hanglagen machen ihr nichts aus. Lehmböden sorgen für besseren Wuchs und reichere Ernte.

TIPP

Die Dornen der Schlehe mahnen zur Vorsicht und zu langsamen Bewegungen. Dies ist eine perfekte Achtsamkeitsschulung. Davon abgesehen ist das einzelne Abzupfen der Steinfrüchte eine einfache Tätigkeit. Die Früchte werden in einem luftigen Korb gesammelt und in der Küche baldmöglichst weiterverarbeitet, da sonst Schimmel entstehen kann. Der angebliche Trick, dass Schlehenfrüchte durch das Einfrieren süßer werden, stimmt leider nicht. Dies kann nur funktionieren, wenn die Schlehen bei Frost noch am Strauch hängen, weil dieser dann Gerbstoffe aus der Frucht in das Holz einlagert.

DARAN ERKENNEN SIE SIE:

Im Volksmund wird die Schlehe auch gern »Schwarzdorn« genannt, was an ihrer schwarzen Rinde liegt, die sich im Winter (bei Schnee) deutlich abzeichnet. Sie erreicht bis zu 3 m Wuchshöhe und ist dicht verzweigt. Ihre harten und spitzen Dornen sind Sprossdornen – Anzahl und Größe sind allerdings von Strauch zu Strauch variabel; oft zeigen sie sich wie Stacheldraht. Die Schlehe gehört zu den Rosengewächsen und besitzt damit 5 Blütenblätter mit vielen Staubgefäßen. Der Fruchtknoten sitzt unter der Blüte, und aus diesem entwickelt sich eine Steinfrucht, wie wir sie auch von den sehr nahe verwandten Pflaumen und Kirschen kennen. Die Bestimmung ist einfach: Wenn es im März in der Natur noch winterlich grau-braun aussieht, blüht die Schlehe schon und strahlt mit ihren reinweißen Blüten deutlich sichtbar in der Landschaft. Nur die Kirschpflaume ist ungefähr eine Woche früher mit dem Blühen dran. Schlehenblüten duften nach Marzipan und schmecken auch so. Im späten Herbst erscheinen die blauschwarzen Früchte wie kleine, rundliche Pflaumen. Die einzelnen Beeren sind mit weißlichem Reif bedeckt, und erst bei Berührung kommt die glänzende Fruchtschale hervor. Sie kennen dieses Phänomen sicher von Pflaumen und Zwetschgen. Die dunkelgrünen, ovalen Blätter mit einem gesägten Blattrand erscheinen erst nach der Blüte. Der Kern ist mit dem grün-gelblichen Fruchtfleisch verwachsen.

SO WIRKT SIE:

Absolut charakteristisch ist der zusammenziehende Geschmack beim Genuss der Früchte. Das Fruchtfleisch beinhaltet recht viele Gerbstoffe, aber auch Anthozyane sowie Pektine, Mineralien, Spurenelemente und Vitamin C. Die Komposition aus Fruchtsäuren und Fruchtzucker bestimmt, wie bei allen Rosengewächsen, das typische Aroma. In kleinen Mengen kommt Amygdalin, eine Art Blausäure, die für das Mandelaroma sorgt, hinzu. Das perfekte Gesamtkunstwerk der Natur lässt sich, wie wir wissen, nicht auf einen einzelnen isolierten Stoff reduzieren. Die Ganzheit dieser wundervollen Frucht wirkt auf die Verdauungsorgane, auf den Stoffwechsel, das Immunsystem, Nieren und Blase, Haut, Mundschleimhaut und das Blut. Eine echt »starke« Pflanze, die es verdient, deutlich mehr Beachtung bei der Gestaltung von großen Permakulturgärten sowie großen Gartengrundstücken oder als schützende Feldhecke beim Biobauer um die Ecke zu bekommen.

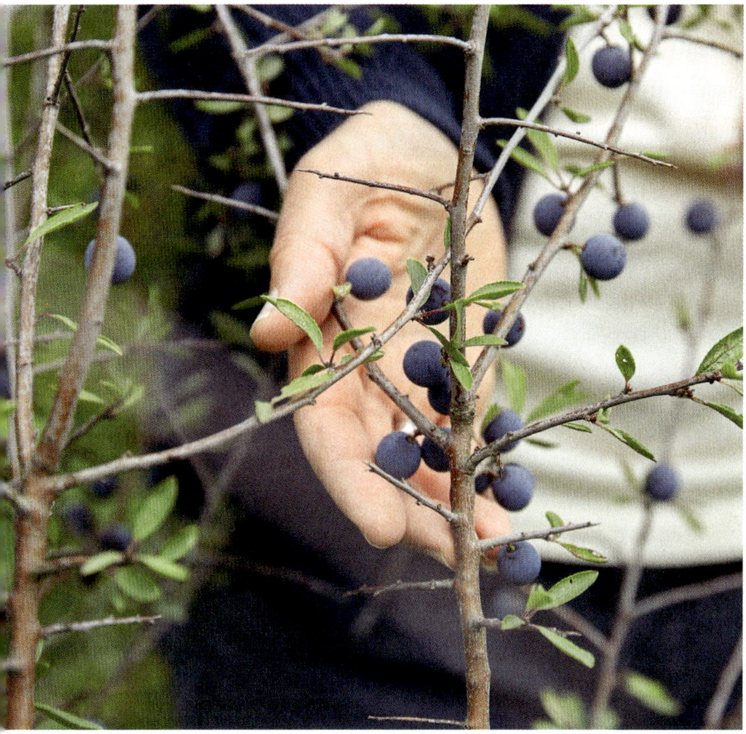

SAMMELHINWEISE:

Blüten	zeitiges Frühjahr, oft schon Anfang März
Früchte	Oktober–Ende November, am besten nach dem ersten Frost

SO BAUEN SIE DIE SCHLEHE SELBST AN

Im Hausgarten oder bei einem kleinen Grundstück empfehle ich die Anpflanzung einer Schlehe nur bedingt. Ihre Büsche bilden starke Wurzelausläufer und beginnen recht schnell zu wuchern. Wenn Sie dennoch Schlehen in Ihrem Garten pflanzen möchten, empfehle ich in jedem Fall die neuen Auslesen mit kompakterem Wuchs und größeren Früchten wie etwa die Sorte »Mops« (Prunus spinosa ›Mops‹). Sie werden große Freude an den Blüten und größeren Beeren haben. Als Feldgehölz oder in der sogenannten Wildniszone einer Permakulturanlage ist die Schlehe hingegen ein Muss. Sie eignet sich besonders für trockene, warme Südhanglagen sowie zum Aufbau von lebenden Schutzzäunen und Benjeshecken. Besonders die Sorten Prunus spinosa ›Nittel‹ oder Prunus spinosa ›Fränkische Auslese‹, die größere Früchte tragen, sind eine sinnvolle Art der Züchtung.

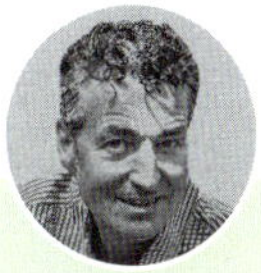

MEIN PERSÖNLICHER TIPP

Holen Sie sich zartes Mandelaroma in der Tasse mit einem Schlehenblütentee. Dazu werden im März maximal 2 Handvoll Blüten vorsichtig geerntet (siehe oben zum Thema Dornen!) und sachgemäß getrocknet. In einem sauberen Schraubdeckelglas – ohne »alten« Geruch vom vorigen Inhalt – können diese gut gelagert werden. Pro Tasse einen halben bis ganzen Teelöffel der getrockneten Blüten mit heißem Wasser überbrühen und 5 Minuten abgedeckt ziehen lassen. Dieser schmeckt besonders duftig und ist dazu noch gesund, da er nach der Winterzeit frische Energie in die Tasse bringt und den Stoffwechsel ankurbelt.

DIE REZEPTE

SCHLEHEN-OLIVEN
Wildes Antipasto

feste, unreife Früchte von Ende September
Salzlake: 4 EL Steinsalz pro 1 Liter Wasser
Olivenöl
Knoblauch, Chili oder andere Kräuter nach Geschmack

Ende September/Anfang Oktober die noch unreifen, dafür aber festen Früchte sammeln, waschen und in saubere Schraubdeckelgläser bis 1–2 cm unter den Rand füllen. Die Salzlake zum Kochen bringen und noch heiß in die Gläser geben. Das Ganze 8 Wochen stehen lassen und dann die gesalzenen »Oliven« in das Olivenöl umbetten – das heißt in neue Schraubdeckelgläser füllen. Nun können noch je nach persönlichem Geschmack Gewürze dazugegeben werden.

SCHLEHENLIKÖR
Ein Feuerwerk an Aromen

Glasflasche, 0,7 Liter
2 Handvoll vollreife Schlehen
6–8 TL Kokosblütenzucker
1 Msp. echtes Vanillepulver oder eine halbierte Vanilleschote
1 Msp. Zimtpulver
0,3–0,4 Liter Korn, Doppelkorn oder Wodka; je nach Sorte und Vorliebe* zwischen 32 % und 40 %

* Zwischen Korn 32 %, Doppelkorn 38 % und Wodka 40 % ist alles möglich. Weinbrand hat schon wieder mehr Eigengeschmack und wird daher nicht zur Likörherstellung empfohlen.

Eine gut gesäuberte 0,7-Liter-Flasche bis etwas über die Hälfte mit den Schlehen füllen. Kokosblütenzucker, Vanille und Zimt hinzugeben. Nun die Flasche mit Korn, Doppelkorn oder Wodka auffüllen, zuschrauben und mehrmals umdrehen, sodass sich der Zucker und die Gewürze verteilen und auflösen. Jetzt heißt es Geduld haben und die Flasche 1 Monat lang stehen lassen, dabei regelmäßig umdrehen bzw. vorsichtig schütteln und in verschiedene Richtungen drehen. Der Likör ist nach einem Monat verzehrfertig, also schon zur Weihnachtszeit! Er wird abgegossen und in kleinere Flaschen umgefüllt.

Die übrig gebliebenen Schlehenfrüchte werden in ein sauberes Schraubdeckelglas eingefüllt und halten sich, durch den Alkohol gut konserviert, dort auch noch einige Zeit. Sie passen hervorragend zu festlichen Desserts.

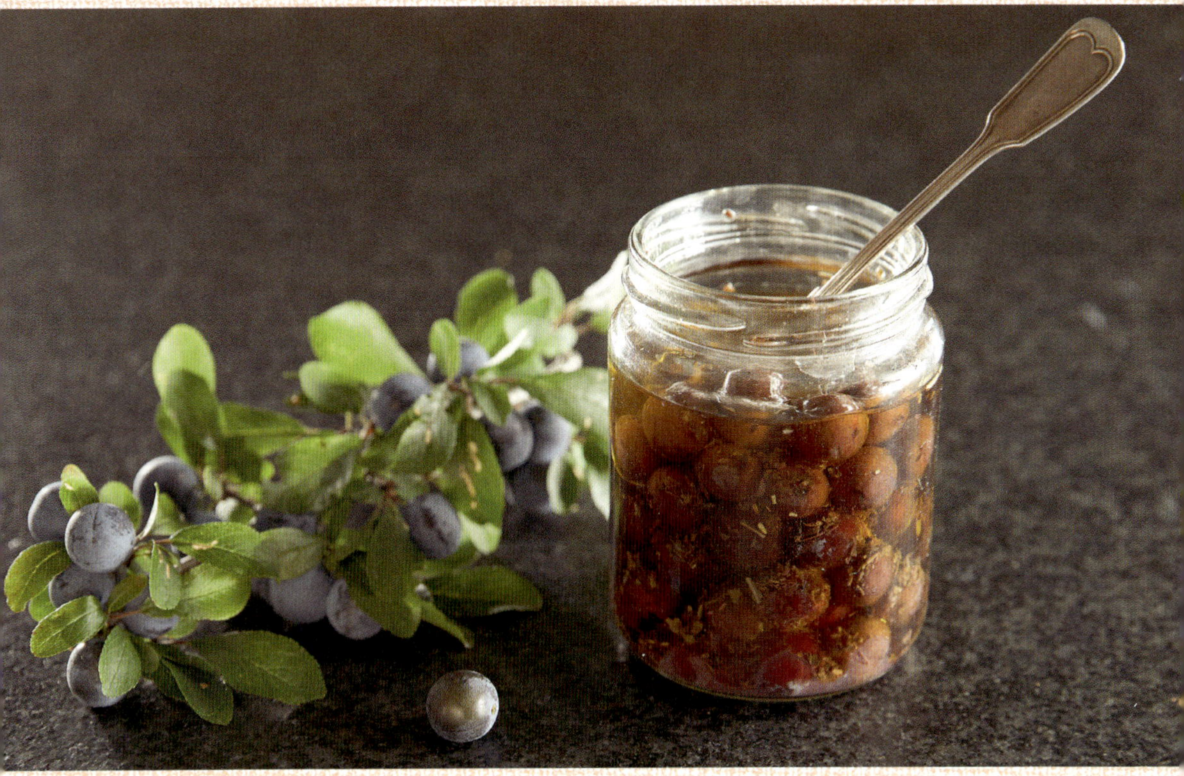

SCHLEHENELIXIER
Mit der vollen Kraft des Dornenbusches

1 kg Schlehenfrüchte
1 Liter reines Wasser (oder etwas mehr)
500 g Rohrohrzucker
Saft von 2 Biozitronen
½ TL Zimt

Die gewaschenen Schlehenfrüchte mit dem Wasser in einen Topf geben. Je nach Größe und Form des Topfes müssen die Früchte ungefähr 1 cm mit Wasser bedeckt sein. Dazu kommen der Rohrohrzucker, der Zitronensaft sowie ½ TL Zimtpulver. Alles 1 Minute kochen lassen, von der Herdplatte nehmen und zudecken. Danach 4–5 Stunden ziehen lassen. Dann noch einmal für 1 Minute aufkochen und wiederum 4–5 Stunden ziehen lassen. Nach dem dritten Mal Aufkochen schließlich noch heiß in kleinere, zuvor ausgekochte Schraubdeckelgläser abfüllen.

Die Gläser müssen dunkel und kühl gelagert werden. Nach Anbruch das Glas unbedingt im Kühlschrank aufbewahren. Von dem Elixier 1–2 Esslöffel pro Tag pur als Stärkungsmittel einnehmen.

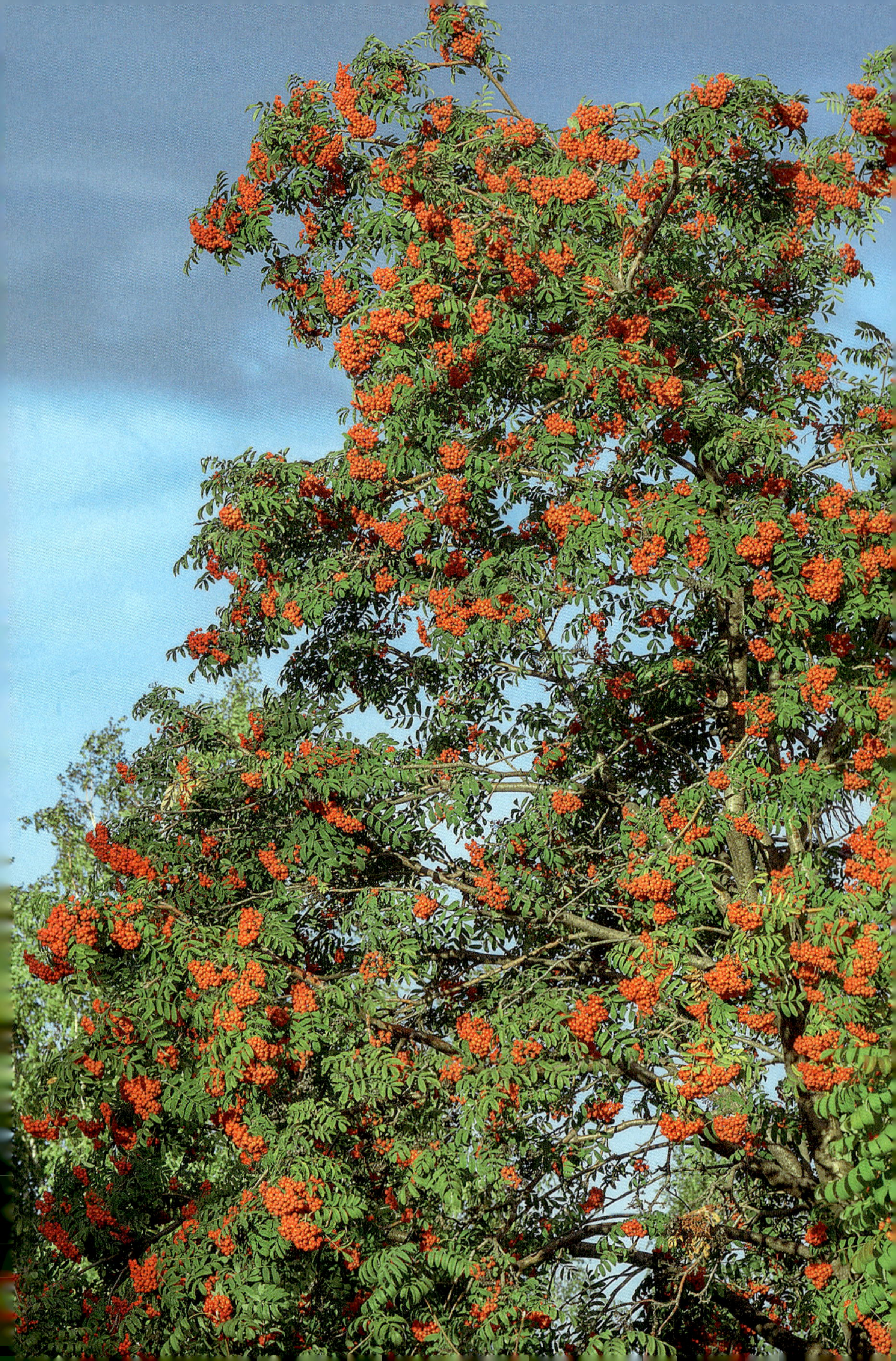

VOGELBEERE/EBERESCHE

»Vogelbeeren sind essbar?«, werden Sie gleich fragen. »Sind die herbstlichen Beeren nicht nur für Vögel?« Natürlich sind die korallenrot leuchtenden Vogelbeeren – oder auch Ebereschen genannt – eine bevorzugte Futterquelle zahlreicher heimischer Vogelarten, und durch sie werden die Samen auch großflächig verteilt. Die Frage ist, wer ist schneller? Für Selbstversorger bietet der Strauch oder Baum im Herbst weit mehr als bunte Farbe fürs Auge. Aus der Beerenpracht können genussreiche Liköre, Sirup, Marmeladen, Desserts oder mein Lieblingsaperitif entstehen. Sogar eine herbstliche Suppe oder ein indisch anmutendes Chutney lassen sich im Handumdrehen zubereiten. Wichtig ist dabei nur, dass die Beeren der »wilden« Vogelbeere grundsätzlich abgekocht werden. Der Gehalt an Parasorbinsäure ist roh nicht magen- oder darmverträglich – außer man sammelt von einer Mährischen Eberesche, die ich Ihnen weiter unten auch für den Garten empfehle. Die einzelne Beere sieht aus wie ein Apfel in Miniaturform. Daran erkennt der erfahrene Sammler die Zugehörigkeit zur Pflanzenfamilie der Rosengewächse. Der eigentlich süß-säuerliche Geschmack wird durch Bitter- und Gerbstoffe sowie durch die bereits erwähnte Parasorbinsäure überlagert. Die Beeren sind dadurch nicht giftig, reizen in größeren Mengen genossen jedoch den Magen. Einige wenige Beeren können Sie jedoch auch roh verzehren. Ich nasche meist 5 bis 10 Beeren direkt vom Strauch weg … Anfangs schmecken diese vielleicht etwas sehr »wild«. Gekocht oder gebacken sind die Beeren für jedermann bekömmlich und bieten eine Fülle an Vitalstoffen und Aromen.

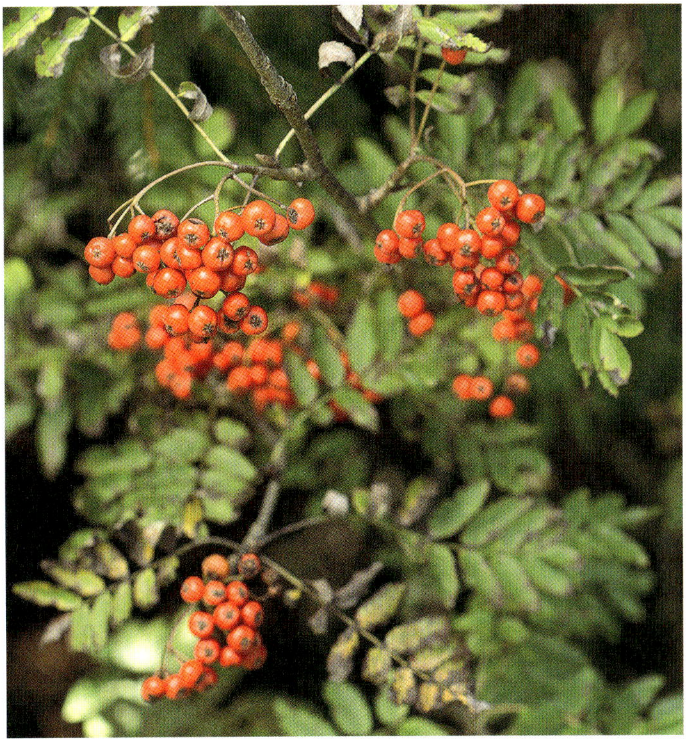

HIER WÄCHST SIE:

Nur wenige wilde Bäume sind so anspruchslos wie der Vogelbeerbaum. Er wächst auf nährstoff- und kalkarmen Böden in Parks im Stadtzentrum, in Gärten und am Waldrand genauso wie im Mittelgebirge oder bis zur Waldgrenze bis auf 2000 m Höhe. Oft ist sie, zusammen mit der Birke, auch als Pionierbaumart nach Kahlschlägen zu entdecken. Die Vogelbeere bevorzugt jedoch sehr sonnige Standorte. Ihre unbändige Lebenskraft erhält sie von dem unterirdischen Pilzgeflecht namens »Glomus intraradices«, mit dem sie in Symbiose lebt.

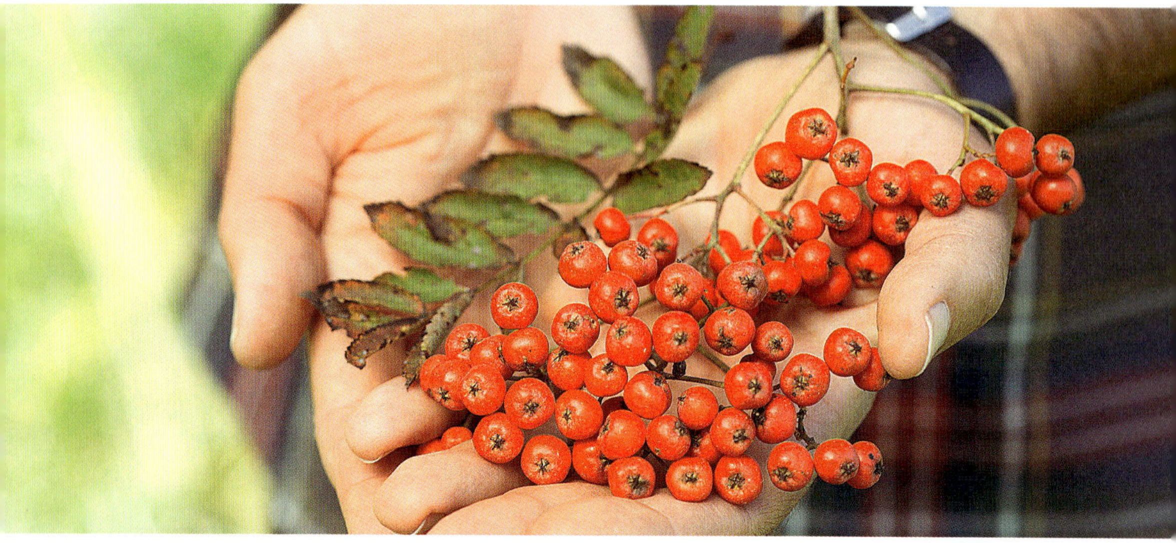

TIPP

WILPARI®
Wild-herber Beerengenuss für Aperitifs oder Digestifs

Diesen Wald-Apéro kann man in vielerlei Varianten genießen – mit oder ohne Alkohol. Ich lade Sie herzlich dazu ein, selbst zu experimentieren, wie er Ihnen oder Ihren Gästen am besten schmeckt.
Variante 1: »On the rocks« – pur mit einigen Eiswürfeln
Variante 2: mit frisch gepresstem Bioorangensaft
Variante 3: mit perlendem Prosecco
Variante 4: mit einem guten Gin und frischem Zitronen- oder Limettensaft, auch hier in Bioqualität.

Mehr zum eWilpari® auf Seite 207.

DARAN ERKENNEN SIE SIE:

Die Vogelbeere wächst als Strauch oder als Baum oft bis zu 16 m hoch. Ihre Fiederblätter sind feingliedrig und die 5 bis 9 Teilblättchen am Rand deutlich gesägt. Ihr Stamm ist schlank und silbrig mit dunklen, quer zur Wuchsrichtung verlaufenden Strichen, den sogenannten Lentizellen, die für den Gasaustausch sorgen. Ihre in Scheindolden stehenden Blüten sind cremeweiß und verströmen einen markanten Duft. Ihre Blütezeit ist von April bis Mai. Tatsächlich enhalten die Blüten Phytohormone. Die Früchte haben 2 bis 4 Kerne, sind etwa so groß wie eine Erbse und hängen in zahlreichen Scheindolden am Baum oder am Strauch.

SO WIRKT SIE:

Beim Kochen zerfällt die Parasorbinsäure in Sorbinsäure, die somit verträglich und interessanterweise für Diabetiker sogar gut ist. Doch keine Sorge vor möglichem Verlust von Vitamin C: Die in den Beeren enthaltenen sekundären Pflanzenstoffe sorgen dafür, dass das für uns lebenswichtige Vitamin auch nach dem Erhitzen noch weitgehend erhalten bleibt. Immerhin enthalten 100 g der Beeren 100 mg Vitamin C! Die weiteren gesundheitsfördernden Stoffe sind Carotinoide, Gerbstoffe, Kalzium, Magnesium, Phosphor sowie Zitronen- und Apfelsäure. Die Gerbsäure hat zusammenziehende Wirkung, das Immunvitamin C sorgt für eine gute Stärkung im Winter. Die Verdauung wird ebenso unterstützt – sowohl bei Durchfall als auch bei Verstopfung.

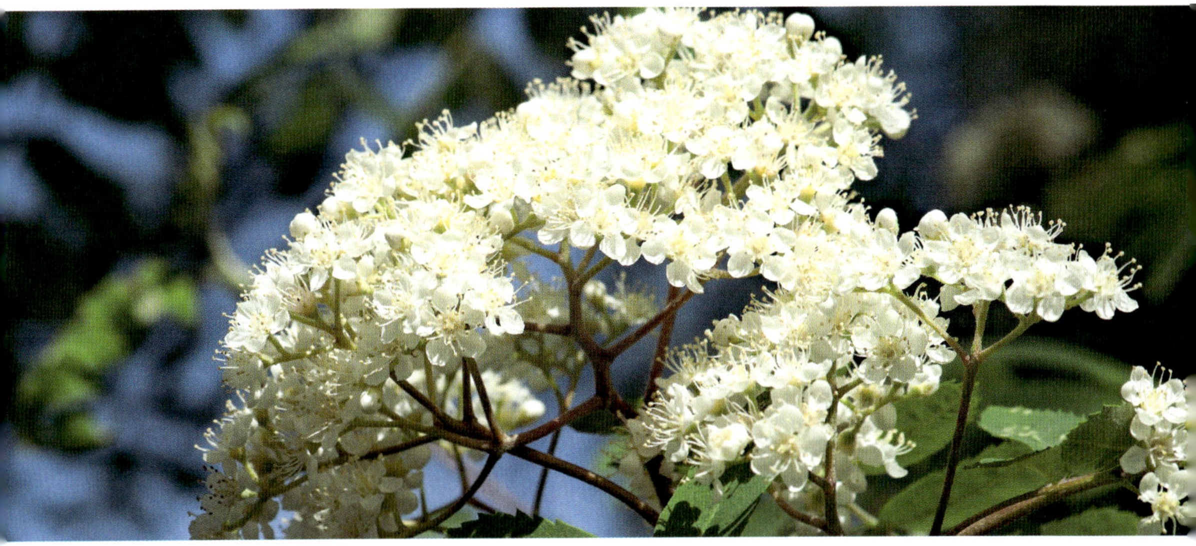

SAMMELHINWEISE:

Beeren	ab September–November
Dolden mit einer Gartenschere abschneiden oder vorsichtig abbrechen, damit bereits angelegte Blütenknospen für das nächste Jahr nicht geschädigt werden.	

SO BAUEN SIE DIE VOGELBEERE SELBST AN

Die Vogelbeere eignet sich zur Pflanzung in einer Wildfruchthecke. Eine gestalterische Variante, die ich Ihnen ganz besonders empfehle, ist die Pflanzung eines schönen kleinkronigen Einzelbaumes, der die Größe eines Apfelbaumes erreicht. Im Mai erscheinen weiße Blüten und ab September die orangeroten/korallroten Früchte – eine echte Attraktion! Ein weiterer Vorteil ist der geringe Laubabfall. Die Sorte »Mährische Eberesche« oder auch »Edle Eberesche« (Sorbus aucuparia ›edulis‹) trägt Früchte ohne Parasorbinsäure, außerdem enthält sie etwas weniger Gerb- und Bitterstoffe und eignet sich somit auch zum Rohverzehr. Alle Ebereschen sind genügsam und kommen mit nährstoffarmen Böden zurecht. Sie brauchen allerdings ganztägig einen Platz an der Sonne!

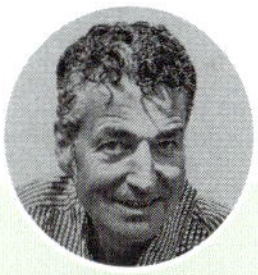

MEIN PERSÖNLICHER TIPP

Getrocknete Beeren gehören in meine kleine Hausapotheke, denn sie helfen schnell den Stimmbändern. Zwischen 2 und 5 Beeren kaue ich dabei genüsslich und langsam – und meine Stimme ist wieder fit oder aufkommendes Halsweh lässt deutlich nach.

DIE REZEPTE

VOGELBEEREN-RÄUCHERMISCHUNG

1 Räucherstövchen
1 Bienenwachsteelicht
10 getrocknete Vogelbeeren
1 cm großes Stück Fichtenharz
ca. 1 EL Engelwurzsamen und/oder getrocknete Blüten

Alle Zutaten in einem Mörser kurz andrücken und miteinander vermischen. Das Räuchergut dann auf das Stövchen legen und den Rauch als Duft wahrnehmen. Auf einer hitzebeständigen Unterlage kann das Stövchen auch durch den Raum oder die Wohnung getragen werden.

WALD-APERITIF

Ergibt 0,8 Liter

200 g Vogelbeeren
50 g Holunderbeeren oder
20 g Heidelbeeren
200 g Rohrohrzucker
1 EL Schafgarbenblätter und -blüten, getrocknet
1 EL Beifuß, getrocknet
1 TL Samen der Wald-Engelwurz
Abrieb von 1 unbehandelten Zitrone
1 l Wasser

Alle Zutaten zusammen in einem Topf 3 Minuten sprudelnd kochen lassen, die Beeren mit einem Kartoffelstampfer zerdrücken und alles weitere 7 Minuten abgedeckt ziehen lassen. Anschließend die Flüssigkeit mit Hilfe eines Siebes und eines Trichters in eine sterile Flasche mit Schraubdeckelverschluss abfüllen. Als Apéro: Ein Glas mit 1/3 Wald-Aperitif und 2/3 Mineralwasser mit Kohlensäure füllen. Schmeckt auch »on the rocks« oder mit Orangensaft.

DESSERT MIT WILDER FRUCHTSOSSE

Für 6–8 Personen

500 g Vogelbeeren
250 ml Wasser
1 Packung Gelierzucker 2:1, zum Beispiel von biovegan (500 g)

Die Vogelbeeren ca. 2–3 Minuten in Wasser aufkochen, dann mit dem Pürierstab zu Mus verarbeiten und mit dem Gelierzucker einkochen. Allerdings wird die Angabe auf der Packung ignoriert und stattdessen die oben angegebene Menge an 500 g Fruchtmus und 500 g Einmachzucker eingehalten. So entsteht eine sämige, herb-süße Dessertsoße. Dazu ergänzen sich kulinarisch (Bio-)Vanilleeis oder Hüttenkäse und zur Dekoration noch einige frische Vogelbeeren der mährischen Sorte.

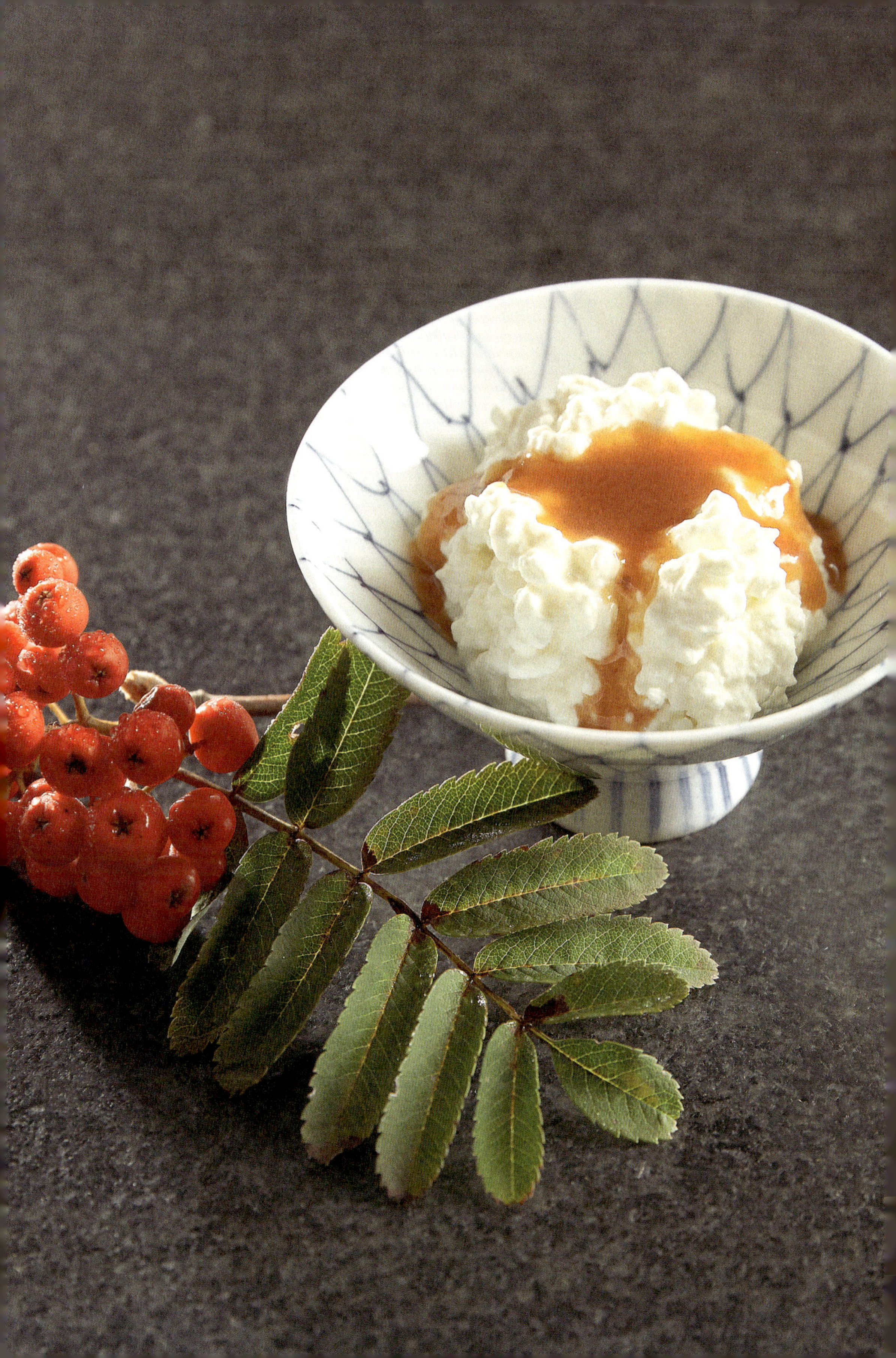

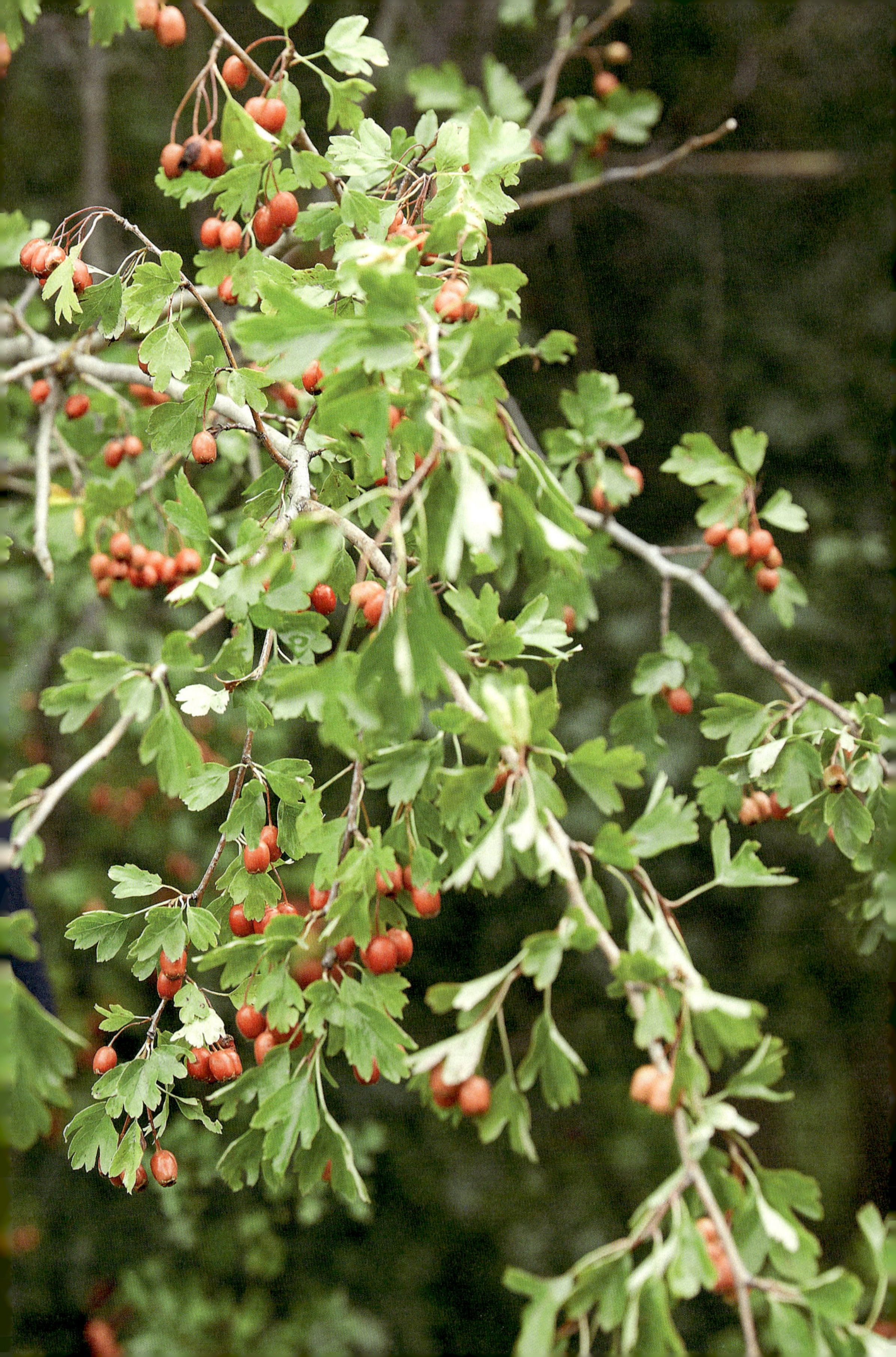

WEISSDORN

Weißdorn ist die Herz- und Heckenpflanze schlechthin. Sie gehört schon lange zu meiner Hausapotheke, denn sie wirkt harmonisierend und tröstend auf Herz und Kreislauf – oder wenn das »Herz bis zum Halse schlägt«. Schulmedizinisch ist der Weißdorn mit diesem Wirkspektrum anerkannt (Stichwort »Kommission E«) und wird in Form von Tee, Tinktur oder Extrakt in Tablettenform als Prophylaxe sowie in der schulmedizinischen Begleitung und Nachsorge häufig empfohlen. In jeder Apotheke und jedem Reformhaus finden Sie das passende Sortiment – oder Sie bauen ihn selbst im eigenen Garten an. Außerdem finden Sie ihn auch leicht in der Natur. Das besondere Phänomen des Weißdorns ist die positive Regulierung des sowohl zu hohen als auch zu niedrigen Blutdrucks. Immer dann, wenn Sie aus dem Rhythmus kommen, steht Weißdorn hilfreich zur Seite. Die Anwendungsdauer ist dabei – ganz im Gegensatz zu anderen Arzneien – nicht eingeschränkt, denn auch eine Dauermedikation oder -einnahme bleibt nebenwirkungsfrei. Sie werden Weißdorn als »Regenerationswunder« recht bald zu schätzen wissen. Darüber hinaus ist der Weißdornstrauch ökologisch überaus wertvoll und zugleich eine schöne Zierde – besonders im Frühjahr, wenn er üppig weiß blüht und von Bienen umschwärmt wird. Im Herbst dient er mit dem reichen roten Beerenschmuck auch vielen Vögeln als Winternahrung. Sein hartes Holz fand früher Verwendung zum Drechseln von Werkzeuggriffen oder anderen Nutzgegenständen.

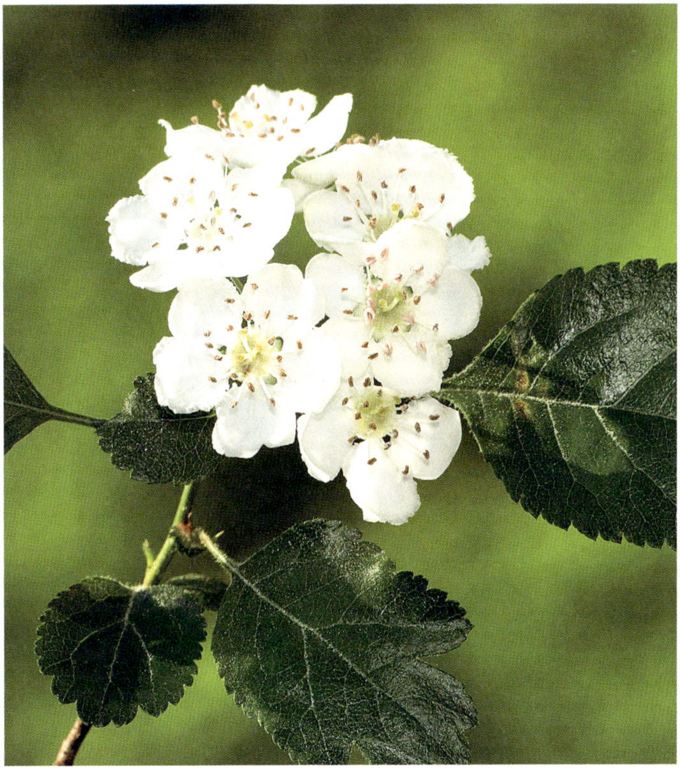

HIER WÄCHST ER:

Weißdorn ist ein typisches Feldgehölz und auch in Bezug auf seinen Wuchsstandort eine Besonderheit. Er ist erstaunlich anspruchslos und zugleich robust. Mit seinem tief reichenden Wurzelsystem hat er eine hohe Fähigkeit zur Regeneration. Damit kommt er mit trockenen Standorten wie Küstendünen, Feldhecken und Gebüschen, ehemaligen Weinbergen und Streuobstwiesen sehr gut zurecht. Er kann aber auch auf feucht-humosen Standorten wie im Unterholz von Auwäldern und am Waldrand gedeihen. Wind und Hitze oder längere Trockenphasen machen ihm einfach nichts aus! Damit ist die

TIPP

Im Herbst überrasche ich meine Gäste mit einem pinkfarbenen Weißdorn-Apfelmus als köstliches Dessert. Dieser ist ein schmackhafter Augenschmaus und gleichzeitig heilsam für gestresste oder nervöse Herzen. Die Herstellung ist ganz einfach: Beim Kochen der reifen Apfelstücke 1–2 Handvoll Weißdornfrüchte mit in den Topf geben und mitkochen, danach alles durch die »Passevite« (auch bekannt unter dem Namen »Flotte Lotte«) drehen, eventuell mit einer Messerspitze Vanillepulver und Zimt abschmecken – fertig. Wer es gern üppiger mag, serviert noch eine Kugel Vanilleeis dazu.

Chance, beim nächsten Spaziergang einen Weißdorn zu finden, ziemlich hoch. Einmal erkannt, werden Sie bei Ihren nächsten Sammelspaziergängen plötzlich ganz viele entdecken! Ein sonniger oder zumindest halbschattiger Standort bringt schließlich reichlich Ernte – an Schattenplätzen reifen nur wenige Früchte. Die Weißdornfrüchte sind trotz Dornen übrigens gut zu pflücken (sie brauchen vielleicht Handschuhe, mehr auch nicht) und bleiben über mehrere Wochen hinweg erntereif.

DARAN ERKENNEN SIE IHN:

In der Natur ist Weißdorn fast immer ein vielstämmiger Strauch, der bis zu 6 m, selten 8 m hoch wächst. Er ist dicht verzweigt und mit ungefähr 2 cm langen Dornen bewehrt. Botanisch wird zwischen dem sogenannten Eingriffligen und dem Zweigriffligen Weißdorn unterschieden, was am einfachsten im Herbst beim Aufdrücken der Früchte gelingt: Befindet sich nur ein Kern darin, ist es der Eingrifflige Weißdorn (Crataegus monogyna), bei zwei Steinen der Zweigrifflige (Crataegus laevigata). Bei der Blattform weist der Erstere spitze Lappen, tief eingeschnittene Blätter mit 1 bis 4 Lappen auf und besitzt nur einen Griffel in der Blütenmitte. Er blüht auch ungefähr zwei Wochen später. Der Zweigrifflige dagegen hat stumpflappige, leicht gekerbte Blätter mit insgesamt 3 bis 5 Lappen und verfügt über 2 bis 3 Griffel. Er blüht etwas früher! Die weißen Blüten sind in Trugdolden angeordnet. Im Herbst erscheinen die roten, mehligen Beeren, die – jede einzeln – diesen für Rosengewächse typischen »Apfelbutzen« in Miniaturform aufweisen.

SO WIRKT ER:

Die hauptsächliche und auch schulmedizinisch offiziell anerkannte Heilwirkung des Weißdorns ist die besonders gute Durchblutungsförderung der Herzkranzgefäße und damit die Stärkung des Herzmuskels. Das macht die Pflanze vor allem für ältere Menschen interessant. Weißdorn ist die klassische Pflanze zur Rekonvaleszenz bei Herzinfarktpatienten oder zur Prävention ebensolcher. Weißdorn wirkt ausgleichend: Zu hoher Blutdruck wird gesenkt, zu niedriger erhöht. Für die Jüngeren unter uns bietet er auf seine sanfte, doch ausdauernde Art Unterstützung bei Stress, Ängsten oder Nervosität – und nicht zuletzt bei Liebeskummer und Herzeleid! Blätter, Blüten und Früchte sind gleichermaßen wertvoll, wobei sie sich in der Zusammensetzung leicht unterscheiden. Die Blätter enthalten insgesamt mehr »herzensgute« Wirkstoffe, insbesondere mehr Flavonoide, die Blüten beinhalten dagegen bis zu 0,15 % ätherisches Öl. Die Früchte schmecken mehlig und eher herb, was an ihrem Gerbstoffgehalt liegt. Die Heilpflanze ist nicht nur gut verträglich – sie hat auch keine unerwünschten Nebenwirkungen. Doch bitte bringen Sie auch etwas Geduld mit: Präparate mit Weißdorn wirken nicht im Turbo wie beispielsweise eine Kopfschmerztablette – die Heilwirkung stellt sich erst nach einer längeren Einnahmezeit ein.

SAMMELHINWEISE:

Blüten	April–Mai
junge Blätter	April–Mai
ältere Blätter	Juni–Juli
Früchte	Mitte September–Mitte Oktober

SO BAUEN SIE DEN WEISSDORN SELBST AN

Ein Weißdornstrauch ist eine wunderschöne Zierde für Ihren Garten. Sowohl die Blüten als auch die roten Früchte werden sprichwörtlich Ihr Herz erfreuen! Wer dagegen aus Platzgründen einen kleinkronigen Hochstammbaum pflanzen möchte, erkundigt sich bitte gezielt bei der örtlichen Baumschule. Besonders in Vorgärten oder auf kleineren Gartengrundstücken ist ein Hochstamm sogar die passendere Gestaltung, denn die Blätter wachsen dann in den Himmel ... beim Strauch geht es dagegen ziemlich weit in die Breite. Doch aufgepasst: Wenn Ihnen im Beratungsgespräch in der Baumschule ein hochstämmiger Rotdorn (Crataegus laevigata, ›Paul's Scarlet‹), der aus Weißdorn gezüchtet wurde, angeboten wird, bleiben Sie hartnäckig und fragen gezielt nach dem »echten« weißen Weißdorn. Der Rotdorn hat nämlich gefüllte rosafarbene Blüten, die für Insekten uninteressant sind. Der Weißdorn als Hochstamm und in Wildform muss vielleicht erst für Sie besorgt werden, doch es lohnt sich für alle Beteiligten: für Ihren Garten, für die Baumschule zur Sortimentserweiterung als auch für die Insekten. Diesen Extraaufwand wird in jedem Fall Ihr Herz danken!

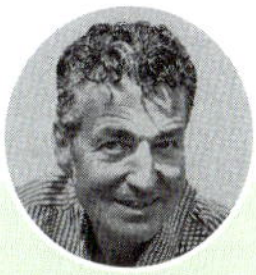

MEIN PERSÖNLICHER TIPP

Weißdorn ist die ideale Heckenpflanze! Er verträgt Rückschnitte sehr gut und wächst sogar viel dichter wieder nach. Er ist somit auch eine schützende Hecke für unerwünschte Besucher aus dem Tierreich – die Dornen sorgen für ausreichend Abwehr – und erspart zudem einen aufwendigen Zaun. Sogar sogenannte Formgehölze lassen sich aus Weißdorn ziehen. Wichtig für einen vollen Sammelkorb im Herbst ist allerdings der sonnige bis halbschattige Standort.

TIPP

Weißdorn-Tee
Und das Herz sagt Danke

Im Jahresverlauf Blätter, Blüten und Früchte sammeln und trocknen. Im Herbst kann dann die Teemischung fertiggestellt werden. Alles zu gleichen Teilen mischen. Bitte achten Sie darauf, dass vor allem die Früchte vollständig getrocknet sind! Meine Empfehlung: im Dörrgerät bei maximal 40 °C oder auf Gitterrosten trocknen. Für eine Tasse Tee 1–2 TL mit heißem Wasser übergießen und 10 Minuten zum Ziehen zugedeckt stehen lassen.

WEISSDORNBLATTPULVER
Das Superfood für Herz und Kreislauf

2–4 Handvoll Weißdornblätter, die im Juni, in höheren Lagen auch noch im Juli gesammelt werden

Die gesammelten Weißdornblätter fachgerecht dörren – das bedeutet: entweder im Dörrgerät, mit der Backofenmethode (50 °C mit einer leicht geöffneten Backofentür) oder an einem luftigen und gleichmäßig temperierten Ort auf sauberen Geschirr- oder Leinentüchern. In einem kleinen Cutter die rascheltrockenen Blätter zu Pulver vermahlen und sofort in saubere Schraubdeckelgläser füllen. Dort halten sie sich den Winter über, wenn sie trocken, dunkel und kühl aufbewahrt werden.

Das Pulver eignet sich bestens als Zutat zu grünen Smoothies, im Müsli, Porridge oder in Gebäck.

WEISSDORN-HERZKEKSE
Lassen Herzen gesünder höherschlagen

1 reife Banane
2 reife Birnen
150 ml reines Wasser
200 g Dinkelmehl
Schalenabrieb von einer Biozitrone
2 EL Weißdornblattpulver (siehe oben)

Die Banane und die Birnen mit dem Wasser im Blender oder mit dem Handmixer pürieren. Zusammen mit dem Dinkelmehl und dem Zitronenschalenabrieb sowie dem Weißdornblattpulver zu einem Teig verrühren. Diesen in einen Spritzbeutel füllen und Kekse auf einem mit Backpapier ausgelegten Backblech formen. Bei 180 °C Umluft ca. 15 Minuten backen.

Variante
Den Teig flach ausrollen und mit einer Herzform Herzkekse ausstechen. Temperatur und Backzeit für diese flacheren Kekse: 8 Minuten bei 150 °C Umluft.

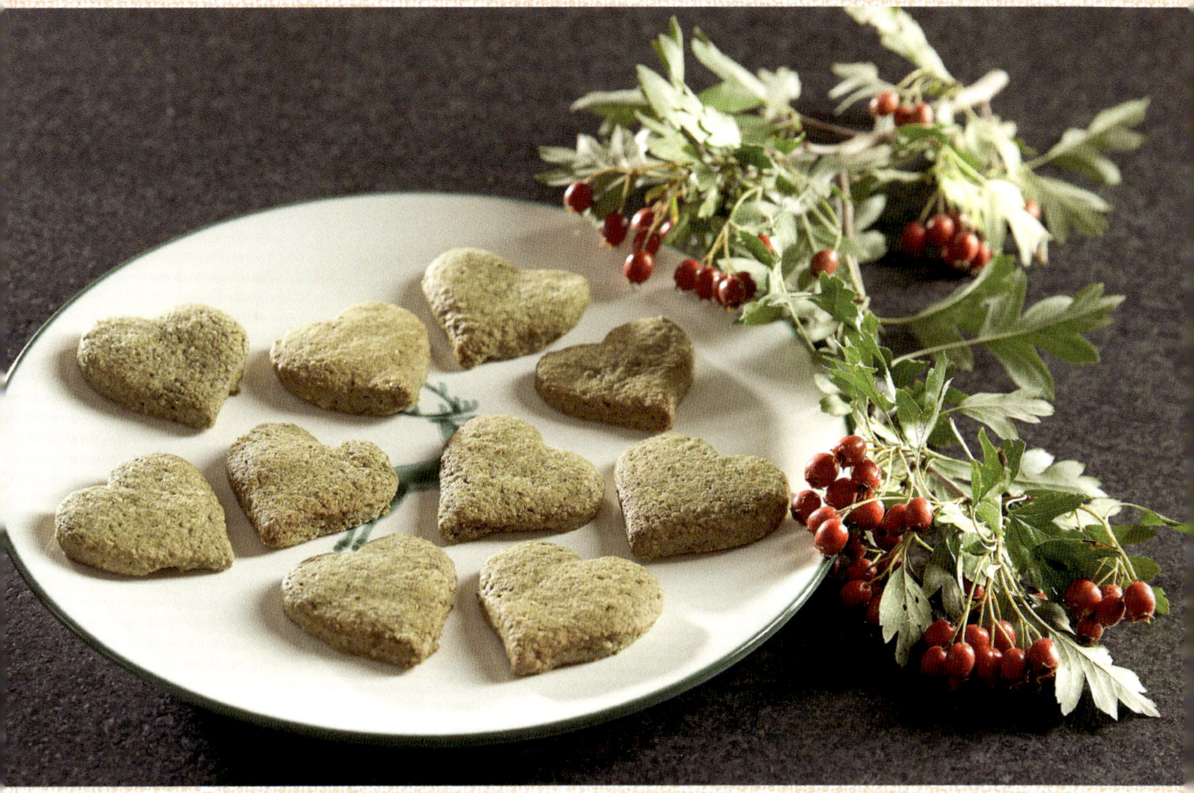

WEISSDORNELIXIER
Herzstärkung mit Genuss

1 kg Weißdornfrüchte
1 Liter reines Wasser (oder etwas mehr)
500 g Rohrohrzucker
2 Biozitronen
½ TL Zimt

Die gewaschenen Weißdornfrüchte mit dem Wasser in einen Topf geben. Je nach Größe und Form des Topfes müssen die Früchte ungefähr 1 cm mit Wasser bedeckt sein. Dazu kommen der Rohrohrzucker, der Zitronensaft sowie ½ TL Zimtpulver. Alles 1 m kochen lassen, von der Herdplatte nehmen und zudecken. Danach 4–5 Stunden ziehen lassen. Dann noch einmal für 1 Minute aufkochen und wiederum 4–5 Stunden ziehen lassen. Nach dem dritten Mal Aufkochen schließlich noch heiß in kleinere, zuvor ausgekochte Schraubdeckelgläser füllen.

Die Gläser müssen dunkel und kühl gelagert werden. Nach Anbruch das Glas unbedingt im Kühlschrank aufbewahren. Von dem Elixier 1–2 Esslöffel pro Tag pur als Stärkungsmittel einnehmen. Die harten Kerne vor dem Verzehr entfernen.

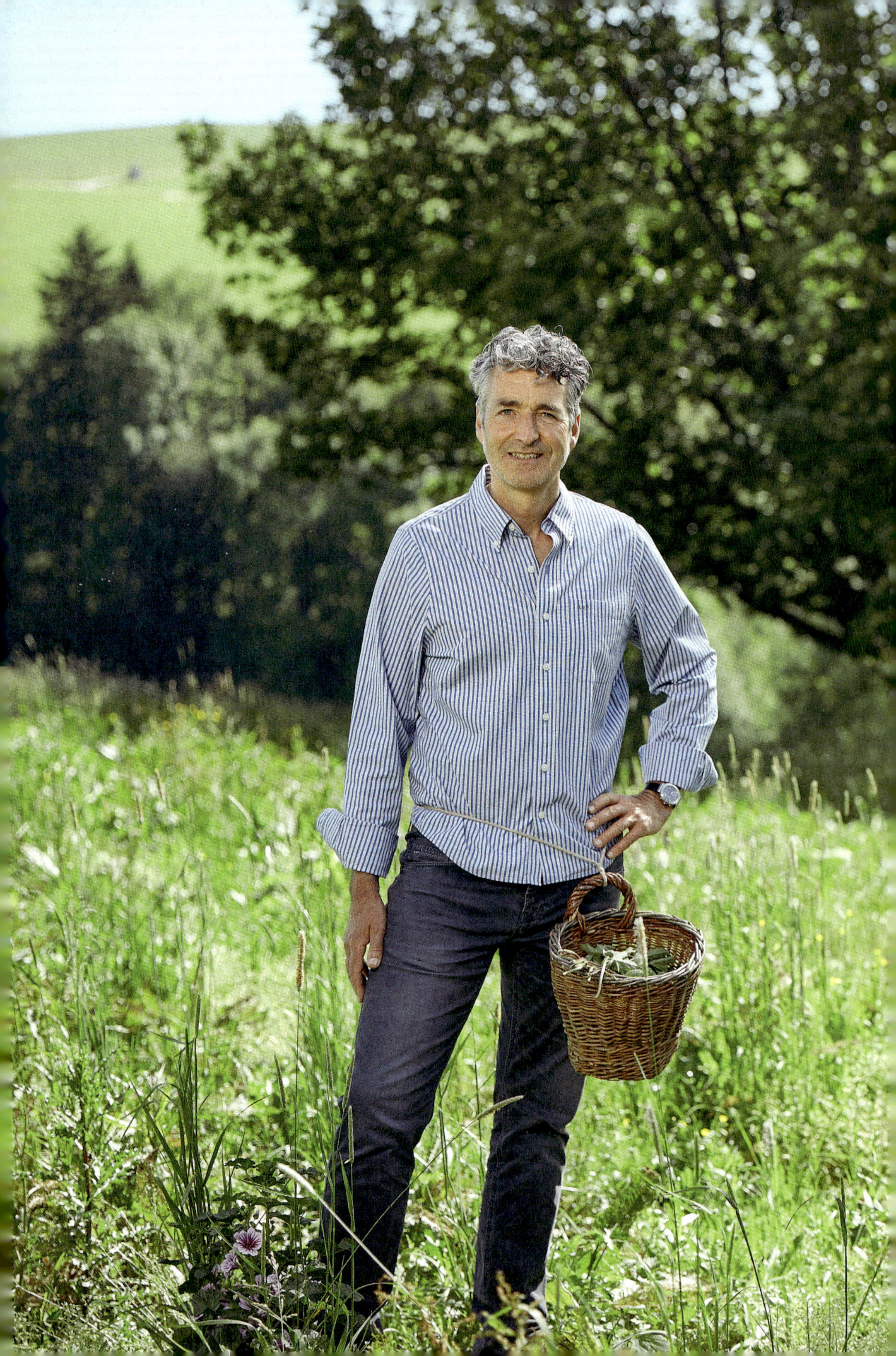

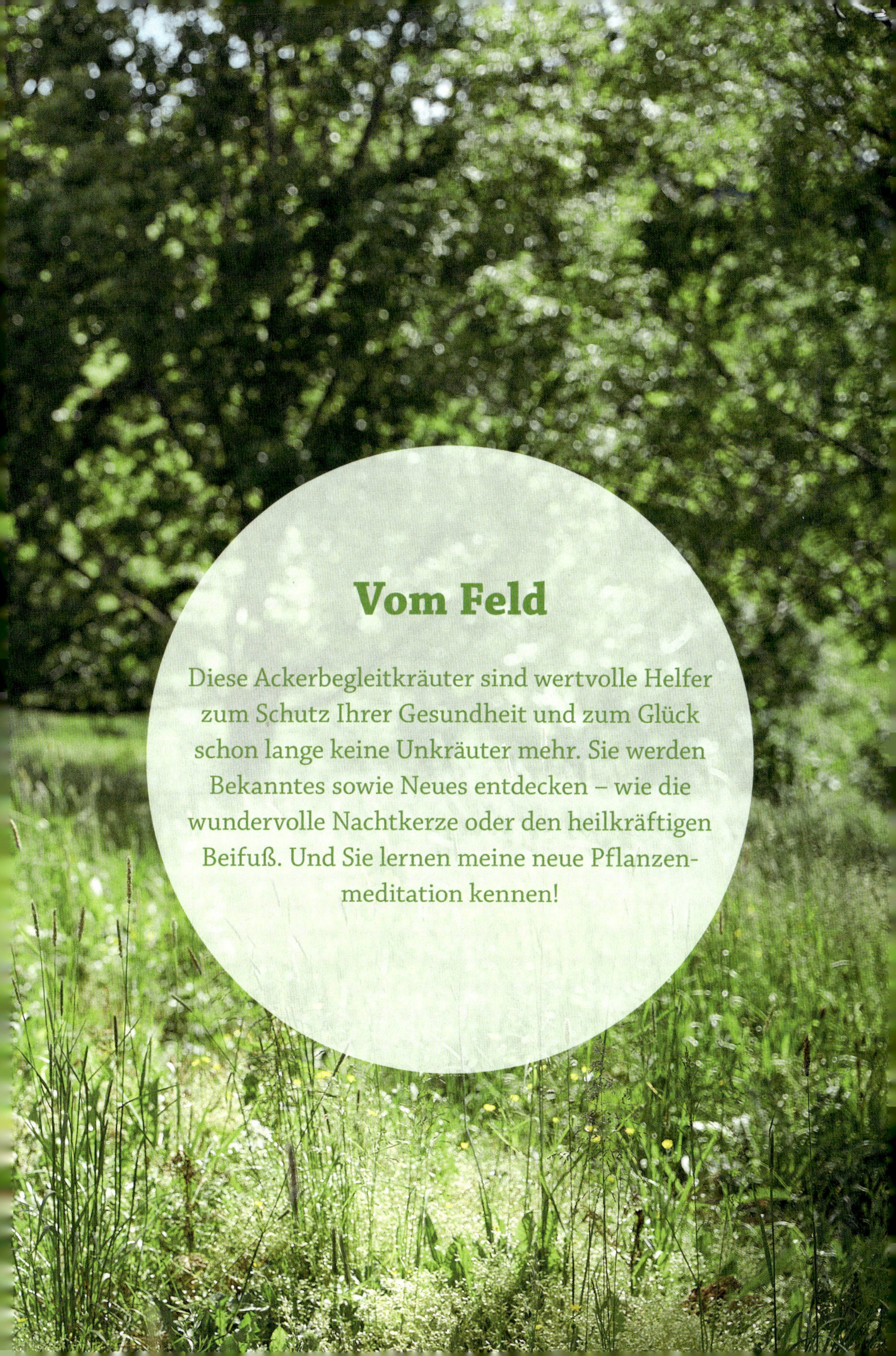

Vom Feld

Diese Ackerbegleitkräuter sind wertvolle Helfer zum Schutz Ihrer Gesundheit und zum Glück schon lange keine Unkräuter mehr. Sie werden Bekanntes sowie Neues entdecken – wie die wundervolle Nachtkerze oder den heilkräftigen Beifuß. Und Sie lernen meine neue Pflanzenmeditation kennen!

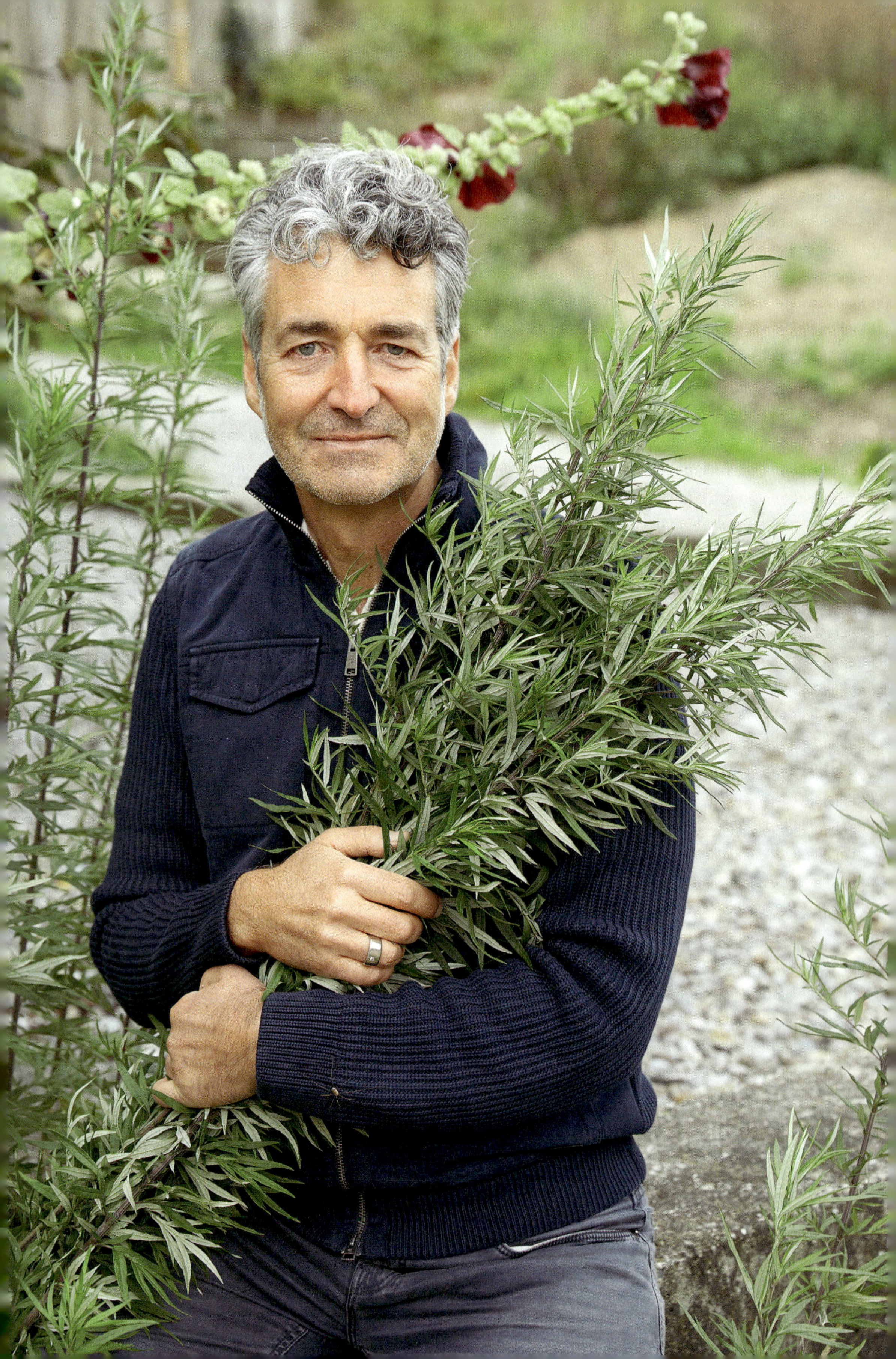

BEIFUSS

Beifuß ist wie eine Liebe auf den zweiten Blick. Allzu oft als Unkraut verschmäht, wird die Schönheit der heilbringenden Pflanze erst beim genauen Hinsehen offenbar. Ich lade Sie also ein, heute mit mir auf Entdeckungstour zu gehen.

Im eigenen Garten besticht der Beifuß optisch als eine bis zu 2 m hohe »Hintergrundstaude«. Die tief gekerbten, dunkelgrün und unterseitig silbrig schimmernden Blätter bieten den im Vordergrund stehenden Sommerblumen wie zum Beispiel Ringelblume, Nachtkerze, Sonnenblume oder Echte Kamille die ideale Bühne für ihren leuchtenden Auftritt. Die unscheinbaren Blüten des Beifußes erscheinen erst im späten Sommer und sind zu dieser Jahreszeit ein begehrtes Insektenfutter, wenn die Auswahl in der Natur nicht mehr so vielfältig ist. In den innen hohlen Stängeln können die Larven dieser Insekten sehr gut den Winter überstehen.

Der Beifuß ist nicht nur für die Insektenwelt ein großer Segen, sondern auch für unser aller Wohlbefinden. Er enthält sehr viele Bitterstoffe, die – richtig eingenommen – unsere Entgiftungsorgane aktivieren. Diese offiziell anerkannte Wirkung ist gerade heute, in Zeiten allgemeiner und hoher Belastung mit Umweltgiften, von grundlegender Bedeutung! Aus diesem Grund meine dringende Empfehlung an Sie: Nähern wir uns dieser starken und tatsächlich uralten Heil- und Ritualpflanze mit Respekt, re-integrieren wir sie in unseren Alltag und lernen wir sie wieder zu schätzen. Fragen Sie doch mal die ältere Generation, die kennt ihn auch unter dem Namen Wilder Wermut, Jungfernkraut oder Sonnwendkraut. Auch in der Kultur der Germanen war der Beifuß ein hochgeschätztes Kraut zum Heilen und Räuchern.

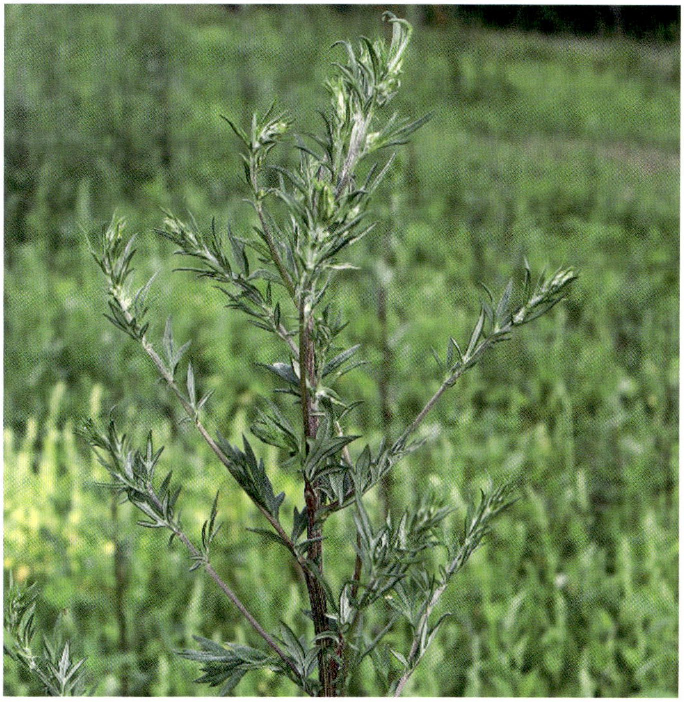

HIER WÄCHST ER:

Der Beifuß ist erstaunlich oft anzutreffen, besonders an Orten, die von Menschenhand geprägt wurden, wie zum Beispiel auf biologisch bewirtschafteten Ackerflächen, außerdem an Wegrändern sowie auf Ruderalflächen und Böschungen. Er liebt nährstoffreiche Böden und wächst im Gebirge bis auf 1600 m.

BEIFUSS-FUSSBAD AUF GESUNDEN FÜSSEN STEHEN

Für 1 Fußbad
1 Päckchen (50 g) Natronpulver oder 3 EL basisches Badesalz (in der Apotheke oder im Drogeriemarkt erhältlich)
1 Tasse Leber-Galle-Tee
1 Fußbadewanne oder Bottich

Für ein erfrischendes und entgiftendes Fußbad (die Füße sind die Hilfsnieren des Körpers, und über sie können wir Gifte gut ausscheiden!) die Fußbadewanne mit angenehm warmem Wasser füllen und ein Päckchen Natron oder das basische Badesalz darin auflösen. Noch eine Tasse Leber-Galle-Tee ins Wasser geben, und die Füße insgesamt 45 Minuten darin baden. Ab und an abbürsten oder mit einem Bimsstein die Hornhaut abfeilen.

Die Bitterstoffe des Beifußes wirken belebend und schützen vor Viren und Fußpilz.

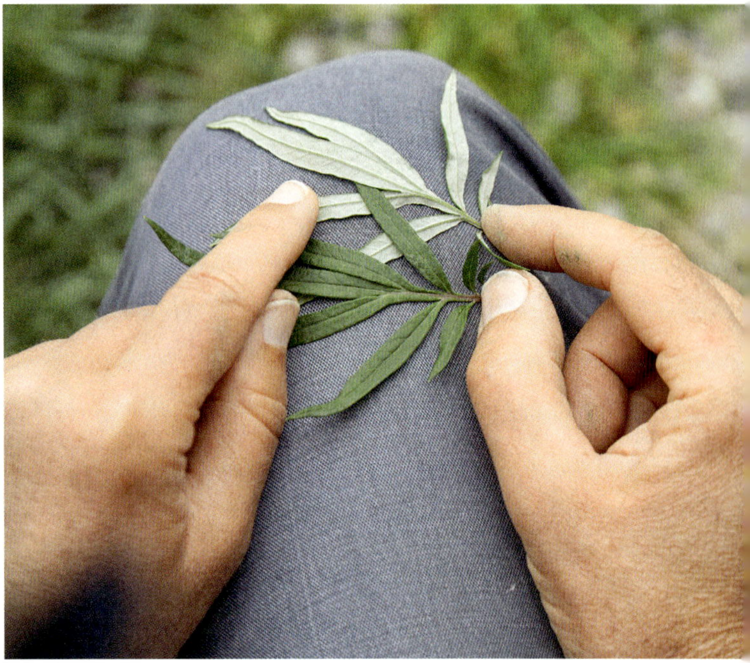

DARAN ERKENNEN SIE IHN:

Beifuß ist eine ausdauernde mehrjährige Staude, die bis zu 2 m Höhe erreichen kann. Der harte, recht zähe Stängel steht aufrecht, ist kantig und braun-rot überlaufen. Die maximal 10 cm langen und gefiederten Blätter sind an der oberen Seite dunkelgrün und kahl, auf der Unterseite jedoch grauweiß behaart. Die Blüten sitzen wie Rispen an der Spitze der Stängel. Die unauffällig wirkenden Blütenkörbchen sind außen graugrün und innen mit gelblichen bis rötlich braunen und 1–3 mm großen Röhrenblüten gefüllt, die Hüllblätter sind filzig behaart. Aus den Blüten entwickeln sich einsamige Nussfrüchte. Die fingerdicken Wurzeln sehen holzig aus und riechen aromatisch.

SO WIRKT ER:

Spätestens im Winter kommt Beifuß als wichtiges Gewürz ins Spiel, wenn im Ofen gerne fetter Gänsebraten zubereitet wird. Hier ist das »Bei«-Kraut für die reibungslose Verdauung von Fett zuständig. Die Bitterstoffe, die sich während der Blütezeit im Sommer bilden, sind nämlich für die Anregung des Gallenflusses zuständig und sorgen so für ein gutes Miteinander von Darm und Leber. Die wesentlichen Inhaltsstoffe sind sekundäre Pflanzenstoffe wie Bitterstoffe, Gerbstoffe, Flavonoide und ätherisches Öl (bis zu 0,3 %) mit Cineol, Kampfer und Thujon. Die Wurzel enthält Inulin. In der Volksmedizin wird Beifuß außerdem bei Appetitmangel, zur Anregung des gesamten

Stoffwechsels sowie zur Entschlackung genutzt, aber auch zur Stärkung der Abwehrkräfte. Bei chronisch kalten Füßen oder Einschlafstörungen hilft Beifuß ebenso. Nicht zu vergessen sein spezifisches Einsatzgebiet in der Frauenheilkunde, denn bei Menstruationsstörungen hat Beifuß eine regulierende und krampflösende Wirkung. Bei der sogenannten »Moxa-Anwendung« werden mit Beifußkegeln entsprechende Akupunkturpunkte am Fuß erwärmt, um bei einer Steißlage des Babys kurz vor dem Geburtstermin eine Drehung zu bewirken. Beachten Sie an dieser Stelle noch den Tipp auf Seite 88.

SAMMELHINWEISE:

junge Blätter	April bis Mai
Blätter, Knospen und Blüten	Juli–September

SO BAUEN SIE BEIFUSS SELBST AN

Unser einheimischer Beifuß (Artemisia vulgaris) ist eine schöne, pflegeleichte und ökologisch wertvolle Gartenstaude. Ich empfehle, sie in einem trockenen, sonnigen Beet mit magerer Erde und ein paar Steinen, Kies und Sand (Sandwespen lieben das!) anzusiedeln. Hier kommt er besonders gut zur Geltung. Zusammen mit seiner Verwandtschaft, dem auffallend silbrig belaubten Echten Wermut (Artemisia absinthium) oder der anhaltend leuchtend gelb blühenden Königskerze (essbare Blüten!) sowie den Vertretern der Lippenblütler wie Wiesensalbei, Thymian und Dost verbreitet so ein Beet bunte Lebensfreude! Natürlich sind alle genannten Arten essbar.

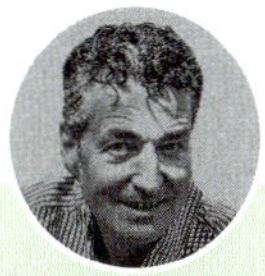

MEIN PERSÖNLICHER TIPP

Beim Sammeln von Blättern und Knospen ist es lohnend, ganze Triebe abzuschneiden und diese später am Stück zu trocknen. Bitte verwenden Sie tatsächlich eine Schere, denn die Stängel sind von zäher Struktur. Für ein rascheltrockenes Ergebnis hängen Sie die Triebe bitte locker und nicht zu dicht gebunden auf.

Der einjährige Wermut (Artemisia annua) ist wesentlich bitterer im Vergleich zum heimischen Beifuß. Auch diesen Wermut können Sie in Ihren Garten pflanzen und schließlich im September ernten, trocknen und als Teekraut einlagern. Mehr als zwei Tassen (ungesüßt!) trinke auch ich nicht am Tag, doch mit der Zeit gewöhnen Sie sich daran – und so unglaublich es klingen mag: Auch Wermuttee schmeckt, und Sie werden sich auf den bitteren Teegenuss sogar freuen!

DIE REZEPTE

BITTERES WÜRZSALZ

Diese Bitterstoffe tun uns gut!

100 g gut getrocknete Beifußblätter und Triebspitzen (es können auch Blütenstände mit dabei sein)
100 g Steinsalz

Beide Zutaten in einen kleinen Cutter geben und zu einem graugrünen Würzsalz vermahlen. Dann alles in ein sauberes Schraubdeckelglas füllen und kühl, dunkel und trocken lagern. So hält es ungefähr ein Jahr.

Das Bittersalz schmeckt besonders lecker auf dem Frühstücksei oder auf Tomaten- und Gurkenscheiben. Doch auch für Salate und Gemüsegerichte ist es geeignet.

LEBER-GALLE-TEE

Die Entgiftung aktivieren

Pro Tasse
2 TL frisches oder 1 TL getrocknetes Beifußkraut

Für eine Tasse Tee (ca. 200 ml) 2 TL frisches oder 1 TL getrocknetes Kraut mit kochendem Wasser übergießen und 5–7 Minuten abgedeckt ziehen lassen.

Der Tee kann bei Bedarf oder als kurzzeitige Kur angewendet werden, das heißt 3 Wochen lang maximal 3 Tassen pro Tag! Wie für die meisten Heilpflanzen gilt auch für den Beifuß: keine Überdosierung und auf den angegebenen Zeitraum begrenzen (siehe auch Tipp 1). Diesen Tee trinken Sie bitte ungesüßt, da die Bitterstoffe die Geschmacksknospen im Mund unbedingt erreichen müssen. Nur so werden die Entgiftungsorgane Leber, Galle und Bauchspeicheldrüse aktiviert.

BEIFUSSWEIN

Aromatisierter Wein – eine mittelalterliche Tradition

0,5 l Bio-Weißwein
2 Handvoll Beifußkraut
1-Liter-Karaffe

Das Kraut in der Karaffe im Wein ansetzen und 3 Tage lang an einem warmen Ort ziehen lassen. Über ein Sieb abgießen, in die gesäuberte Karaffe wieder einfüllen und im Kühlschrank aufbewahren. Gekühlt in 0,1-l-Portionen genießen.

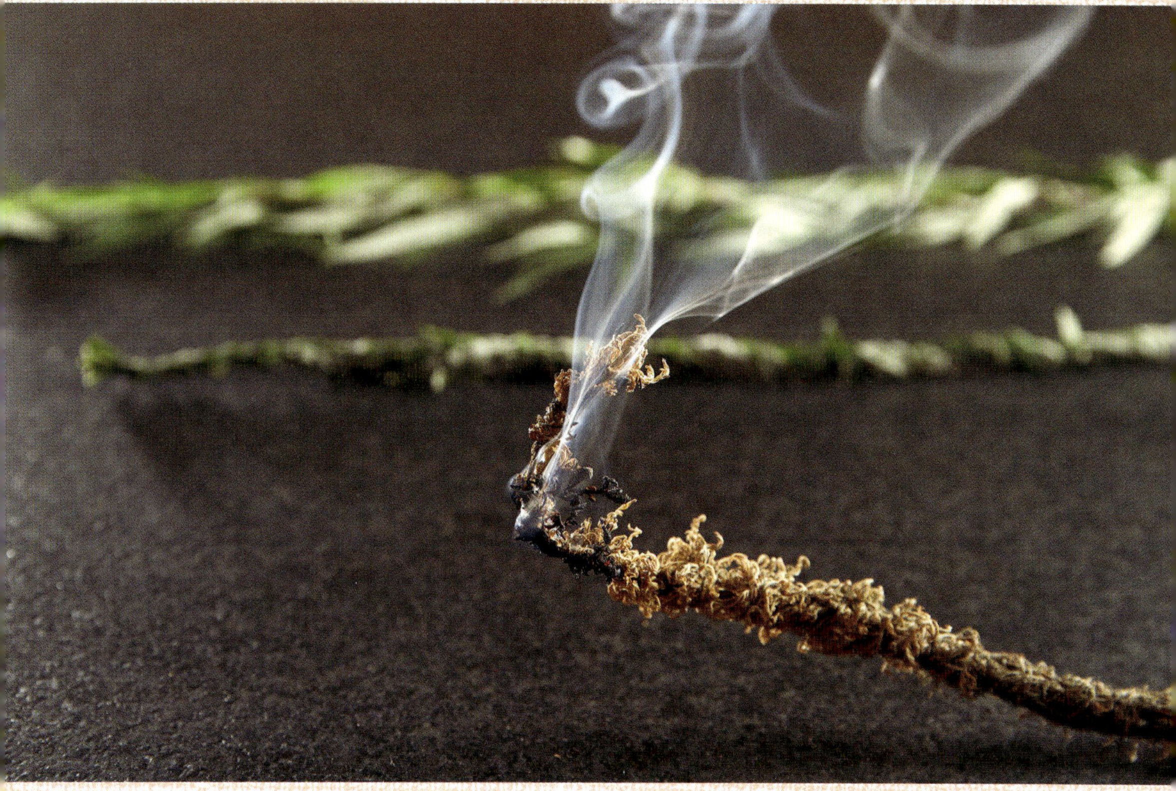

BEIFUSS-RÄUCHERKERZE
Reinigender Rauch

Zutaten zur Herstellung einer Beifuß-Räucherkerze
2–4 aufrecht stehende Triebe, mit oder ohne Blüten
Biobaumwollfaden

Im Hochsommer werden die oberen 30–40 cm der aufrecht stehenden Triebe geerntet, egal, ob mit oder ohne Blüten. Jeweils 2–3 dieser Stängel nun mit einem 1 m langen Biobaumwollfaden am unteren Ende beginnend in spiralförmigen Windungen samt Blättern und Blüten zu einer »Kerze« zusammenbinden. Oben angekommen, den Faden verknoten, sodass die Räucherkerze stabil bleibt. Zum Dörren kann man die Räucherkerze kopfüber aufhängen oder auf ein Küchentuch legen, natürlich immer im Schatten und an einem gut belüfteten Ort.

Im getrockneten Zustand kann man die Kerzen dann auch als dekorativen Trockenstrauß in eine Vase stellen, bis man sie eines Tages, zum Beispiel in den Raunächten, zum Räuchern nutzt.

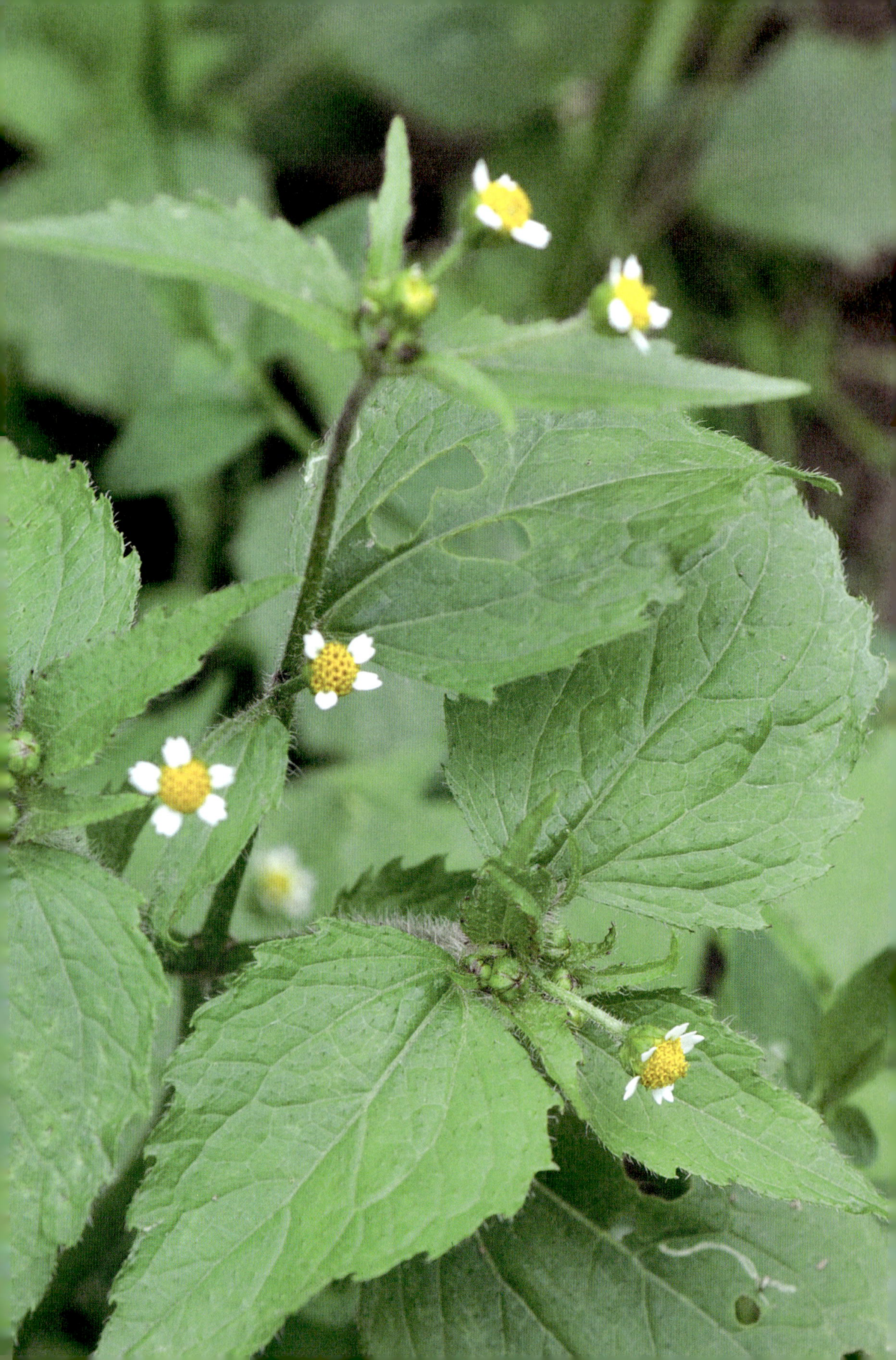

FRANZOSENKRAUT/ KLEINBLÜTIGES KNOPFKRAUT

Zeitgleich mit den nach Deutschland einmarschierenden napoleonischen Truppen breitete sich um 1800 das Knopfkraut massenhaft aus, und zwar so stark, dass durch dieses Ackerunkraut sogar die Getreideernte bedroht war. Mit der für die damalige Zeit entsprechenden Stimmung war schnell der scheinbar Schuldige gefunden: Die Franzosen sollen das Kraut mitgebracht haben ... Damit hat das Knopfkraut (Galinsoga), wie es botanisch korrekt genannt wird, seinen Spitznamen erhalten: Franzosenkraut. Auch der Name Knopfkraut nimmt Bezug auf die französische Armee – mit den goldenen Knöpfen an deren Jacken.

Tatsächlich ist die Pflanze im tropischen Mittelamerika beheimatet, wurde aber im Zuge der aufblühenden kolonialen Handelsschifffahrt von dort aus zuerst auf die iberische Halbinsel eingeschleppt. Dieses tropische Naturell ist heute noch erkennbar. Obwohl das Knopfkraut als Samen den europäischen Winter überstehen kann, keimt es erst ab Mitte Mai, grünt von Juni bis in den September hinein üppig und stirbt mit dem allerersten »Beinahe-Frost« sofort wieder ab, ähnlich wie die empfindliche und ebenfalls aus Südamerika stammende Kapuzinerkresse.

Aus kulinarischer Sicht dürfte das Franzosenkraut für Sie ziemlich interessant sein, da es mild und gar nicht bitter schmeckt, wie Sie es von anderen Pflanzen aus der Familie der Korbblütler kennen. Aus gesundheitlicher Sicht sticht der sehr hohe Gehalt an Eisen ins Auge, und aus der Sicht eines Sammlers ergibt dieses in den Sommermonaten oft massenhaft zu findende Kraut eine schnelle Ernte – ist also sehr alltagstauglich. Bei diesen Vorteilen empfehle ich, einmal mehr genauer hinzuschauen. Sie werden es sicher bald genauso wertschätzen wie ich!

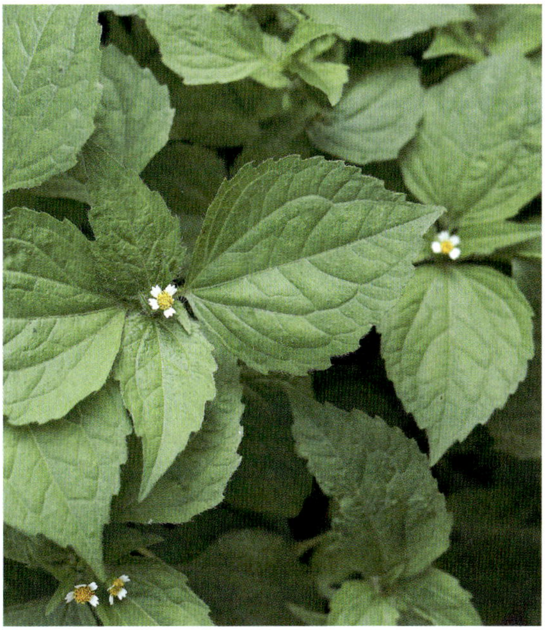

HIER WÄCHST ES:

Vermutlich wächst das Franzosenkraut schon längst in Ihrem Gartenbeet oder in einem Ihrer Balkonkästen oder Pflanzkübel. Es siedelt sich auch gern in Gewächshäusern, zum Beispiel unter Tomaten und Gurken, oder im Freiland in Gemüsebeeten an. Doch dort können Sie nur sammeln, wenn es sich um eine ökologische Gärtnerei oder Landwirtschaft handelt, und natürlich nur mit Genehmigung. Darum besuchen Sie doch Ihren Biobauern vor Ort und fragen nach dem gesunden Franzosenkraut. Sie werden garantiert fündig! Generell liebt die Pflanze nährstoffreiche Böden sowie regelmäßig Wasser. Und da es ja aus tropischen Gefilden zu uns gekommen ist, braucht es ausreichend Sonne und Sommerwärme.

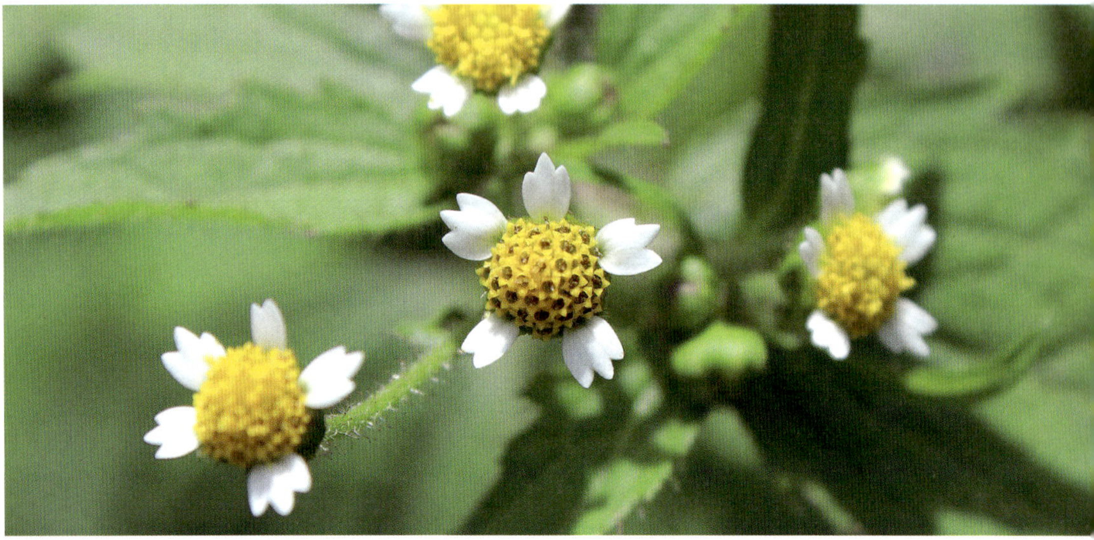

> **TIPP**
> *Das im Knopfkraut reichlich enthaltene organisch gebundene Eisen kann von Ihrem Körper besser aufgenommen werden, wenn Sie in etwa zur gleichen Zeit Vitamin-C-haltige Nahrung (die Salatsoße beispielsweise mit Zitronensaft anmachen) oder Getränke wie Orangen- oder Sanddornsaft zu sich nehmen.*

DARAN ERKENNEN SIE ES:

Franzosenkraut ist ein einjähriges Kraut und wird maximal 60 cm hoch. Typisch sind seine tiefen Wurzeln. Der Stängel ist reich verzweigt. Die froschgrünen und behaarten Blätter sind eiförmig und spitz zulaufend und stehen sich immer gegenständig gegenüber, der Blattrand ist fein gezähnt. Die Blütenkörbchen sehen aus wie kleine Goldknöpfe und sind in sogenannten Trugdolden angeordnet. Das frostempfindliche, aber höchst vitale und schnellwüchsige Kraut ist sehr vermehrungsfreudig, denn eine einzelne Pflanze kann bis zu 100 000 Samen hervorbringen. Die Samen sehen aus wie schwarze Nüsschen. Diese überdauern den Winter und keimen im Mai neu auf.

SO WIRKT ES:

Das Franzosenkraut weist einen erstaunlich hohen Eisengehalt auf: Gemessen auf je 100 g der Frischpflanze sind es 14 mg. Das ist ungefähr 12-mal mehr als der Eisengehalt eines Kopfsalates und mehr als doppelt so viel wie in der Petersilie! Nur die Brennnessel oder die Vogelmiere haben noch recht hohe Eisenwerte (etwa 8,0 mg pro 100 g). Außer dem wertvollen Eisen enthält das Kraut reichlich Eiweiß, Mangan und Provitamin A (Carotin), Kalium (390 mg), Phosphor (56 mg), Magnesium (56 mg), Kalzium (410 mg) sowie 125 mg Vitamin C und Vitamin E.
Franzosenkraut ist die optimale Gesundheitsvorsorgepflanze! Sie ist in Bezug auf spezifische Heilwirkungen noch nicht erforscht, obschon in Südamerika das Kraut bei Bluthochdruck bereits verwendet wird.

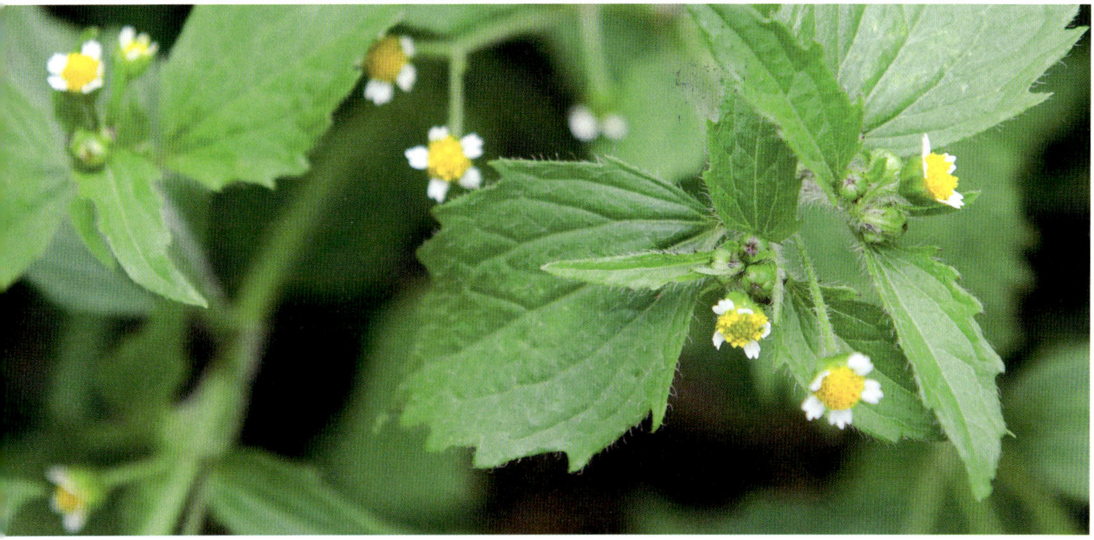

SAMMELHINWEISE:

Blätter und junge Triebe	Juni–Oktober
Blütenköpfchen als essbare Dekoration	im Hochsommer

SO BAUEN SIE FRANZOSENKRAUT SELBST AN

Franzosenkraut eignet sich hervorragend als Balkonpflanze. Hierfür füllen Sie in einen großen Pflanztopf humose (Bio-) Erde und säen entweder das im Vorjahr gesammelte Saatgut darin aus, oder Sie holen eine Jungpflanze vom Gärtner oder Biobauern. Zu Letzterem würde ich auch raten, denn dann können Sie viel schneller ernten! Wichtig ist dabei, die zarte Pflanze gut feucht zu halten – denken Sie einfach immer wieder an seine tropische Natur. So kann das Franzosenkraut schließlich üppig gedeihen. Durch das Abernten eines Teils der Triebspitzen und Blätter wird die Pflanze zusätzlich ermuntert, ständig neu nachzutreiben, sodass man über viele Sommerwochen hinweg frisches eisenhaltiges Kraut zur Verfügung hat. Als Gründüngung eignet sich Franzosenkraut auch hervorragend, allerdings sollten Sie beachten, dass die hohe Vitalität bei der Samenbildung auch Konsequenzen hat…

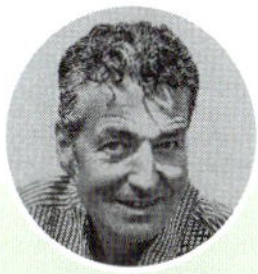

MEIN PERSÖNLICHER TIPP

Franzosenkraut ist in der Küche vielseitig verwendbar. Es schmeckt am besten frisch als Zutat im Mischsalat, als Pesto-Variation, als frischer Saft, im Smoothie oder im Sommer als grüne Gazpacho. Gedünstet kommt es zusammen mit Zwiebeln in die Gemüsesuppe, oder man macht ein »Spinat«-Gericht daraus. Dieser Superkräftespinat beinhaltet tatsächlich sehr viel Eisen – und wäre die »richtige« Pflanze für die bekannte Disney®-Zeichentrickfigur mit dem dicken Bizeps gewesen.

SUPERKRÄFTE-PESTO
Power mit pflanzlichem Eisen und Mangan

100 g Pinienkerne (oder Mandeln, Walnüsse ...)
150 g Blätter des Franzosenkrauts
100–120 ml Olivenöl
Saft von einer Biozitrone
1 TL Steinsalz
1 Msp. Chili-Pulver
1 Knoblauchzehe

Die Blätter des Franzosenkrauts von den Trieben abzupfen und klein schneiden. Alle Zutaten in einem Mixer/Blender oder in einem Mörser zu einem cremigen Pesto verarbeiten.

Das Pesto passt aufs Brot, zu Pasta oder zu Kartoffeln.

FROSCHGRÜNES FINGERFOOD-PARTYBROT
Grün ist immer angesagt!

Für 8–10 Personen

500 g Dinkelmehl
⅔ eines Hefewürfels
300 ml lauwarmes Wasser
2 Büschel junge Knopfkrauttriebe mit vielen Blättern
Saft einer Biozitrone
1 TL Rohrohrzucker
20 ml Olivenöl zum Einfetten

Wasser, Zitronensaft und Franzosenkrauttriebe und -blätter in einem Mixer pürieren. Zusammen mit dem Mehl, der Hefe und dem Rohrohrzucker nun einen »grünen« Hefeteig kneten. Der Zitronensaft verhindert die Oxidation, sodass die grüne Farbwirkung erhalten bleibt. Nach der zweiten Gehzeit den Teig flach ausrollen und mit einem großen Trinkglas runde Scheiben ausstechen. Diese werden zur Hälfte mit dem Superkräfte-Pesto (Rezept siehe oben) bestrichen, zusammengeklappt, bananenförmig gebogen und nebeneinander auf ein geöltes Backblech gesetzt. Danach das Partybrot noch ein drittes Mal gehen lassen. Währenddessen den Ofen auf 200 °C Ober-/Unterhitze vorheizen und ca. 25 Minuten darin backen. Am besten noch warm servieren.

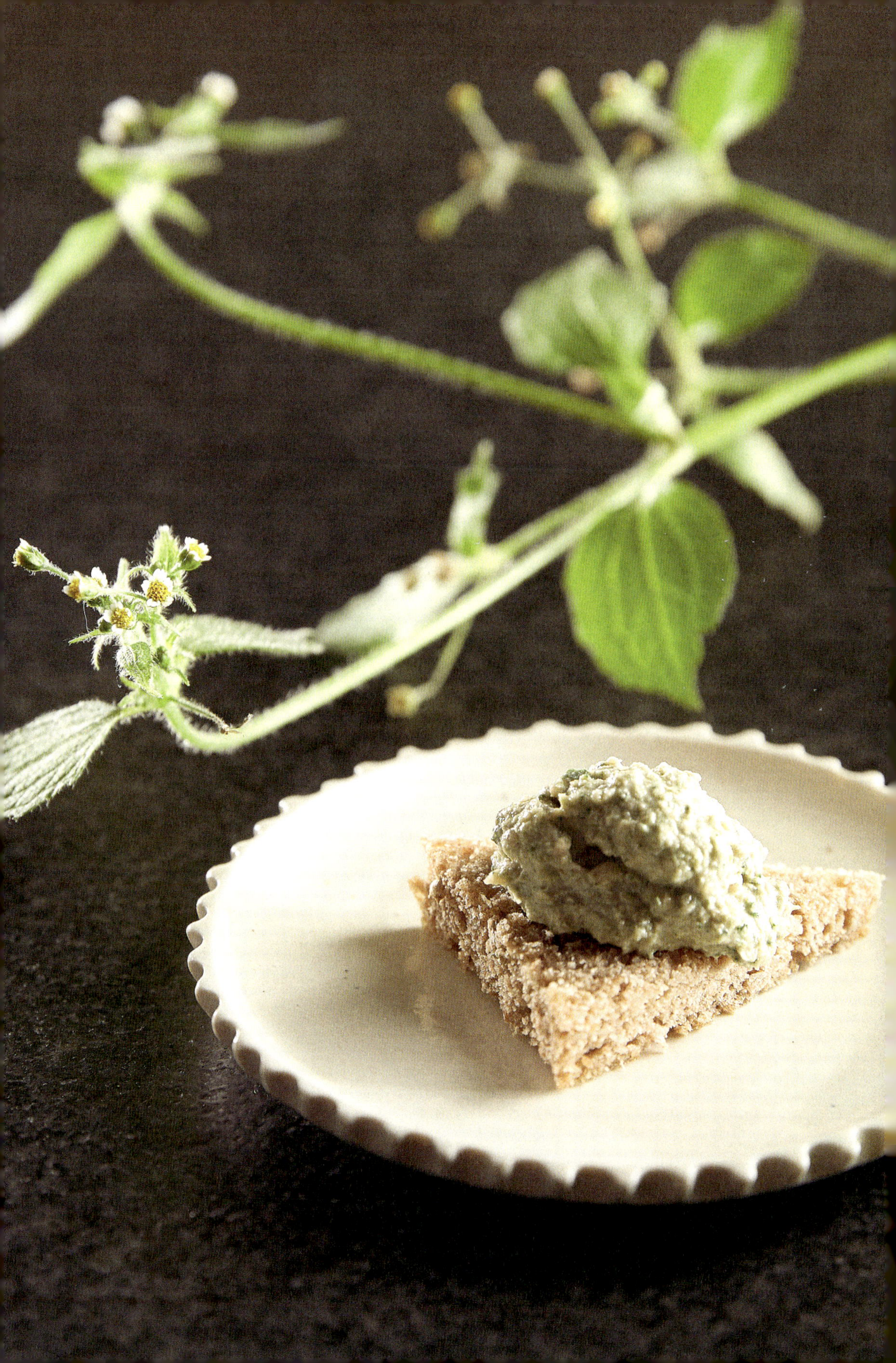

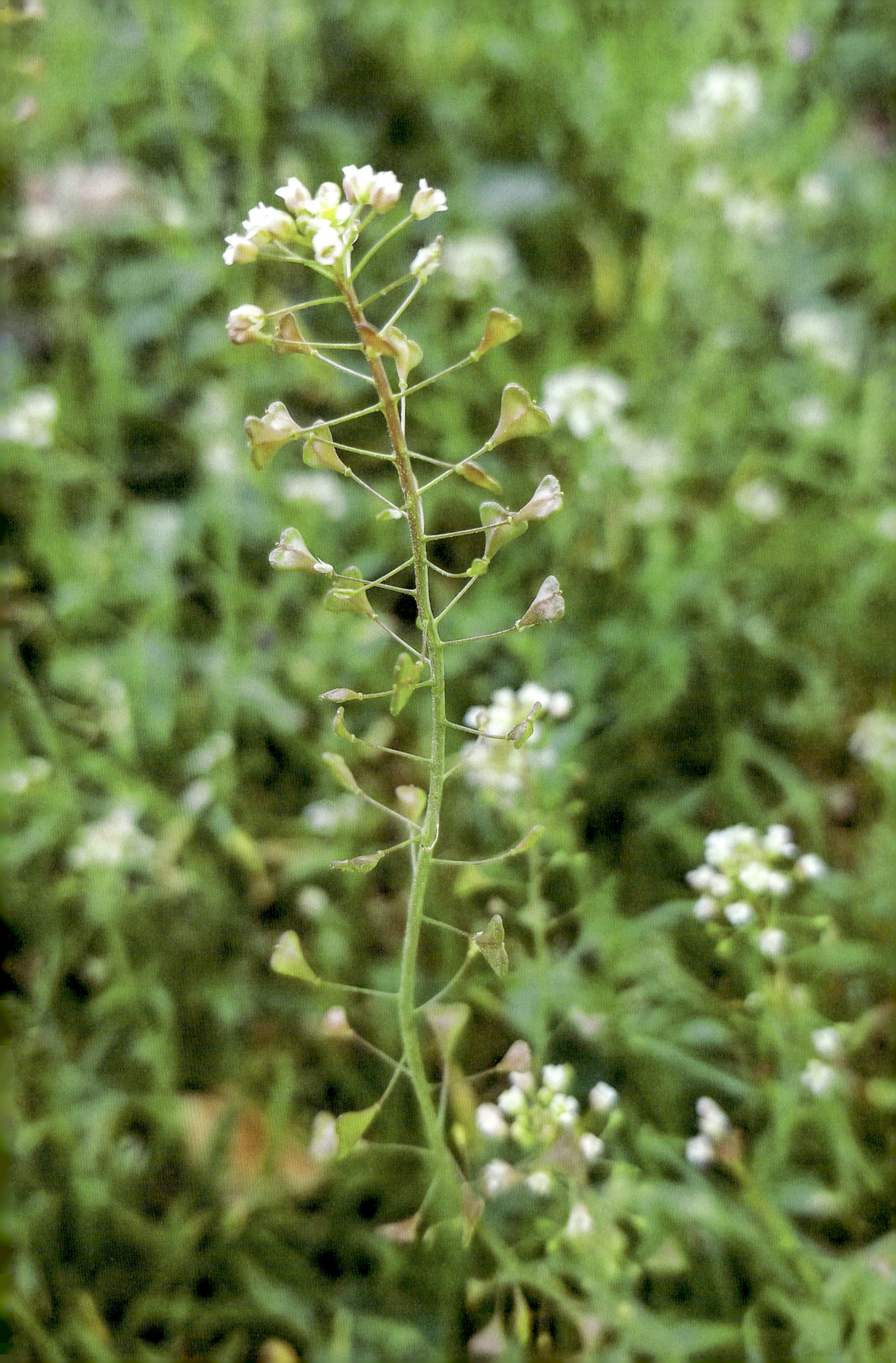

HIRTENTÄSCHEL

Das Hirtentäschel hat seinen Namen aufgrund der Form seiner Fruchtstände erhalten. Diese sehen aus wie kleine Herzen und sind den Taschen, die die Schafhirten früher benutzt haben, angeblich sehr ähnlich. In den Täschchen befinden sich die Samen, es sind ungefähr 10 bis 15 Körnchen je »Herz«. Das Hirtentäschel ist eine dankbare Pflanze und kann gleich dreifach genutzt werden: Die Blätter ähneln nicht nur der Form nach der Wilden Rauke, sondern schmecken aufgrund der gesunden Senföle genauso intensiv und würzig. Da das Hirtentäschel mit einer am Boden liegenden Blattrosette den Winter über grün bleibt, kann es das ganze Jahr hindurch von der Wurzel bis zur Blüte gesammelt werden. Was ich weiterhin wertschätze, sind die grünen Samen- und Blütenstände, denn sie beinhalten eine große Menge an Scharfstoffen, die als Pfefferersatz verwendet werden können. Und schließlich ist auch die Wurzel ein kleines Kraftpaket, das als würzende Zutat einen Platz in der Selbstversorgerküche hat. Die heilbringende Wirkung des Hirtentäschels ist eine perfekte Kombination seiner Inhaltsstoffe, die in der Pflanzenheilkunde nicht nur seit alters, sondern bis heute bei der Blutstillung Verwendung finden. Es lohnt sich wirklich, den Blick für das zarte, fast zerbrechlich wirkende Gewächs zu »schärfen«, das beim ersten Anblick gar nicht so den Anschein erweckt, als ob darin großes Potenzial für Ihre Küche und Gesundheitsvorsorge liegt.

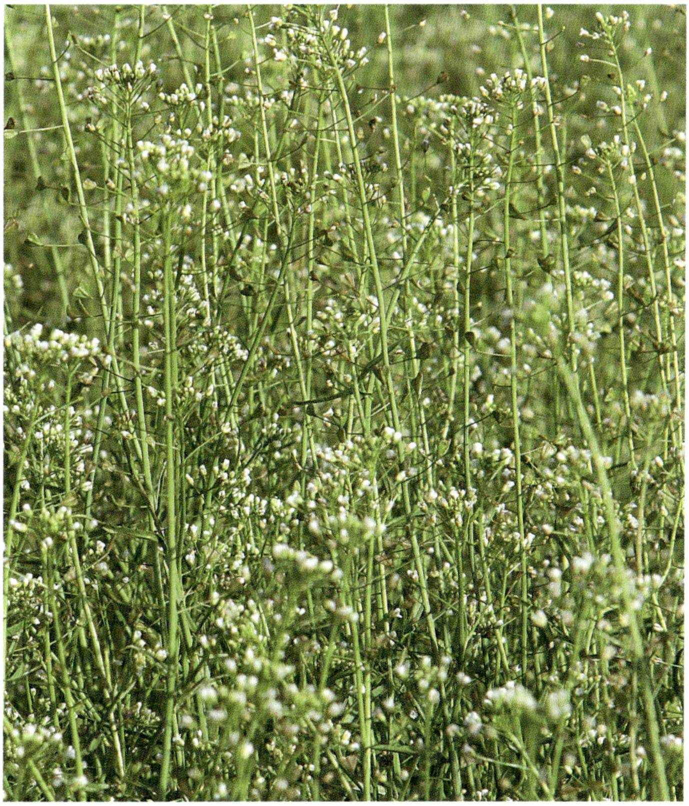

HIER WÄCHST ES:

Das Hirtentäschel ist ein typisches Ackerbegleitkraut. Es wächst aber auch auf Ödland, an Böschungen oder entlang von Feldwegen. Dabei bevorzugt es sonnige Standorte, ist jedoch bei der Bodenbeschaffenheit nicht sehr anspruchsvoll. Es sollte allerdings darauf geachtet werden, dass das Kraut nur in der Nähe eines Biolandwirts und nicht gerade an einer befahrenen Straße oder einer »Hundestrecke« gesammelt wird. Zur Gewinnung von Saatgut kann ausnahmsweise auch an einem anderen Ort gesammelt werden.

TIPP

Ich nutze die filigranen Samen- und Blütenstände sehr gern für die Gestaltung von Blumensträußen und zum Binden von Türkränzen. Das sieht wie ein kleines Kunstwerk aus und zeigt wieder einmal mehr die geniale Gestaltungskraft der Natur.

DARAN ERKENNEN SIE ES:

Das markante Erkennungsmerkmal des ein- oder zweijährigen Hirtentäschelkrauts sind die herzförmigen Fruchtstände. Da die Pflanze mit einer sogenannten grundständigen Rosette überwintert, braucht es im Winterhalbjahr den genauen Blick auf die Blattform. Die fiederartigen Blätter am Boden sind länglich lanzettlich, glattrandig oder tief eingeschnitten – ähnlich wie die Blätter des Löwenzahns oder der Wilden Rauke. Im Frühjahr wächst ein straff aufrechter, oft aber auch verzweigter Trieb, der bis zu 50 cm hoch werden kann. Die Stängelblätter, die mit ihrem pfeilförmigen Blattgrund den Stängel umfassen, sind dann wechselständig und werden nach oben hin immer kleiner. Die vielen kleinen weißen Blüten bilden den traubenförmigen und aufrecht stehenden Blütenstand. Die vier Blütenblätter, typisch für eine Pflanze aus der Familie der Kreuzblütengewächse, stehen im Kreuz. Oft erscheinen Knospen, frisch aufgeblühte, verblühte Blüten sowie Früchte gleichzeitig. Die Schoten sind dabei herzförmig bis dreieckig. Die Wurzel ist pfahlförmig und ungefähr 40 cm lang. Das Hirtentäschel kann leicht mit dem ebenso essbaren und leckeren Acker-Hellerkaut verwechselt werden. Dessen Samenstände sind allerdings kreisrund wie eine Münze, und die Ränder der Blätter sind stärker gezahnt.

SO WIRKT ES:

Das Hirtentäschel enthält viel Vitamin C, Kalium und Kalzium, Aminosäuren sowie Flavonoide – und natürlich die scharf schmeckenden Senfölglykoside. Schon im 15. Jahrhundert wurde Hirtentäschel volksmedizinisch zum Stillen von Blutungen verwendet. So findet das Kraut auch heute besonders in der Frauenheilkunde Verwendung – bei zu starken, zu lange andauernden oder zu häufigen Menstruationsblutungen, aber auch nach Geburten sowie bei Endometriose. Doch auch bei Nasenbluten, Hämorrhoiden oder blutenden Verletzungen kann ein Teeaufguss, ein Umschlag aus Pflanzenbrei oder ein Sitzbad mit dem Sud schnell Abhilfe schaffen. Für eine Teekur mit Hirtentäschel empfehle ich, alle Teile der Pflanze inklusive Wurzel zu verwenden und 2 bis 3 Wochen lang täglich 2 Tassen davon zu trinken.

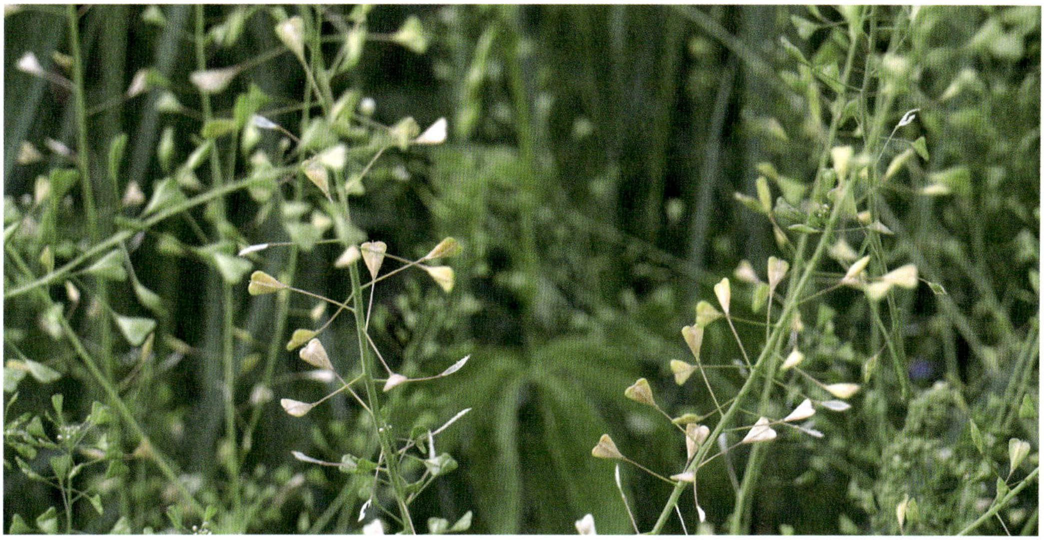

SAMMELHINWEISE:

Blätter	ganzjährig; Hauptsaison sind Winter und Frühling
Blüten	März–September
Wurzel	Oktober–März

SO BAUEN SIE HIRTENTÄSCHEL SELBST AN

Das Saatgut für Hirtentäschel im eigenen Garten kann selbst gesammelt werden. An Feldrändern, auf Feldwegen, auf Ödland oder auf Brachen ist die Pflanze leicht zu finden. Die herzförmigen Schoten werden aufgebrochen und das Saatgut entnommen. Die Samen sind übrigens sehr lange Zeit keimfähig, manche Quellen sprechen von 30 Jahren. Die Aussaat sollte dann an einem Ort im Garten stattfinden, der in jedem Fall ausreichend von der Sonne beschienen wird. Was die Bodenbeschaffenheit anbelangt, ist das Hirtentäschel pflegeleicht. Da die Pflanze überwintert, kann auch jederzeit gesät werden. Ich rate tatsächlich dazu, das Hirtentäschel im eigenen Garten anzusiedeln, denn im getrockneten Zustand »wirkt« die Pflanze nur ungefähr 3 Monate, danach lassen ihre Heilkräfte nach.

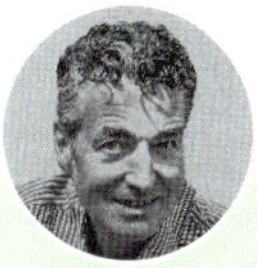

MEIN PERSÖNLICHER TIPP

Die Pfahlwurzel des Hirtentäschels schmeckt ähnlich wie die aus Asien bekannte Ingwerknolle oder der europäische Meerrettich – oder irgendwo dazwischen –, probieren Sie es selbst aus! Dazu grabe ich mit einem Spatel die Wurzel noch vor der Blütezeit (dadurch sind mehr Inhaltsstoffe gewährleistet) aus. Roh und klein geschnitten kann sie als »wildes« Gewürz oder getrocknet in Kombination mit Salz (siehe Rezepte) verwendet werden.

WINTERLICHER HIRTENTÄSCHEL-BLATTSALAT

Sieht aus wie italienischer Rucola

Für 2 Personen

1 Bioapfel
2–4 EL Haselnüsse
2 Handvoll Hirtentäschelblätter
Salz und Pfeffer
2 EL Apfelessig
2–4 EL Olivenöl

Die Hirtentäschelblätter gründlich waschen und nur große Blätter halbieren. Die Haselnüsse grob hacken. Den Apfel waschen und ungeschält in kleine, mundgerechte Stücke schneiden. Für die Salatsoße Essig und Öl sowie Salz und Pfeffer zusammenrühren. Blätter, Nüsse und Apfelstücke mit der Soße vermischen und vor dem Servieren etwas durchziehen lassen.

HIRTENTÄSCHEL-WÜRZSALZ

Passt zu deftigen Speisen wie auch zu Salaten, Linsen- oder Gemüsegerichten

Für ein Glas

100 g Steinsalz
3–4 Hirtentäschelwurzeln

Pro 100 g Steinsalz 3 bis 4 der langen Pfahlwurzeln waschen und abbürsten. Im Dörrgerät, im Backofen bei 50 °C und etwas geöffneter Backofentür oder an einem luftigen und stets trockenen Platz ausreichend trocknen. Danach in etwa 1 cm lange Stücke schneiden und in einem Blender oder entsprechend geeigneten Mixer zusammen mit dem Steinsalz vermahlen.

Das Hirtentäschel-Würzsalz kommt zur Aufbewahrung am besten in ein Schraubdeckelglas.

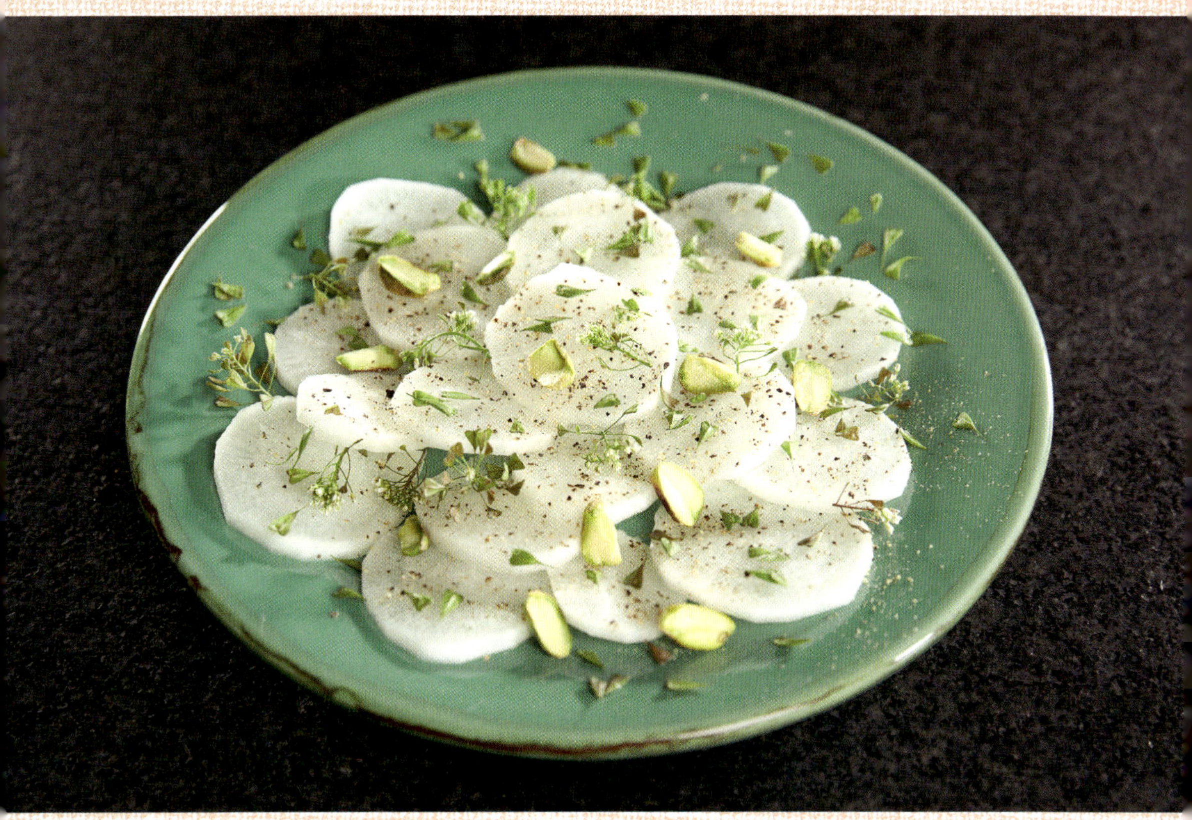

CARPACCIO VOM WEISSEN RETTICH MIT GRÜNEN HIRTENTÄSCHELSAMEN

Die vegane Überraschung

Für 2 Personen

1 großer weißer Rettich
Saft einer ½ Biozitrone
Steinsalz
2 EL Olivenöl
20 Pistazien
2 gehäufte EL Hirtentäschelsamen

Den Rettich entweder schälen oder gründlich abbürsten und in feine Scheiben hobeln. Diese auf einem großen Teller oder einer Platte flach verteilen, mit Steinsalz würzen und mit Zitronensaft und Olivenöl beträufeln. Pro Teller 10 Pistazien schälen und grob hacken. Zusammen mit den Hirtentäschelsamen die Rettichscheiben damit bestreuen.

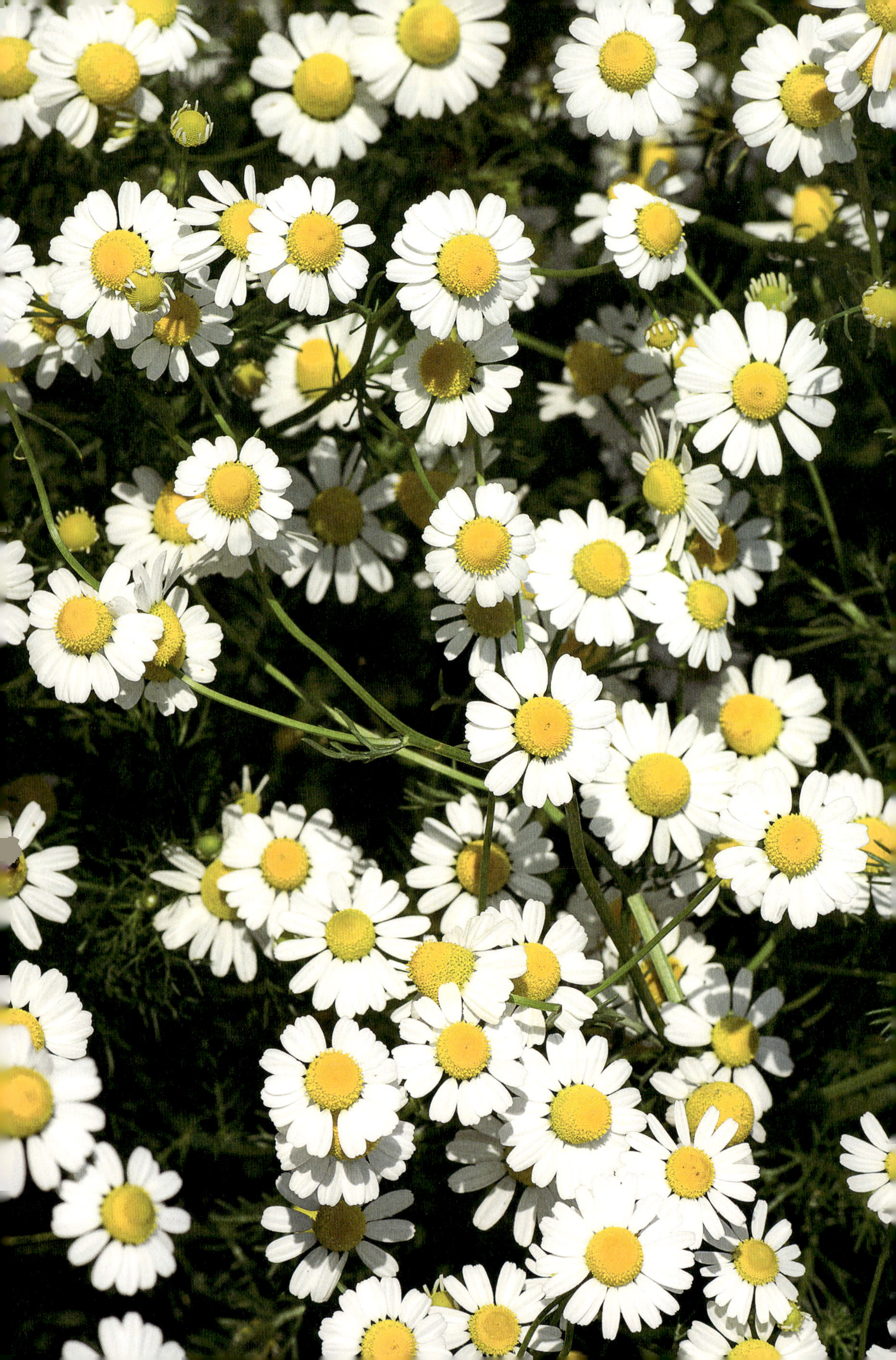

KAMILLE, ECHTE

Im Zusammenspiel mit dem intensiven Blau der Kornblumen und dem leuchtenden Rot des Klatschmohns vervollständigt(e) das helle Weiß und Gelb der Kamille das Farbspiel sommerlicher Getreidefelder – zumindest war das in der Zeit vor der Agrarchemie so. Die Kamille ist seit der Einführung der Landwirtschaft zu Beginn der Jungsteinzeit ein sogenannter Kulturbegleiter. Erst unsere heutige, vergiftete landwirtschaftliche »Scheinkultur« vertrieb die heilbringende Kamille von den Feldfluren – ein trauriges Kapitel unserer Menschheitsgeschichte, das wir jetzt schnellstmöglich beenden sollten!

Neben der Echten Kamille (Matricaria chamomilla) sind auch noch andere Kamillenarten Teil unserer Flora: die Strahlenlose Kamille (Matricaria scoidea), bei der die weißen Zungenblüten im Blütenstand fehlen, die Hundskamille (Anthemis) sowie die Geruchlose Kamille (Tripleurospermum maritimum) – bei den beiden Letztgenannten fehlen nicht nur der typische Kamillengeruch, sondern auch die heilsamen Inhaltsstoffe. Aus diesem Grund ist es für uns Sammler also wichtig, das botanische Auge zu schulen, um die Echte Kamille erkennen zu können. Die älteste und sicherlich auch bekannteste Heilpflanze begleitet die Menschen schon seit der Steinzeit, darum darf sie auch nicht in Ihrer essbaren Wildpflanzen-Apotheke fehlen. Ich habe immer einen großen Vorrat an getrockneten Blüten zu Hause.

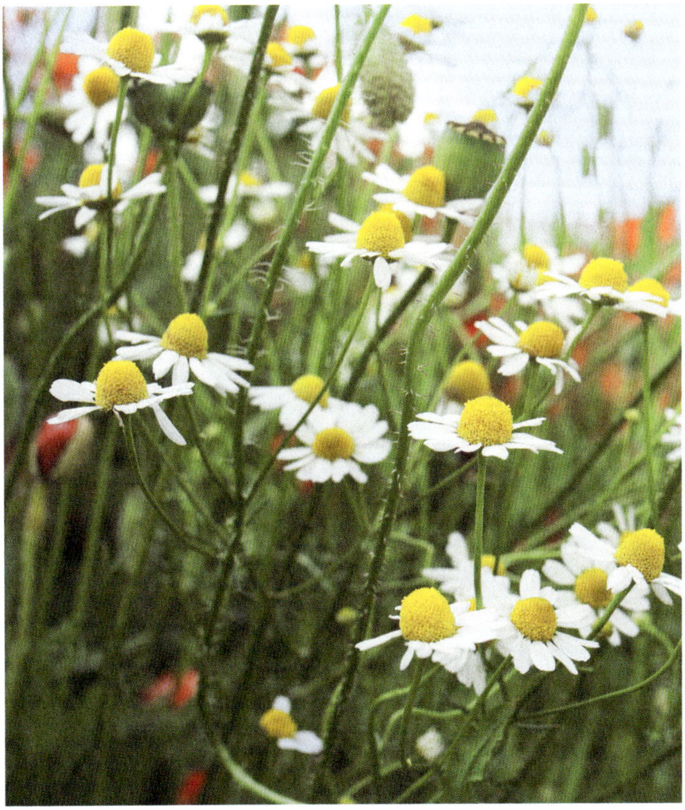

HIER WÄCHST SIE:

Ohne Einsatz von Herbiziden ist die Echte Kamille ein herkömmliches und damit ganz normales Ackerbegleitkraut. Doch heutzutage finden Sie sie ausschließlich am Rand von ökologisch betriebenen Äckern, auf frischem Ödland oder auf neuen Brachen, bevor die Konkurrenz von Stauden, Gräsern und später aufkommenden Gehölzen zu mächtig wird und die Kamille dort leider nicht wachsen kann. Sie liebt nährstoffreiche Böden sowie einen Standort in voller Sonne. Eine vorübergehende Sommertrockenheit kann sie gut aushalten.

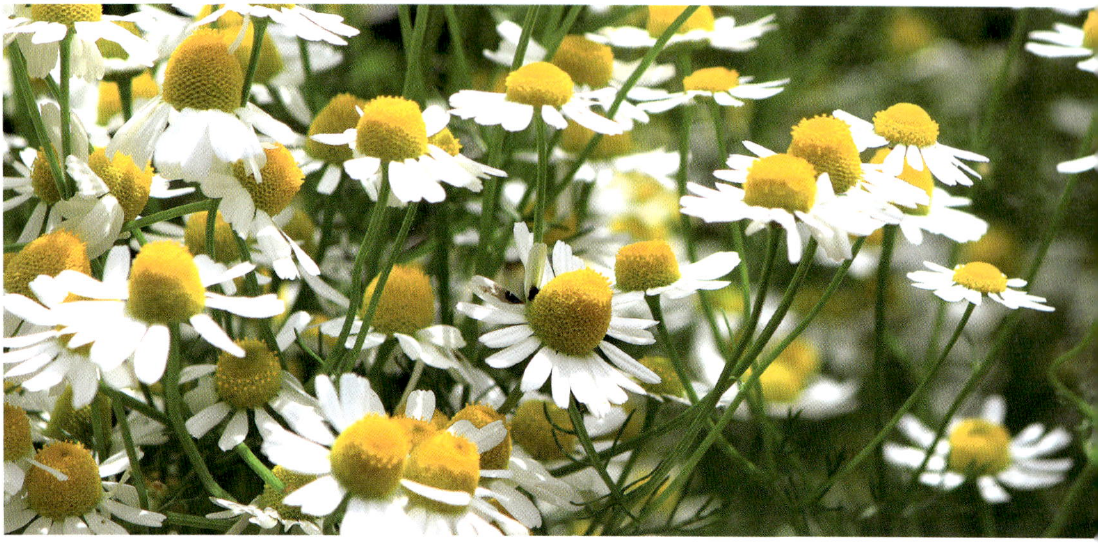

TIPP

Kamillensalbe – Balsam für entzündete Haut

1 Handvoll Blütenköpfe
130 ml Olivenöl
10–12 g Bienenwachsperlen (aus der Apotheke oder dem Reformhaus)

Die Kamillenblütenköpfe mit einem Messer zerkleinern und zusammen mit dem Öl im Wasserbad unter ständigem Rühren 20 Minuten erwärmen, keinesfalls stark erhitzen! Es dürfen kleine Bläschen im Öl aufsteigen, doch mehr nicht! Das Kamillenöl über ein Sieb abgießen. Das reine Öl zusammen mit den Bienenwachsperlen erneut im Wasserbad langsam und unter Rühren erwärmen, bis sich die Bienenwachsperlen aufgelöst haben. In ein sauberes Braunglas füllen und abkühlen lassen. Die Salbe wird danach fest sein.

DARAN ERKENNEN SIE SIE:

Die Kamille gehört zur Familie der Korbblütengewächse, ein anderer gebräuchlicher Name für diese Familie ist »Asterngewächse«. Früher wurden diese übrigens Compositae genannt, da die Blüten zusammengesetzt sind. Innen bestehen sie aus zahlreichen gelben Röhrenblüten und außen aus weißen Zungenblüten. Die weißen Zungenblüten nennen wir umgangssprachlich Blütenblätter. Bei der Echten Kamille – und nur bei ihr – ist der sich kegelartig hervorhebende Blütenboden innen hohl. Wenn Sie eine Blüte mit einem scharfen Messer durchschneiden, sehen Sie, dass bei der Echten Kamille im Blütenboden ein Hohlraum ist; bei den beiden anderen Arten hingegen ist er mit weißem Mark gefüllt. Dies ist das sichere Erkennungsmerkmal und unterscheidet sie deutlich von der Geruchlosen Kamille sowie von der Hundskamille. Die Blätter der Echten Kamille sind feingliedrig und filigran, ihr Aussehen erinnert ein wenig an Dill. Zur Zeit der Blüte sind die Blätter im unteren Teil der Pflanze meist schon gelb oder gar vertrocknet, denn die Pflanze gibt nun ihre ganze Kraft in die Blüte und Samenbildung und stirbt danach ab. Das heilkräftige ätherische Öl, Azulen genannt, befindet sich in Drüsenschuppen auf der Oberfläche der Blüten. Beim Zerreiben werden sie freigesetzt. Die Echte Kamille ist eine einjährige Pflanze, sie überwintert als Samen und wächst zusammen mit den Feldfrüchten wieder ab dem Frühjahr. Dann erreicht sie eine Wuchshöhe von bis zu 50 cm, wird also in etwa so hoch wie Weizen, Hafer oder anderes Getreide.

SO WIRKT SIE:

Die Echte Kamille wird in der sogenannten Positivmonografie der »Kommission E« innerlich für entzündliche Erkrankungen und Krämpfe des Magen-Darm-Traktes und äußerlich für die Wundbehandlung sowie bei Atemwegserkrankungen bestätigt. Naturheilkundlich ist die Kamille eine »alte Bekannte«, die immer dann zur Stelle ist, wenn der Körper eine Entzündung anzeigt. Das Anwendungsspektrum geht von akuten Schleimhautentzündungen, Infektionen der Haut, Genital- und Analerkrankungen bis hin zu krampfartigen Schmerzzuständen im Magen-Darm-Trakt oder bei Regelschmerzen. Dazu kommt ihre antibakterielle und antimikrobielle Wirkweise. Als Tee, Tinktur, Trockenextrakt, Salbe, Spülung, Waschung, Bad oder Inhalation zeigt die Echte Kamille, was in ihr steckt: In ihren Blüten finden sich 0,4–1,5 % ätherisches Öl (Azulen), bis zu 4 % Flavonoide, 3 bis 6 % Schleimstoffe sowie Cumarine und Bitterstoffe. Auch in der Homöopathie kommt sie unter der Bezeichnung »Chamomilla« zum Einsatz.

SAMMELHINWEISE:

Blüten	Ende Mai–Anfang August

SO BAUEN SIE KAMILLE SELBST AN

Gönnen Sie sich, den zahlreichen Insekten und Ihrem Garten oder Balkon ein Blumenbeet oder einen Blumenkübel mit einjährigen bunten Sommerblumen! Neben der Echten Kamille eignen sich Kornblumen und Ringelblumen besonders gut, zudem ergänzen sich deren Farben perfekt. Diese Mischung eignet sich auch als buntes Beet mitten im Gemüsegarten, zudem sind alle Blüten eine essbare Dekoration für Ihren Sommersalat. Diese Pflanzenzusammenstellung eignet sich auch gut als schnell wirksame Baustellenbegrünung, zur Verschönerung von Baumscheiben sowie als Guerilla-Gardening-Samenbombe. Ich empfehle hier die Verwendung von samenfestem Saatgut. Ausgesät wird im April oder auch erst im August.

TIPP

Kamillensalbe, Kamillentinktur und getrocknete Blüten als Teevorrat gehören unbedingt in Ihre Hausapotheke!
Die Echte Kamille ist in der Volksmedizin ein »Allrounder« und wird sowohl innerlich als auch äußerlich bei Entzündungen aller Art eingesetzt. Der Schriftsteller Karl Heinrich Waggerl[4] brachte unser heutiges Dilemma in seinem Gedicht »Die Kamille« sehr schön zum Ausdruck:

»Die Kraft, das Weh im
Leib zu stillen
verlieh der Schöpfer
den Kamillen ...
der Mensch jedoch in
seiner Pein
glaubt nicht an das,
was allgemein
zu haben ist. Er schreit
nach Pillen.
Verschont mich, sagt er, mit
Kamillen, um Gottes willen.«

[4] Zitat aus dem Buch »Heilpflanzenpraxis heute«, Siegfried Bäumler, 2007, S. 230.

DIE REZEPTE

KAMILLENTEE

Wohltat zum Trinken als auch für heilsame Waschungen und Auflagen

Für 1 große Tasse Tee

1 bis max. 2 TL Blüten
1 Tasse mit großem, weitem Teesieb

Die voll aufgeblühten Kamillenblüten wie oben im Tipp beschrieben sammeln, im Schatten bei maximal 40 °C dörren lassen und erst rascheltrocken in ein oder mehrere Schraubdeckelgläser füllen. Bitte den Vorrat grundsätzlich kühl, dunkel und trocken lagern!
Für eine Tasse Tee 1 bis max. 2 TL Blüten in ein großes Teesieb geben, mit 150–200 ml nur siedend heißem Wasser übergießen und 5–10 Minuten abgedeckt ziehen lassen. Den Tee noch warm und schluckweise genießen.

Dieser Tee kann auch für Kompressen zur Wundheilung oder für ein (Sitz-)Bad verwendet werden.

KAMILLENTINKTUR

Die Kraft der ätherischen Öle nutzen

2 Handvoll Blütenköpfe
0,3 Liter Doppelkorn, 40 %
1 Glas oder weithalsige Flasche (zum Beispiel ein Weck®-Glas)
Braunflasche

Die Blütenköpfe an einem trockenen Tag wie im Tipp oben beschrieben sammeln und zu einem Drittel in das weithalsige Glas geben. Mit Doppelkorn auffüllen und verschließen. 2–3 Wochen stehen lassen, nur ab und zu schütteln. Die Wirkstoffe werden nun im Alkohol ausgezogen. Danach über ein Sieb abgießen und die Tinktur in eine Braunglasflasche abfüllen. Diese beschriften, verschließen und dunkel lagern.

Bei Bedarf 3 × 3 Tropfen täglich direkt auf die Zunge geben oder in Wasser gelöst trinken. Als Gurgelwasser werden ca. 5 Tropfen der Tinktur in ein Glas mit lauwarmem Wasser gegeben.

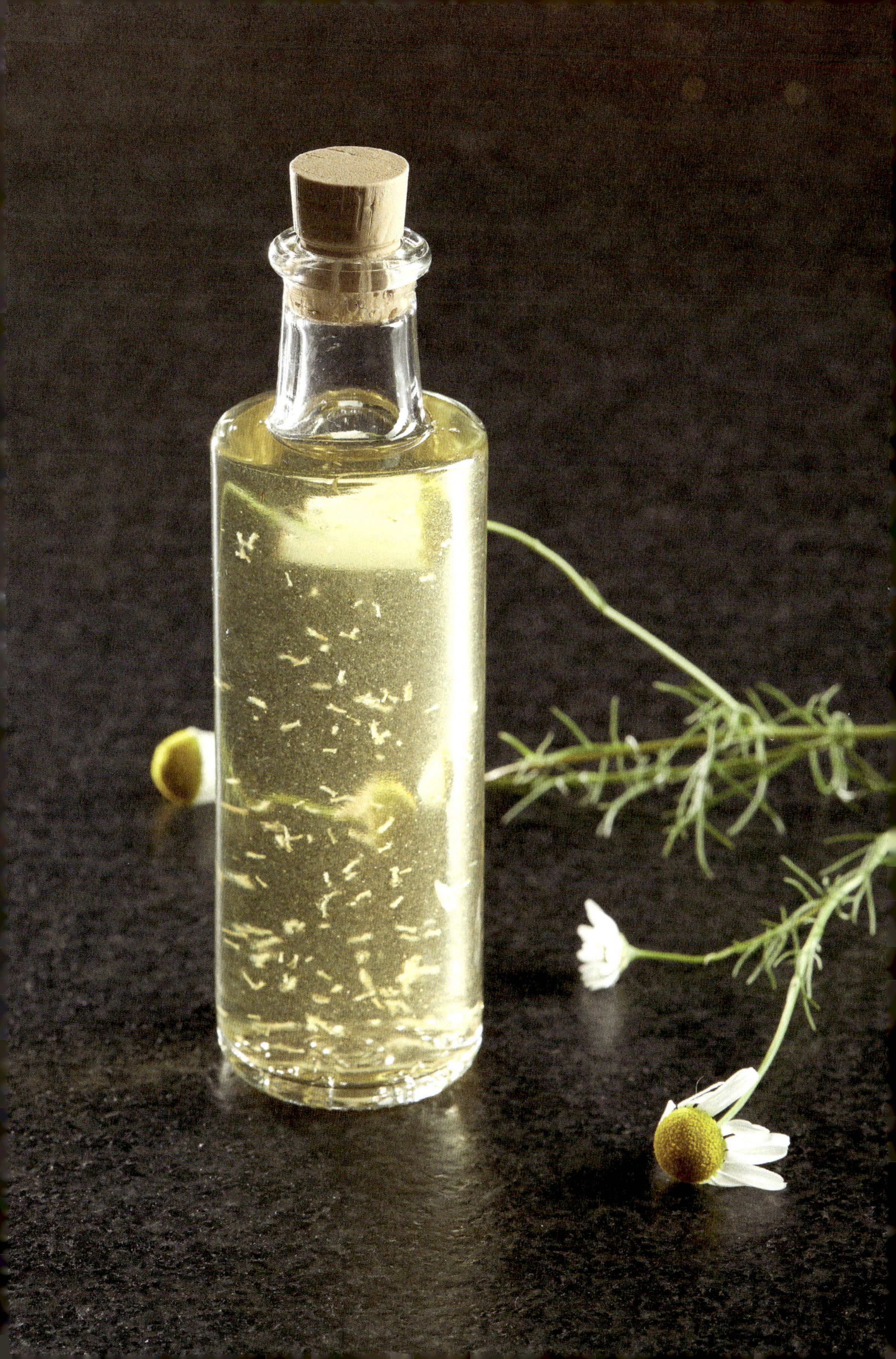

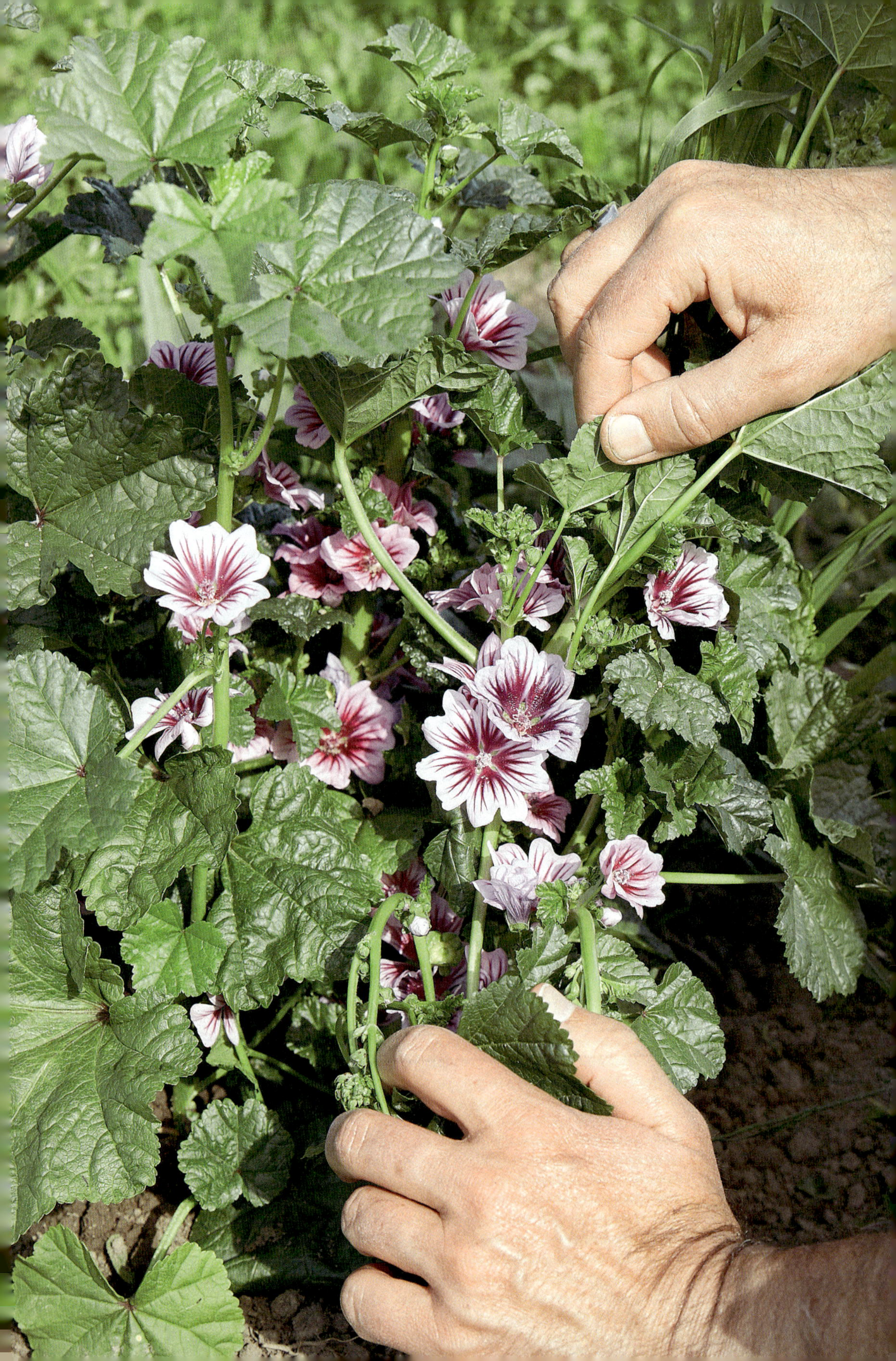

MALVE, WILDE

Die Malve vereint Gesundheit und Genuss auf eine wunderschöne Weise, denn ihre hübschen Blüten leuchten in Pink oder Lila, manchmal auch mit einem zart gesprenkelten Muster. Als Heilpflanze wird sie schon seit der Jungsteinzeit verwendet, denn die Schleimhäute schützende Eigenschaft der Malve wirkt vortrefflich bei Husten, Schnupfen oder Magen-Darm-Beschwerden. Doch nicht nur die Blüten, die getrocknet häufig in Teemischungen zu entdecken sind, sondern auch die Blätter, Knospen und Früchte (jedoch nicht die Stängel!) sind sowohl roh als auch gekocht essbar und schmecken überaus köstlich. Die scheibenförmigen Früchte sehen wie Käselaibe aus, was ihr den Beinamen »Große Käsepappel« eingebracht hat.

Eine Malve ziert jeden Balkon oder Garten und darf einfach nicht fehlen. In der Küche können Blüten und Blätter als Bindemittel dienlich sein, denn ihre Schleimstoffe sind besser als jedes herkömmliche Bindemittel auf Getreidebasis. Jede Soße und jeder Aufstrich werden hierdurch sämiger, und sie schützt zugleich Ihre Magenschleimhaut. Als essbare Dekoration sind die Malvenblüten nicht nur etwas für die Augen, die ja bekanntlich mitessen. In Kombination mit Kultursalaten oder Rainkohl, dem Vorgänger des heutigen Kopfsalates, macht das Salatessen richtig Spaß und wird zum Hingucker auf jeder Gartenparty.

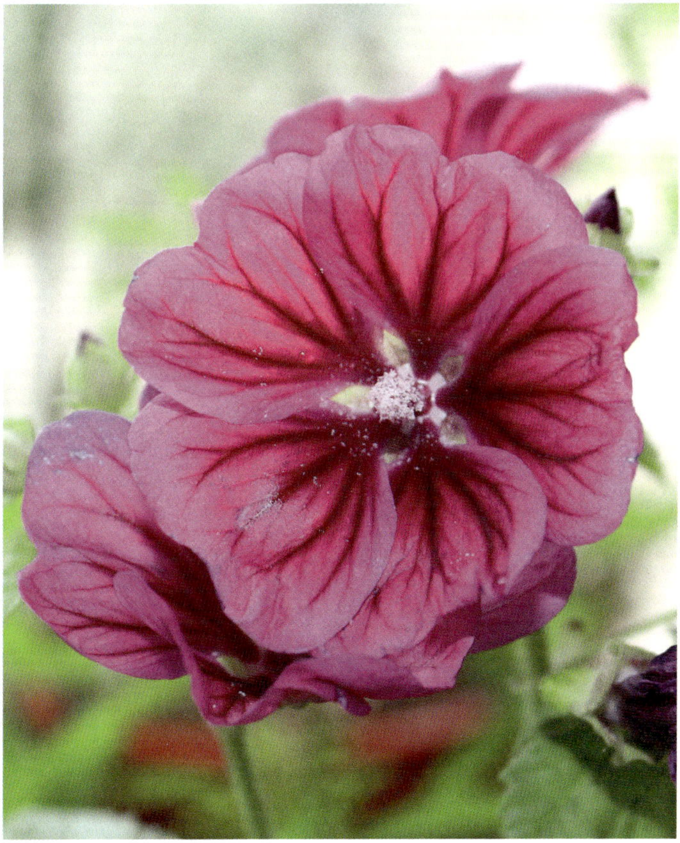

HIER WÄCHST SIE:

Die Wilde Malve ist eines der typischen Ackerbegleitkräuter und ist durch ihre Farbtupfen schon von Weitem zu sehen. Sie wächst gern an sonnigen Standorten mit nährstoffreichen, stickstoffreichen sowie kalkhaltigen Böden und auch am Wegesrand, entlang von Mauern, auf Böschungen oder auf brach liegendem Land. Zum Sammeln eignen sich bevorzugt biologisch bewirtschaftete Ackerflächen. Ihre Blätter werden zwar gern von Insekten gefressen, doch auch mit kleinen Löchern können sie gesammelt werden. Nur bei einem Pilzbefall – dem sogenannten Malvenrost – sollte vom Pflücken Abstand genommen werden. Dann haben

TIPP

Die Wilde Malve hat zahlreiche Verwandte, die häufig in Gärten oder Parks anzutreffen sind und die auf dieselbe Weise verwendet werden können. Dazu gehören die Weg-Malve (Malva neglecta) mit ihren hellrosa bis weißen Blütenblättern, ebenso die Stockrosen (Alcearosea) sowie der Echte Eibisch (Althaea officinalis).

MALVENSPINAT
Der magenfreundliche Spinat

Zutaten für 1 Person:
1 kleine Schalotte
1 Knoblauchzehe
1 EL Olivenöl
2 Handvoll Malvenblätter
Gewürze

Die Schalotte und die Knoblauchzehe klein würfeln und in Olivenöl glasig andünsten. Die Malvenblätter entstielen, grob zerschneiden und mit etwas Wasser zu den glasigen Zwiebeln dazugeben. Zugedeckt 2–3 Minuten im Dampf dünsten lassen und schließlich mit Salz und Pfeffer, eventuell noch mit Muskat, abschmecken.

die Blätter gelbbraune Flecken. Schauen Sie doch mal in Ihrem Garten nach einer Malve oder Ihren Verwandten – bestimmt wachsen die dort schon lange!

DARAN ERKENNEN SIE SIE:

Die Malve kann mit kleinen Unterschieden in Form und Farbe in Erscheinung treten, was Sie bitte nicht verwirren soll. So kann sie zwischen 30 cm und 130 cm hoch wachsen und zeigt sich von niederliegend bis aufrecht. Sie kann ein- oder zweijährig sein. Besonders markant ist ihre tief gehende, spindelförmige Pfahlwurzel. Ein sicheres Erkennungsmerkmal ist ihre Behaarung – sowohl beim runden, oft kantigen Stängel als auch bei den grasgrünen Blättern. Diese stehen wechselständig am Stängel und haben einen langen Stiel. Ihre Form ist nieren- oder herzförmig, in 3 bis 7 Lappen geteilt, und der Blattrand ist deutlich gezähnt. In der Blattachse wachsen zwischen 2 bis 6 Blüten aus je 5 Blütenblättern in den Farben Rotviolett, Purpur, Rosa, mit dunklen Streifen darin, oder in Weiß mit Streifen. Aus ihrer Mitte ragt jeweils die säulenförmige Staubblattröhre. Die reife Frucht sieht aus wie ein runder Käselaib und ist anfangs grün, später dunkelbraun.

SO WIRKT SIE:

Die Farbe der Malvenblüten gibt schon einen Hinweis darauf, dass hier wertvolle sekundäre Pflanzenfarbstoffe – sie heißen Anthozyane – enthalten sind, außerdem ätherische Öle und Schleimstoffe, die das Besondere an der Malve darstellen. Gerade in den Blüten sind mit 10 % mehr Schleimstoffe enthalten als in den Blättern, dafür finden sich in den Blättern eine große Menge an Eiweiß, Gerbstoffe, Flavonoide, Mineralstoffe sowie Spurenelemente wie Eisen und Kalium.

Bei (trockenem) Husten, Bronchitis, Schnupfen oder einer Magen- oder Darmentzündung ist die Malve eine Wohltat, denn sie legt einen Schutzfilm auf die gereizten Schleimhäute. Bei Hautproblemen wie Ekzemen, Neurodermitis oder Schuppenflechte kann die Malve die gereizte Haut unterstützen, und auch der Einsatz bei Insektenstichen ist volksmedizinisch überliefert. Dabei hat sich für die Anwendung der sogenannte Kaltansatz bewährt. Beim Trinken des abgefilterten Kaltansatzes muss bei gleichzeitiger Einnahme von Arzneimitteln ein zeitlicher Abstand von 1–2 Stunden eingehalten werden, da der aufgebaute Schutzfilm die Wirkung von Medikamenten oder Nahrungsergänzungsmitteln vermindern kann.

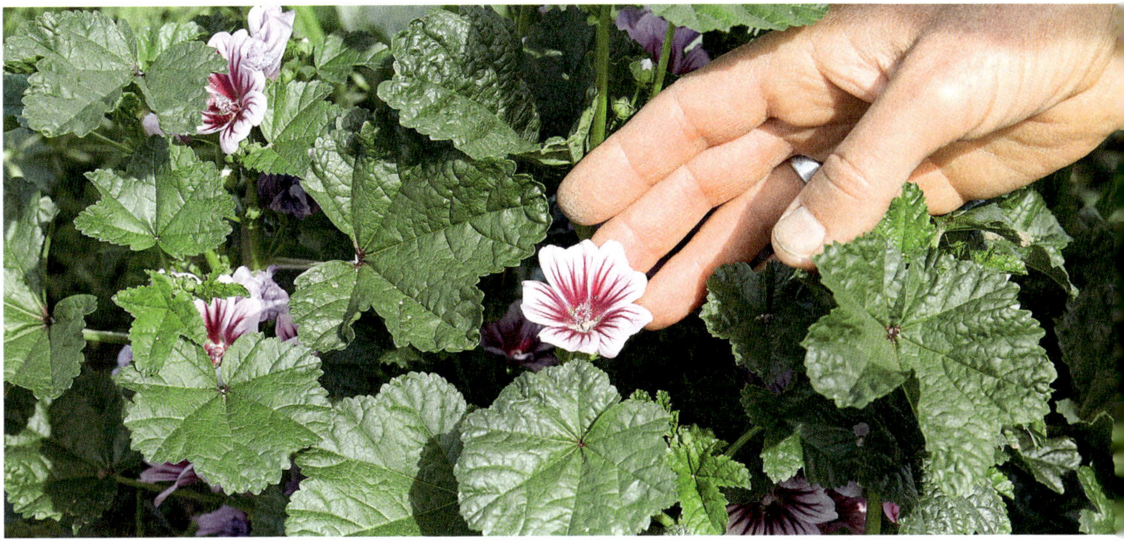

SAMMELHINWEISE:

junge Blätter	April–Juli
Blüten	Juni–September
Fruchtstände	Juli–September

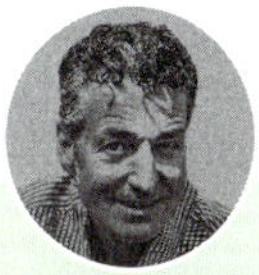

MEIN PERSÖNLICHER TIPP

Die Malvenblüten mit ihrem hohen Anteil an Schleimstoffen benötigen beim Dörren oder Trocknen besondere Beachtung, da diese beachtliche Mengen an Feuchtigkeit binden. Der Trockenplatz sollte also gut belüftet und dauerhaft trocken sein. Auch in meinem Dörrgerät lasse ich die Blüten etwas länger trocknen, als ich es sonst bei anderen Pflanzen mache. Hinweise gibt hier die Bedienungsanleitung des jeweiligen Dörrgerätes.

SO BAUEN SIE DIE MALVE SELBST AN

Die Malve ist eine sehr schmucke, farbenprächtige Pflanze, die sich besonders für die Gestaltung von Naturgärten eignet. Gerade in Kombination mit den Pionierpflanzen Nachtkerze, Wegwarte und Königskerze wachsen essbare Sommerblüher, die auch für Insekten ein Paradies sind. Die Voraussetzungen für eine reiche Blütenernte sind ein sonniger Platz und ein nährstoffreicher Boden. Doch auch in einem großen Kübel auf dem Balkon wächst die Malve prächtig heran. Ich mag die schmucke Pflanze sehr – sie darf einfach auf keinem Balkon, in keinem Garten und auch nicht auf einem Sommersalat fehlen.

DIE REZEPTE

MALVEN-WOHLFÜHLTEE
Große Hilfe bei Halsschmerzen oder Reizhusten

1 Liter reines Wasser
1 Handvoll Blätter und Blüten der Malve

In einem Topf mit Wasser einen Kaltwasserauszug aus getrockneten Blättern und/oder Blüten ansetzen und etwa 5 Stunden stehen lassen. Zu lange sollten die Blüten nicht im Topf verbleiben. Eine länger dauernde Ziehzeit des Kaltansatzes ist wegen möglicher Keimbildung nicht ratsam.
Anschließend alles sauber filtern und den Kaltwasserauszug schluckweise über den Tag verteilt trinken.
Beim Erhitzen würden die wertvollen Schleimstoffe zum Großteil zerstört werden.

KÄSEPAPPEL-KAPERN
Eine geheimnisvolle Delikatesse

Für 2 Gläser

2 Schraubdeckelgläser
2 Handvoll grüne und weiche Fruchtstände
2 TL Salz
½ TL Rohrohrzucker
250 ml Wasser
250 ml guter Essig

Die Gläser gründlich ausspülen und mit Deckel im Backofen bei 150–200 °C sterilisieren. Die »Käsepappel-Kapern« mit 2 TL Salz und ½ TL Rohrohrzucker in 250 ml Wasser und 250 ml gutem Essig ca. 2 Minuten lang weich kochen. Zum Abfüllen die Gläser mit einer Spaghettizange aus dem Ofen holen, zügig mit den heißen Kapern und dem Sud befüllen (die Kapern müssen komplett vom Sud bedeckt sein), fest verschrauben und zum Abkühlen umgedreht hinstellen.

Bitte kühl und dunkel lagern.

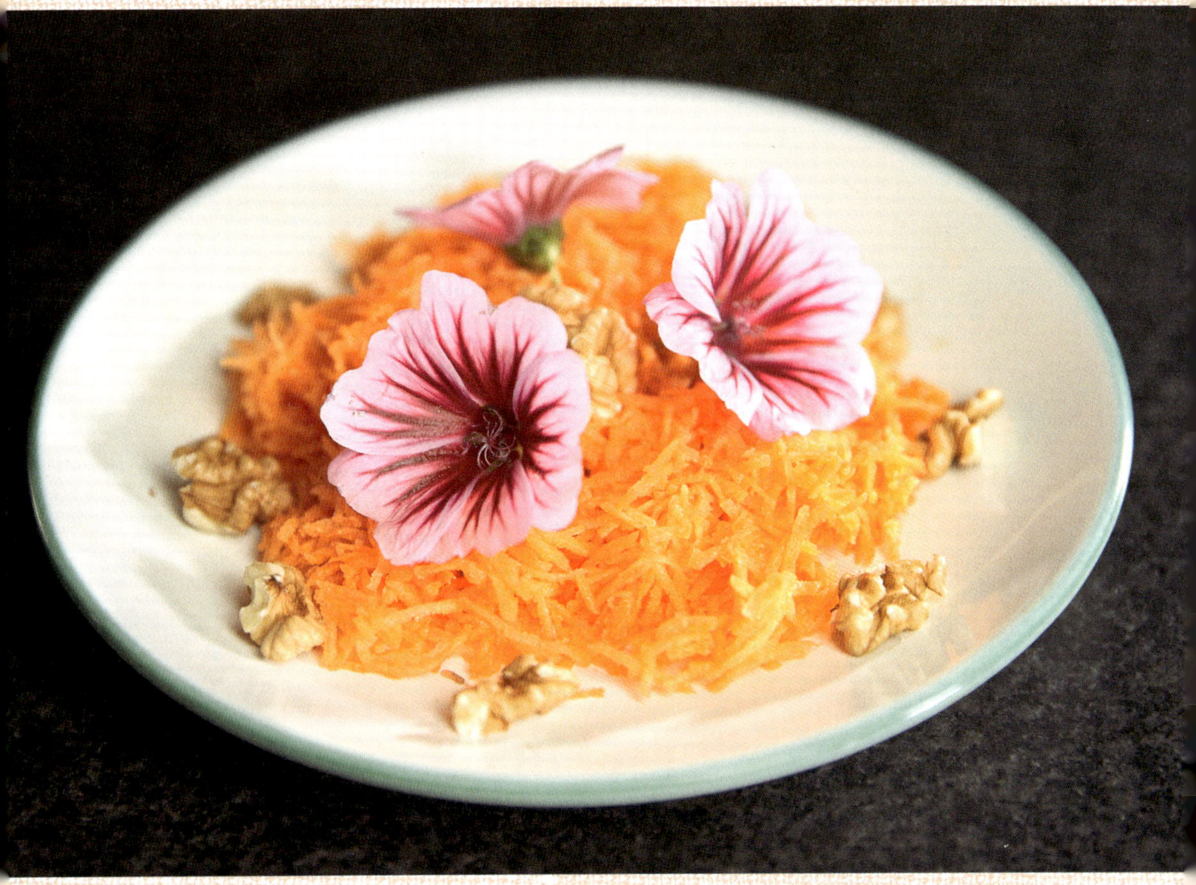

MÖHRENSALAT MIT WALNÜSSEN UND MALVENBLÜTEN

Die bunte Rohkostpower!

Zutaten für 1 Person

2 Biomöhren
3 Walnüsse
1 EL Leinöl oder Walnussöl
1 EL Apfelessig oder Zitronensaft
Salz und Pfeffer
3–5 schöne Malvenblüten

Die Möhren waschen, schälen und fein raspeln. Öl, Essig, Salz und Pfeffer zu einem Dressing verrühren und mit den Möhren vermischen. Die Nüsse entkernen, fein hacken und unter die Möhren heben oder als Deko darüberstreuen. Schließlich kommen die Malvenblüten als essbare und überaus gesunde Dekoration über den Salat.

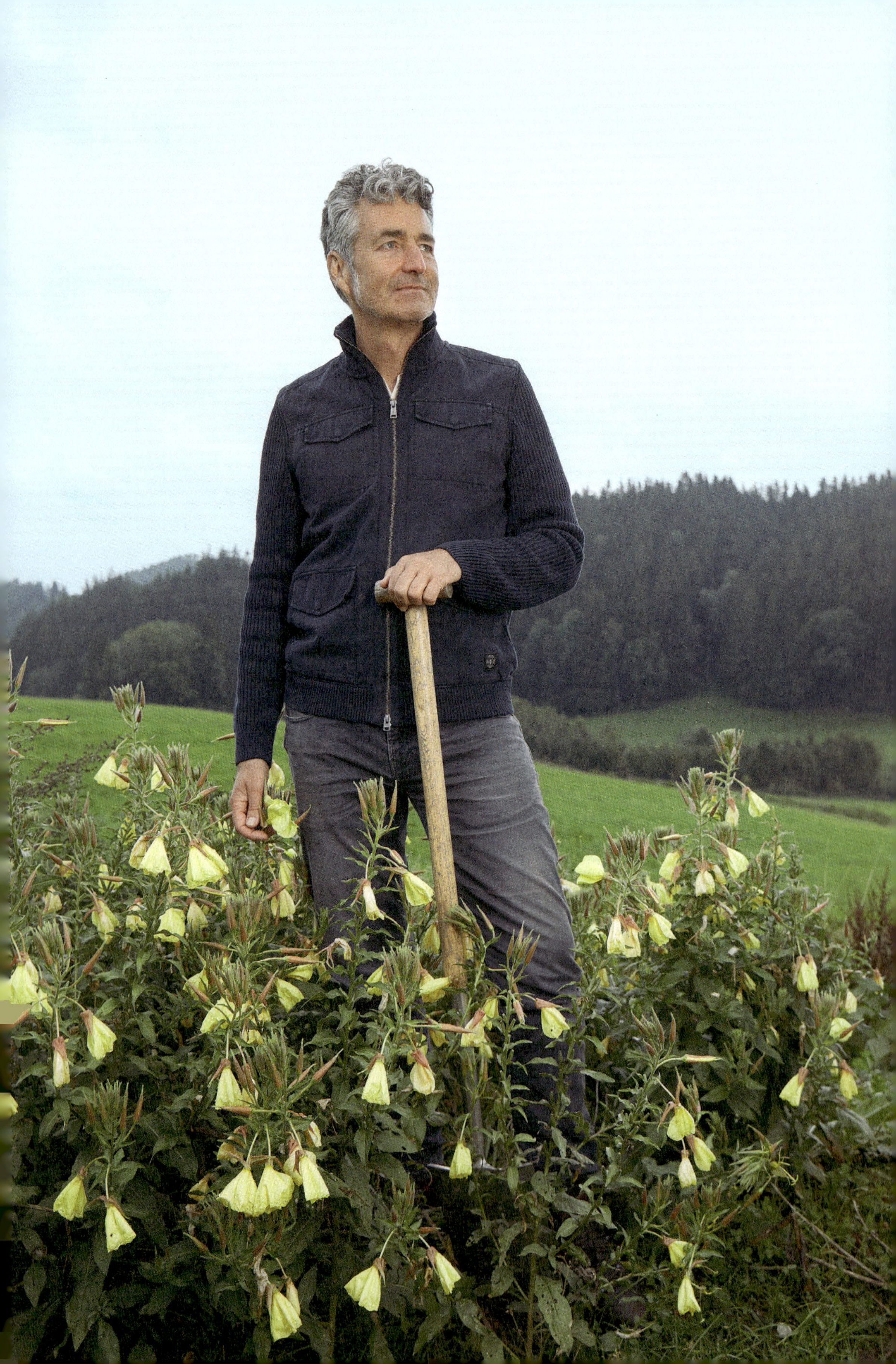

NACHTKERZE, GEWÖHNLICHE

Johann Wolfgang von Goethe schrieb in seinen berühmten Briefen an seine Frau Christiane von seinem Wunsch, Nachtkerzen – damals noch »Rapontika-Gemüse« genannt – in seinem Garten anzupflanzen, denn Goethe war neben seinen vielen Talenten auch ein Feinschmecker. Die Wurzeln der Nachtkerze eignen sich für deftigen Eintopf, die Blätter und Blüten für Salat, und die Samen kommen aufs Butterbrot. Christiane von Goethe kultivierte schließlich die »Schönheit der Nacht« im eigenen Gemüsegarten – eine Tradition, die wir heute, wie ich finde, durchaus wiederaufnehmen sollten, aber keinesfalls streng in Reih und Glied! Ich befürworte grundsätzlich immer eine möglichst »kontrollierte Verwilderung« von essbaren Wildpflanzen, und die Nachtkerze eignet sich hier besonders gut.

Ursprünglich als Zierpflanze aus Nordamerika eingeführt, zeigt sie ihre wahre Zierde nur in der Nacht. Erst dann öffnet sie ihre Blüten wie im Zeitraffer und verströmt dabei einen süßlichen Duft. Eine ganze Nacht lang dauert dies an, aber nur bis zum nächsten Morgen, bis die Blüte noch vor der Mittagszeit schließlich verwelkt. Jede einzelne dieser gelb leuchtenden Blüten produziert bis zu 200 kleine schwarze Samen. Eine Pflanze kann in einem Jahr somit bis zu 200 000 Samenkörnchen »verschenken«. Die gesundheitlichen Vorteile der Nachtkerze macht sich auch die Naturheilkunde zunutze, die das aus den Samen gewonnene und äußerst hochwertige Öl insbesondere bei Stresszuständen von Körper (Haut und Immunsystem) und Seele einsetzt.

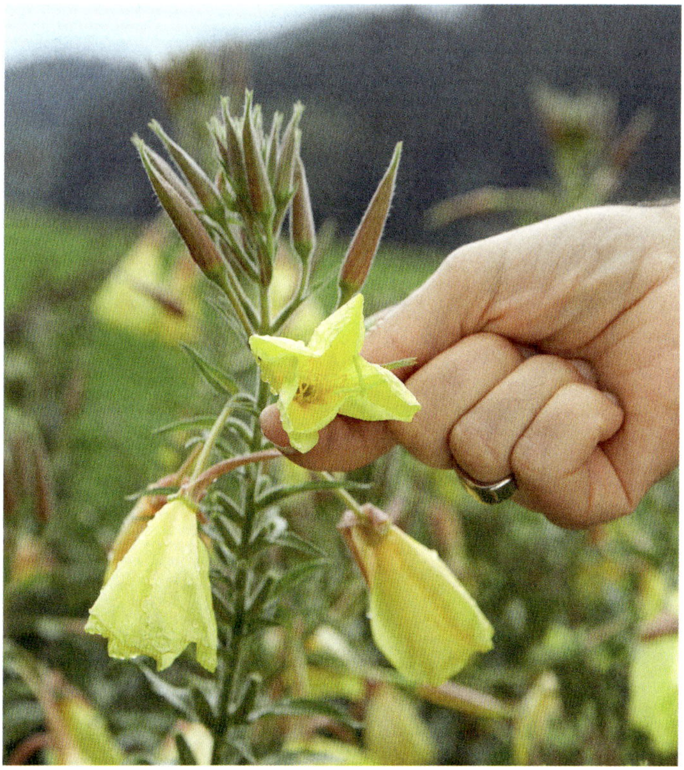

HIER WÄCHST SIE:

Nachtkerzen bevorzugen sonnige Standorte mit sandigen oder kiesigen Böden und wurzeln tief. Daher halten sie auch mal längere Trockenperioden gut aus. Typische Fundorte in der freien Natur sind Feldraine sowie brach liegendes Land, Böschungen oder Ödland. Inzwischen finden Sie sie auch in Hausgärten, zu denen Sie allerdings auch Zutritt haben müssen. Sicherlich wird der Gartenbesitzer freudig überrascht sein, wie vielseitig verwendbar die Nachtkerze ist.

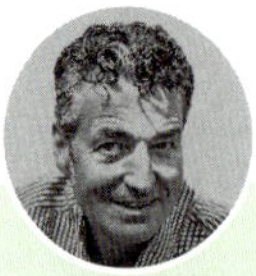

MEIN PERSÖNLICHER TIPP

Die zarten Nachtkerzenwurzeln für das deftige Gemüse werden im Herbst und Winter des ersten Wuchsjahres gesammelt – dann sind sie noch nicht verholzt und sehr schmackhaft, im zweiten Wuchsjahr benötigen die Blüten und Samen die gespeicherte Energie der Wurzel. Die einjährige Pflanze erkennen Sie an der relativ flach am Boden wachsenden Blattrosette. Die Hauptsaison im zweiten Wuchsjahr beginnt mit den Blättern im Frühling »vor der Blüte«, dann kommt die Ernte der Blüten ab dem Frühsommer und endet im Spätsommer/Herbst mit den Samen der Pflanze.

DARAN ERKENNEN SIE SIE:

Die Nachtkerze ist eine zweijährige Pflanze. Im ersten Jahr bildet sie eine grundständige Blattrosette aus und speichert ihre Energie in einer Pfahlwurzel. Aus dieser wächst im zweiten Jahr der straff aufrechte behaarte Haupttrieb 80–150 cm hoch. Die Blätter der Rosette sind gestielt, die Blattform ist lang gestreckt, verkehrt eiförmig, der Blattrand nur schwach gezähnt. Im zweiten Jahr erscheinen am Stängel wechselständig stehende, länglich lanzettliche, ungestielte Blätter mit 8–15 cm Länge. An der Blattunterseite ist der Mittelnerv rötlich. Die schwefelgelben Blüten stehen einzeln in den Blattwinkeln. Sie öffnen sich am Abend und blühen nur für eine Nacht. Die Kapselfrüchte enthalten jeweils etwa 200 kleine schwarze Samen.

SO WIRKT SIE:

Die besondere Zusammensetzung und erstaunlich hohe Menge an essenziellen, mehrfach ungesättigten Fettsäuren im Nachtkerzenöl macht die entzündungshemmende und beruhigende Wirkung des Öls auf unsere Haut sowie auf unser Nervensystem aus. Konkret stecken im Öl der Nachtkerze die zweifach ungesättigte Linolsäure (60–80 %) sowie die dreifach ungesättigte Gamma-Linolensäure (8–14 %). Diese kann den Körper bei der Neubildung und Reparatur von Gewebe und Schleimhäuten unterstützen und entzündliche Vorgänge mindern. Das Öl können Sie sowohl innerlich als auch äußerlich anwenden. Chronische Hauterkrankungen wie Neurodermitis, Schuppenflechte, Ekzeme oder zu trockene Haut finden Linderung mit Nachtkerzenöl. Bei Stress, Nervosität, den typischen Stimmungsschwankungen in den Wechseljahren oder bei PMS (Prämenstruelles Syndrom) gleicht das Öl hervorragend aus. Überall da, wo das Immunsystem »ver-rückt« spielt, hilft Nachtkerzenöl zu dessen Beruhigung. Daher erklärt sich auch der Einsatz bei Allergien, Asthma, Arteriosklerose, Bluthochdruck, erhöhten Cholesterinwerten oder auch Herz-Kreislauf- sowie rheumatischen Erkrankungen, der auf heilkundlicher Erfahrung beruht. Die Blätter der Nachtkerze enthalten Flavonoide, Schleim- und Gerbstoffe, ihre Wurzeln vor allem Stärke, Eiweiß und Mineralstoffe.

SAMMELHINWEISE:

Blätter	März–Juni
Blüten	Juni–September
Samen	September–Oktober
Wurzeln	Oktober–Februar

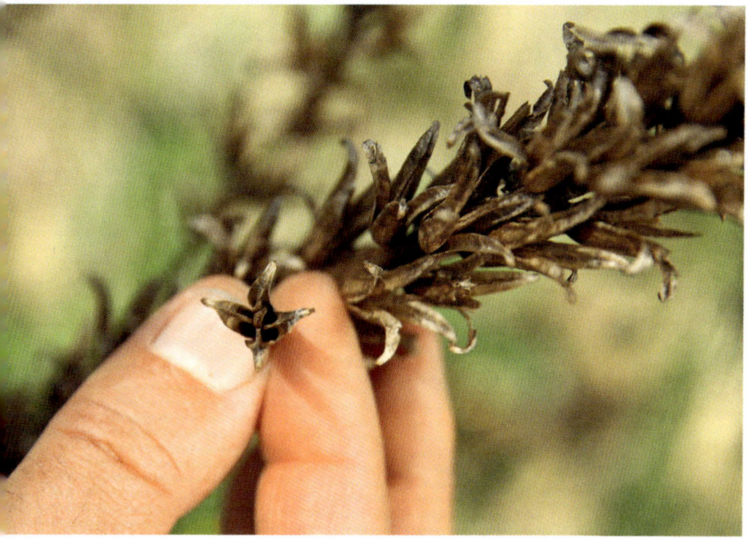 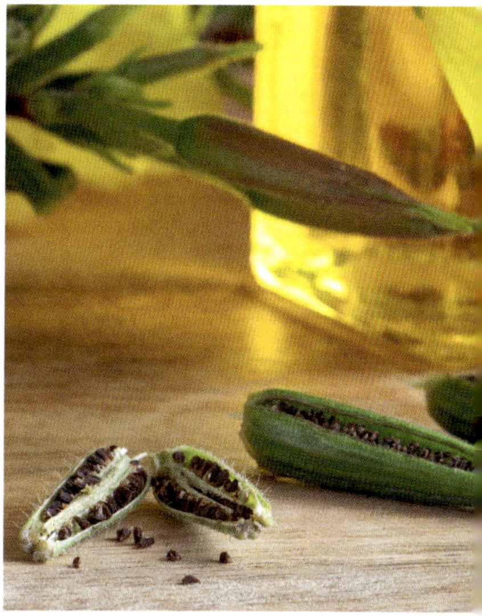

SO BAUEN SIE DIE NACHTKERZE SELBST AN

In einer gut sortierten Gärtnerei gibt es meist verschiedene Arten von Nachtkerzen zu kaufen: die großblütige Art der Nachtkerze, die kleinblütige Art sowie die bodendeckenden, kriechend wachsenden Arten. Vom Sammelertrag und vom Zierwert her ist die großblütige Nachtkerze wertvoller. Wenn die Nachtkerze auf einem humosen Boden in Alleinlage gedeiht – Bedingungen, die in freier Natur Luxus sind und kaum vorkommen –, kann sie sich zu reich verzweigten Exemplaren entwickeln, die durchaus an 30 Triebspitzen gleichzeitig mit jeweils täglich 2–3 neuen Blüten über Monate hinweg gelb leuchten. Solche ertragreichen Prachtpflanzen sind ein echter Augenschmaus für den Sommergarten! Pflanzen Sie in Ihrem ersten Nachtkerzen-Gartenjahr einfach 2 oder 3 Mutterpflanzen möglichst aus einer Biostaudengärtnerei an. Schauen Sie bitte rechtzeitig nach möglichem Schneckenbefall und schützen Sie die Jungpflanze vor ungewolltem Abmähen oder Überwucherung. Mit etwas Geduld reifen ausreichend Samen zur Auswilderung heran. Darum halten Sie sich beim Sammeln im ersten Jahr bitte noch etwas zurück. Umso größer sind die Freude und das Erstaunen, wenn im zweiten Gartenjahr überall wunderschöne Nachtkerzen aufleuchten. So erging es zumindest mir …

TIPP

Willkommen im Nachtkerzen-Kino! Den ganzen Sommer über öffnen sich mit Beginn der Dämmerung die Blüten, um nachts mit ihrer fluoreszierenden schwefelgelben Farbe Nachtfalter anzulocken und so optimal bestäubt zu werden. Es ist spannend und entspannend zugleich, dieses Spektakel zu bestaunen, wenn sich die Knospen überraschend und sichtbar öffnen. Dies empfehle ich Ihnen ganz im Sinne eines yogischen Achtsamkeitstraining sowie für Eltern und Großeltern, die ihren Kindern und Enkeln die Natur näherbringen möchten.

DIE REZEPTE

POWER-MÜSLI ODER »DAS GUTE-NERVEN-MÜSLI«

Das Extra mit gemörserten Nachtkerzensamen

Für eine Schale

100 g Lieblings-Biomüslimischung
oder
60 g Haferflocken
20 g zerkleinerte Nüsse (Walnuss, Haselnuss oder Mandeln)
20 g Rosinen oder zerkleinerte Datteln
100 ml Wasser oder Pflanzenmilch (Hafer- oder Mandelmilch)
150 g frisches Obst nach Wahl
1 Biozitrone
2 EL Nachtkerzensamen

Die Müslimischung in 100 ml warmem Wasser oder Pflanzenmilch einweichen. Das Obst klein schneiden und die Biozitrone auspressen. Beide Zutaten in der Müslimischung vermengen. Schließlich die Nachtkerzensamen in einem Mörser quetschen (dann werden die gesunden Fettsäuren besser aufgeschlossen) und unter das Müsli heben.

NACHTKERZENÖL-SALBE

Diese wohltuende Salbe besänftigt trockene, gereizte Haut

Für ein Schraubdeckelglas

100 ml Olivenöl
12 g Bienenwachsperlen
15–20 ml Nachtkerzensamenöl

Das Olivenöl in ein sauberes Schraubdeckelglas füllen und das Glas in einem Topf im Wasserbad langsam erwärmen. Die Bienenwachsperlen in das erhitzte, aber keinesfalls kochend heiße Öl geben und unter ständigem Rühren auflösen. Den Topf vom Feuer nehmen. Die Salbe abkühlen lassen und weiterrühren, bis sie nur noch handwarm ist (unter 40 °C). Nun 15–20 ml Nachtkerzensamenöl in die Salbe einrühren und diese danach vollständig abkühlen lassen.

Mit dem Deckel verschlossen und dunkel gelagert ist die Salbe den Winter über haltbar.

Die Salbe bei Gebrauch bitte nur mit einem sauberen Spatel entnehmen und nicht mit den Fingern, denn nur so werden keine Keime eingebracht.

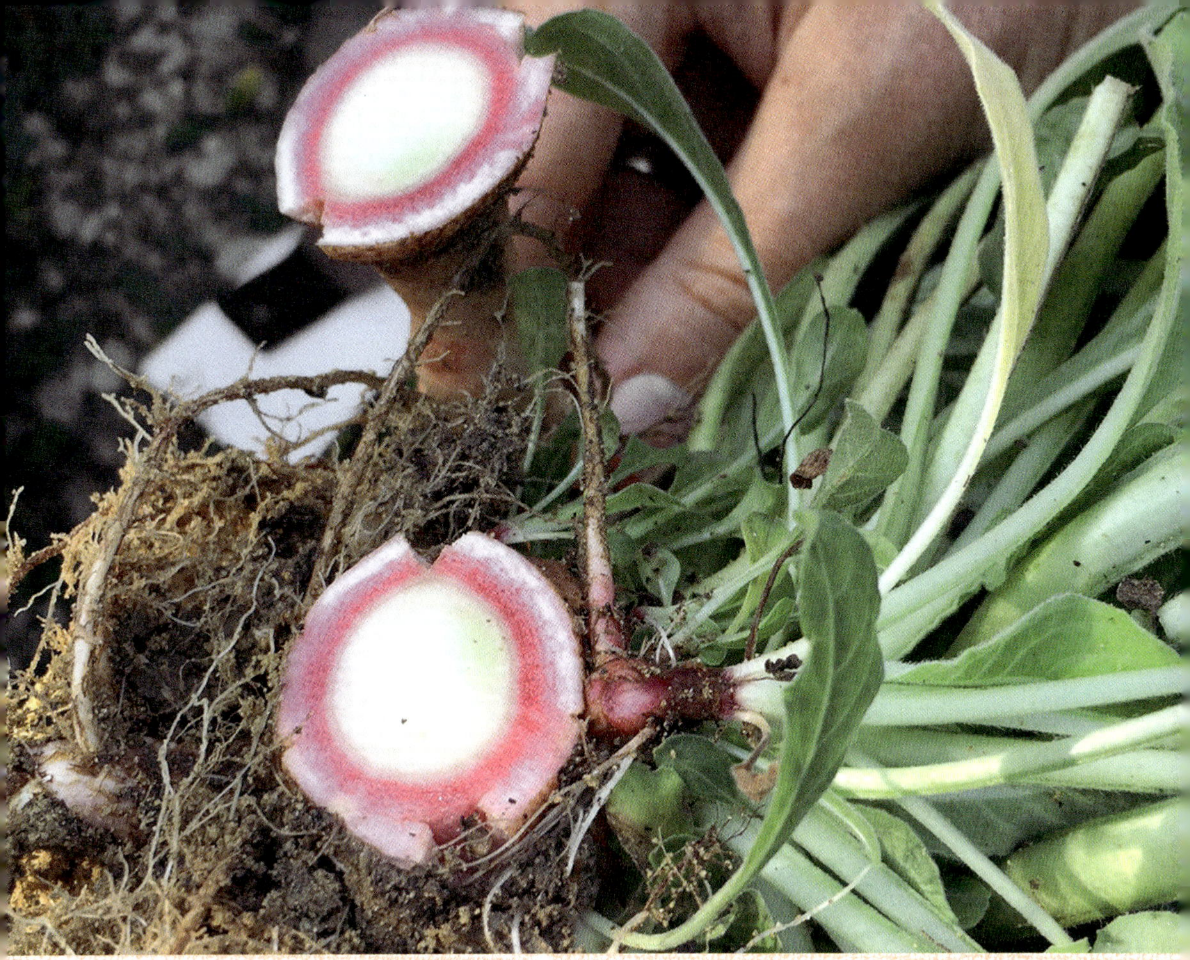

ROTE-BETE-SALAT MIT NACHTKERZENBLÜTENKNOSPEN
Gesunde und bunte Rohkost mit Entgiftungseffekt

Für 4 Beilagensalate oder 2 Hauptspeisen

2–3 Rote Bete
2–3 EL Apfelessig
Steinsalz
gemahlene Nelken, Zimt, Pfeffer, Ingwer und Kardamom
oder
»Garam-Masala-Curry«-Mischung
4 EL hochwertigstes Olivenöl
1 Handvoll Nachtkerzenblütenknospen
einige Nachtkerzenblüten

Die Rote Bete mit der Gemüsebürste und Wasser gründlich abbürsten, schälen, je nach Größe halbieren und fein reiben. Mit Apfelessig, Steinsalz sowie den Gewürzen abschmecken. Eine Stunde lang abgedeckt bei Zimmertemperatur durchziehen lassen. Danach eine Handvoll Nachtkerzenblütenknospen sowie das Olivenöl unterheben. Mit Nachtkerzenblüten garnieren und servieren.

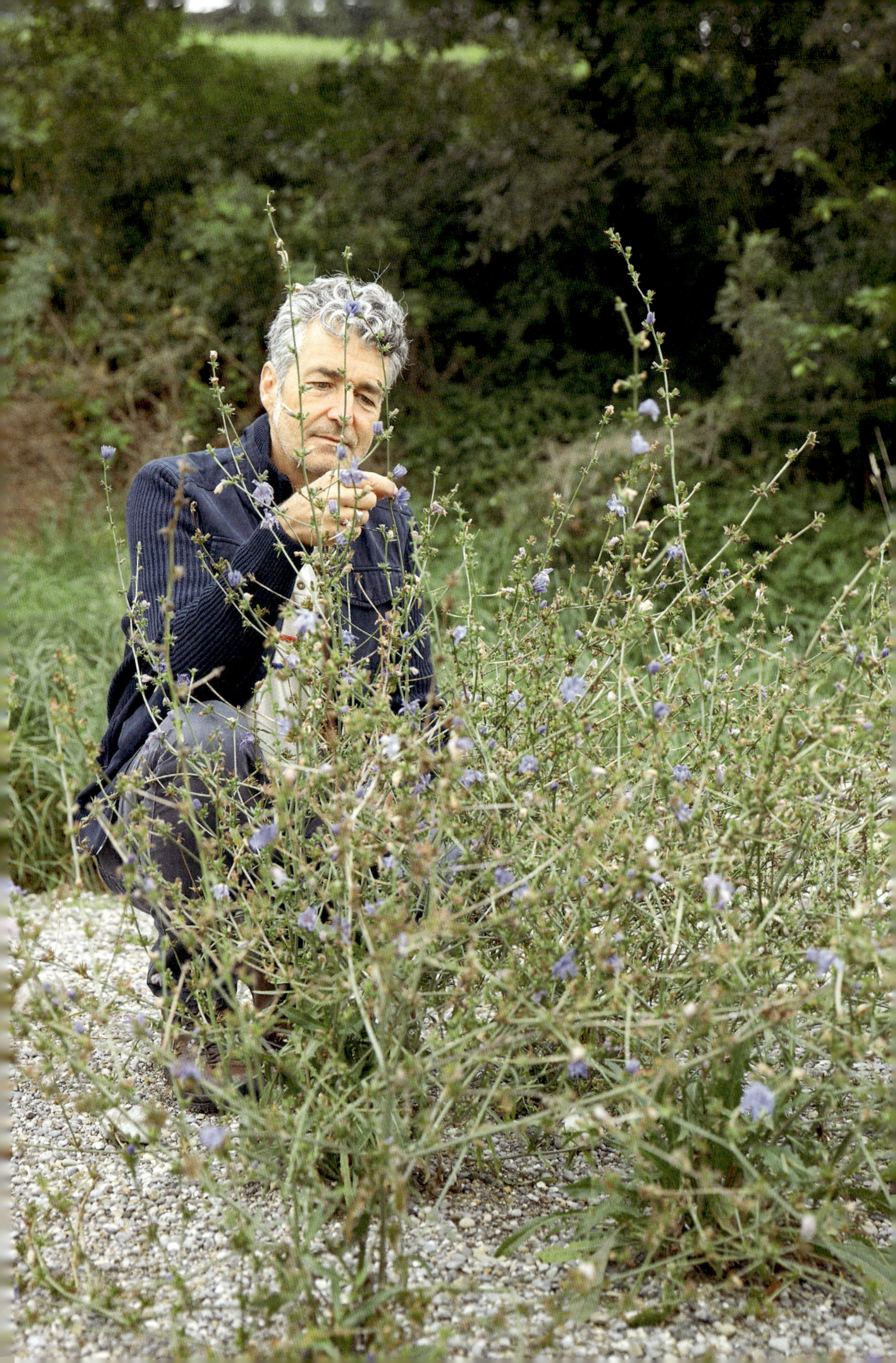

WEGWARTE, GEMEINE

Die Wegwarte, auch Zichorie genannt, wächst fast ausnahmslos entlang von Wegen und Straßen. Sie lockert dort mit ihrer Pfahlwurzel den verdichteten Boden und gedeiht meistens recht üppig. Im Sommer können Sie so bei Sonnenschein am Vormittag blaue Blühstreifen am Straßenrand entdecken – aber aufgepasst: Die Blüten der Wegwarte sind nur bis zur Mittagszeit »geöffnet«, danach geschlossen.

Die Wegwarte gehört zur Familie der Korbblütler und bietet uns als typischen Inhaltsstoff ihre bitteren Geschmacksstoffe. Das freut Leber und Galle, die die pflanzlichen Bitterstoffe lieben und damit die Entgiftungsleistung des Körpers anregen. In Form des »wilden Kaffees« ist eine genussvolle Begegnung mit der besonders bitteren Wurzel der Wegwarte möglich. Vielleicht kennen Sie ja die Bezeichnung »Muckefuck« oder »Zichorien-Kaffee«, der allerdings ohne das anregende Koffein ein Ersatzkaffee bleibt. Doch geschmacklich ist er allemal interessant – und gesund selbstverständlich auch! In Nordfrankreich gilt dieser als regionale Spezialität (»mocca faux«) und wird dort mit der Zuchtform Cichorium sativum angebaut. Ohne es zu wissen, haben Sie die Wegwarte wahrscheinlich alle schon einmal als leicht bitter anmutenden Salat oder Auflaufgemüse gegessen: Chicorée (Cichorium intybus var. Foliosum) wurde aus der Wildform der Wegwarte gezüchtet. Wenn Sie im Herbst eine Wegwartenwurzel ausgraben, in einem kalten Keller in einem Sand-Torf-Gemisch aufbewahren, die Wurzel etwa drei Wochen vor dem geplanten Verzehr in einen warmen, aber unbedingt dunklen Keller umlagern – dann treibt genau diese Wurzel in der Dunkelheit weiße Blätter aus, und es wächst ein daumengroßer, wilder Chicorée heran. Doch der Chicorée, den Sie vom Supermarkt oder Naturkostladen kennen, ist im Vergleich zur Wildform kaum noch bitter. Die Wildform ist jedoch, trotz der geringeren Größe, wirklich superbitter – das kann ich ehrlich zugeben. Nun, wer von Ihnen hat die Räumlichkeiten und die Zeit, das auszuprobieren? Daher konzentrieren wir uns hier auf Verwendungsmöglichkeiten, die heute alltagstauglich und dazu noch kinderleicht sind.

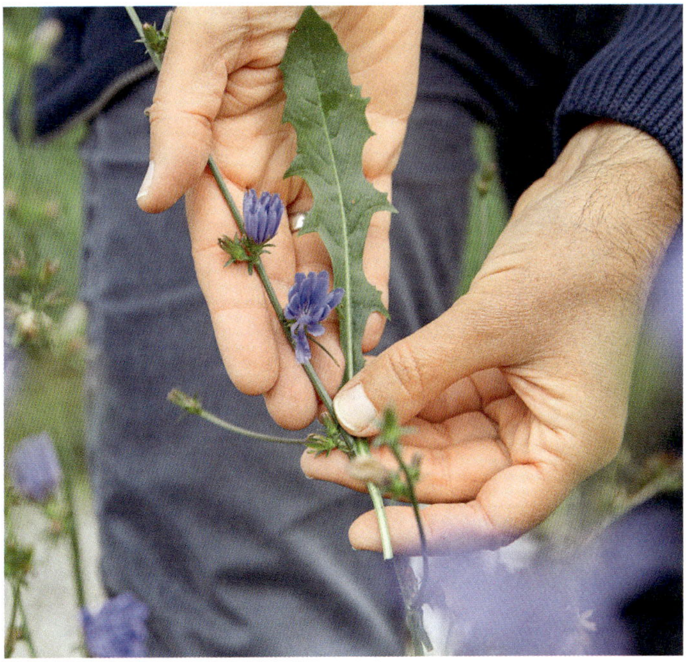

HIER WÄCHST SIE:

Die Wegwarte ist ein Kind der Sonne und wartet nicht nur auf wilde Bienen, sondern auch auf Sie, wenn Sie sich auf den Weg machen. In Europa ist sie im Süden häufiger anzutreffen als in nördlichen Gefilden. Sie liebt verdichtete Böden an Feldwegen, auf trockenen Magerwiesen oder auf

AUGENFRISCHE-PADS

Wegwarteblüten für müde und gereizte Augen

– 1 Handvoll frische oder getrocknete Blüten der Wegwarte
– kleine, runde Pads aus Frottee oder Ökobaumwolle

Aus den Blüten und heißem Wasser in einer kleinen Tasse einen Tee zubereiten. Sobald der Tee abgekühlt ist, die Pads darin eintauchen und auf die Augen legen – und erst mal eine gute Viertelstunde entspannen! Dieser Vorgang kann gern wiederholt werden.

Brachland. Ich bin mir sicher, dass Sie bei Ihrer nächsten Wanderung die Wegwarte plötzlich entdecken und später immer wieder wie eine alte Bekannte begrüßen werden.

DARAN ERKENNEN SIE SIE:

Die Wegwarte ist eine mehrjährige Staude, die meist 50 cm, durchaus aber auch bis zu 1,50 m hoch wächst. Am Boden bildet sie eine Rosette, ihre Blätter sind rau und wie oft auch beim nahe verwandten Löwenzahn tief eingekerbt. Nach oben hin verringert sich der Blattwuchs deutlich. Im oberen Bereich sind die Blätter klein und eher lanzettförmig. Weite Teile der Triebe haben keine Blätter, dies nennt man einen sparrigen Wuchs. Der Stängel ist kantig und hohl. Auffallend sind die leuchtend blauen Blüten, die sich mittags wieder verschließen. Die »Körbe« der Blütenstände sind mit nach außen gerichteten Zungenblüten angefüllt, die insgesamt 5 Zipfel, man könnte auch sagen 5 kleine Zähnchen besitzen. Im Inneren des Blütenstandes stehen ebenfalls blau gefärbte Röhrenblüten. Die Wurzel ist eine verdickte und tief reichende Pfahlwurzel, die nicht immer kerzengerade, sondern oft auch krumm und verzweigt wächst.

SO WIRKT SIE:

Die Hauptinhaltsstoffe in der Wurzel der Wegwarte sind Bitterstoffe sowie das prebiotisch wirkende Inulin. Mit diesem Wirkspektrum ist sie auch schulmedizinisch anerkannt und wird zur Anregung der Verdauungssäfte verabreicht. Daher ist der gesundheitsfördernde Effekt auf Leber, Galle, Darmflora und damit die gesamte Verdauung besonders hoch. Zudem aktiviert die Wegwarte Niere und Blase und schafft Linderung bei Hautirritationen. In der ganzen Pflanze stecken außerdem Mineralstoffe, Spurenelemente, Aminosäuren, die Vitamine B*, C, P und K. Auch die blauen Blüten enthalten Bitterstoffe, ferner die antioxidativ wirksamen Anthozyane sowie Eisen. Dennoch schmecken die Blüten, beispielsweise als Tee aufgegossen oder als essbare Dekoration, nicht allzu bitter.

* Welche B-Vitamine es im Einzelnen sind, ist im Genaueren noch nicht erforscht. Eine breit angelegte verlässliche Forschung ist bei fast allen Wildpflanzen leider noch nicht existent.

SAMMELHINWEISE:

junge Blätter	April–Juli
Blüten	Juli–Oktober
Wurzeln	September–Februar

SO BAUEN SIE DIE WEGWARTE SELBST AN

Die Wegwarte ist mit ihrem bizarren Wuchs und den leuchtend blauen Blüten eine meiner Ansicht nach unterschätzte Gartenstaude, die dazu noch pflegeleicht und robust ist. Sie ist kaum anfällig für Schädlinge oder Krankheitserreger und bildet mit den gelben Nachtkerzen, die Sie schon kennengelernt haben, eine interessante Farbkomposition: Beide blühen genau zur selben Jahreszeit, aber nicht zur gleichen Tageszeit. Die Wegwarte öffnet bei Sonnenschein schon am Morgen ihre Blüten, die Nachtkerze mit Einbruch der Dämmerung. So macht Gartengestaltung Spaß und bietet Abwechslung wie auf einer Farborgel. Beide Pflanzen ziehen Wildinsekten magisch an, bieten ihnen Futter und stellen in ihren hohlen Stängeln auch noch ein Winterquartier zur Verfügung. Das Trockenbeet, in dem beide Pflanzen gedeihen sollen, besteht aus magerer, steinig-sandiger Erde und steht in der vollen Sonne. Erst jeweils im April wird Pflege notwendig, indem die Stängel des Vorjahres abgeschnitten werden. Diese verbleiben dann noch in einer unauffälligen Ecke im Garten, damit die Insektenlarven noch aus ihrem Winterversteck herauskrabbeln können und eine Chance auf Fortpflanzung erhalten.
Die Aussaat der Wegwarte erfolgt im Herbst; das Einsetzen von getopften Jungpflanzen mit einem Abstand von ca. 50 cm kann jederzeit erfolgen. Weitere passende Pflanzen für Ihr wildes Blütenbeet sind Frühblüher wie wilde Weinberg-Tulpen oder Lauchgewächse aller Art. In das Sonnenbeet passen – für weitere Farbtupfer – außerdem die Wilde Malve, die Wilde Möhre, Schafgarbe oder Dost. Diese Pflanzen sind, wie die Wegwarte, in Biostaudengärtnereien erhältlich. Die Wegwarte können Sie auch für Ihren Balkon in einem großen Pflanzgefäß als Kübelpflanze kultivieren. Dazu müssen Sie die Jungpflanzen in mindestens 30 cm tiefe kiesig-sandige Erde einpflanzen. Der Kübel muss unten mit einem Loch und einer Drainage aus Kies vorbereitet werden.

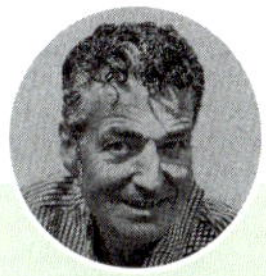

MEIN PERSÖNLICHER TIPP

Die Wurzel der Wegwarte wächst oft skurril geformt. Darum verwenden Sie bitte beim Ernten der Wurzel eine Grabgabel, keinesfalls einen Spaten. Dieser könnte die Wurzel schnell verletzen.

Für die Winterzeit können die Blüten und Blätter leicht gesammelt und gedörrt werden. Sobald diese rascheltrocken sind, kommen sie in Ihre Lieblings-Hausteemischung.

DIE REZEPTE

»WILDER« KAFFEE
Muckefuck als Delikatesse zum Kaffeekränzchen

Für 1 Vorratsdose »Kaffeebohnen«

1–3 Wurzeln der Wegwarte

Die Wurzeln gründlich waschen und dann in kleine Stückchen schneiden, ungefähr so groß wie Kaffeebohnen. Schließlich eine Woche lang auf einem Küchentuch trocknen lassen. Danach auf ein Backblech geben und im Backofen bei 200 °C und leicht geöffneter Backofentür rösten. Sobald die Stückchen dunkelbraun sind, herausnehmen und abkühlen lassen. Erst dann die »wilden Bohnen« in eine Dose oder ein Schraubdeckelglas zur Aufbewahrung füllen.
Für eine Tasse Kaffee kommt ein gehäufter Teelöffel der Wegwartestückchen in eine Kaffeemühle und wird dann von Hand im Filter aufgegossen.

SOMMERLICHE DETOX-WASSERKUR
Eine sanfte Form der Entgiftung

Für 1 Liter

1-Liter-Karaffe mit »gutem« Wasser (stille, artesische Quelle, wenn möglich)
5 Wegwarteblütenköpfe
1–2 Scheiben einer Biozitrone (mit Schale)

Während der Sommerhitze sollte man besonders viel Wasser trinken. Genau zu dieser Zeit blüht auch die Wegwarte. Was liegt also näher, als Wasser und Wegwarte zu einer attraktiven Kombination zu vereinen? In eine 1-Liter-Karaffe morgens etwa 5 Wegwarteblüten und die Zitronenscheibe(n) legen, mit dem Wasser auffüllen und 2 Stunden ziehen lassen. Am späten Vormittag komplett austrinken und noch vor der Mittagspause nochmals für den Nachmittag ansetzen.

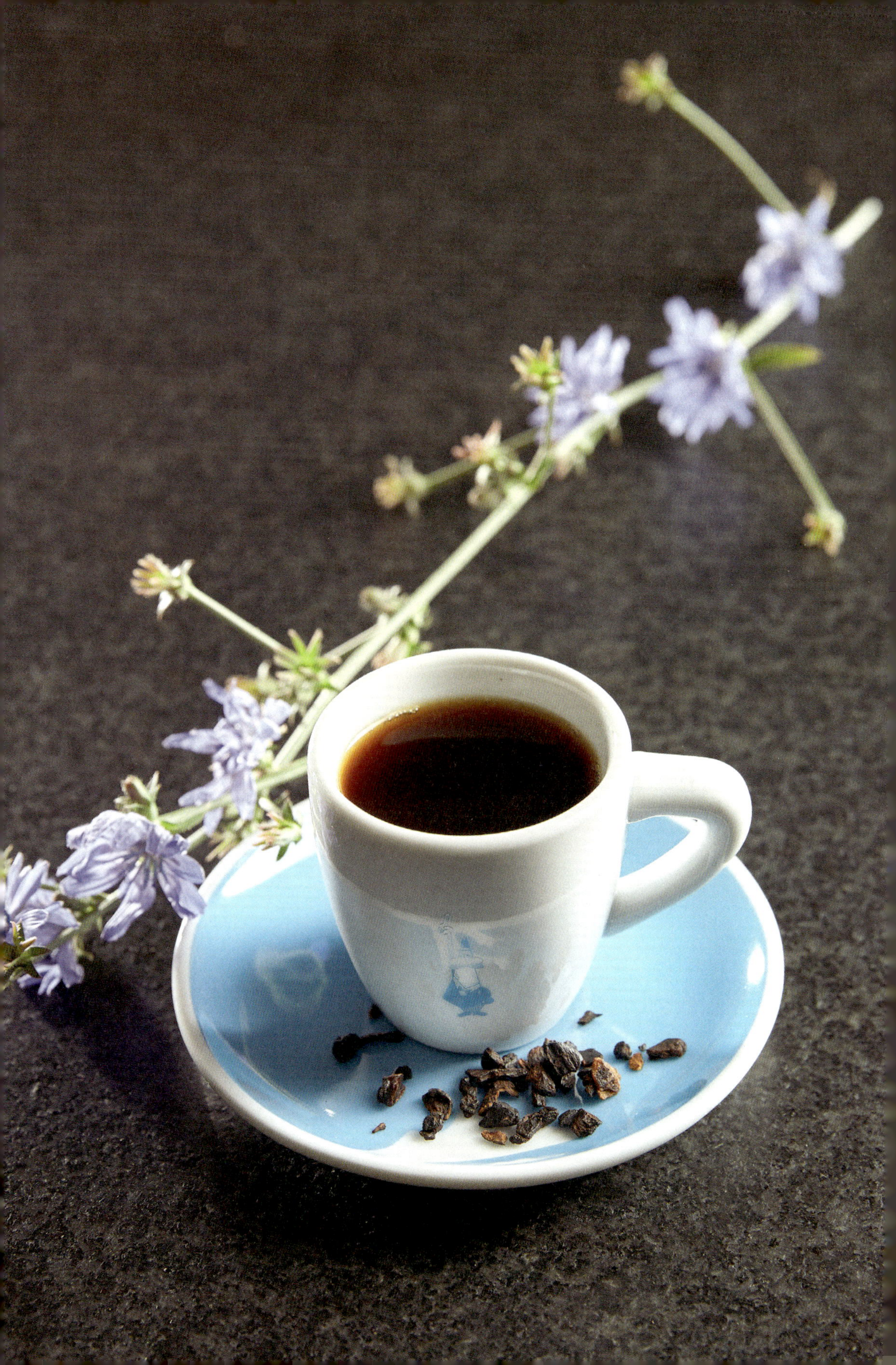

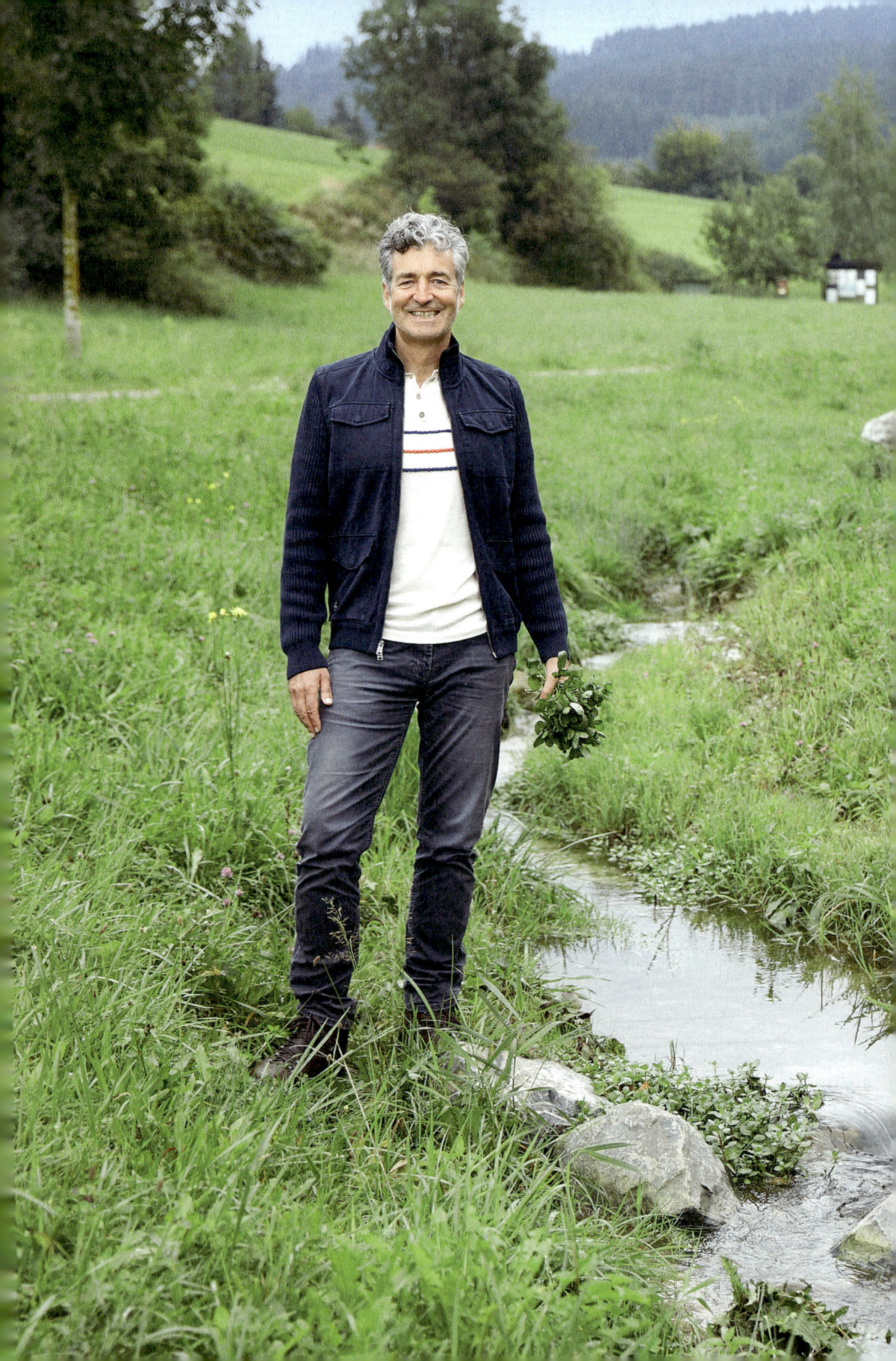

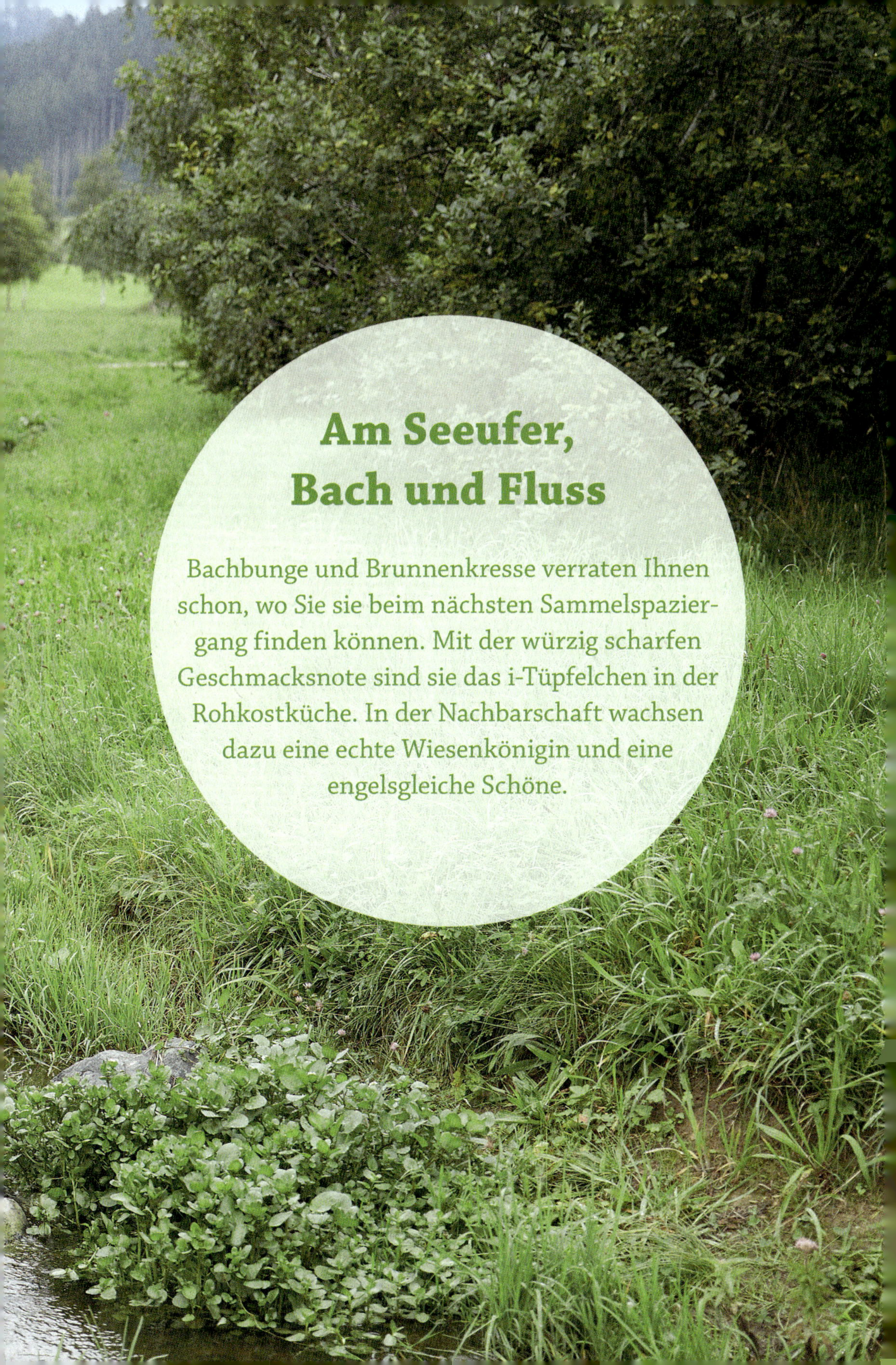

Am Seeufer, Bach und Fluss

Bachbunge und Brunnenkresse verraten Ihnen schon, wo Sie sie beim nächsten Sammelspaziergang finden können. Mit der würzig scharfen Geschmacksnote sind sie das i-Tüpfelchen in der Rohkostküche. In der Nachbarschaft wachsen dazu eine echte Wiesenkönigin und eine engelsgleiche Schöne.

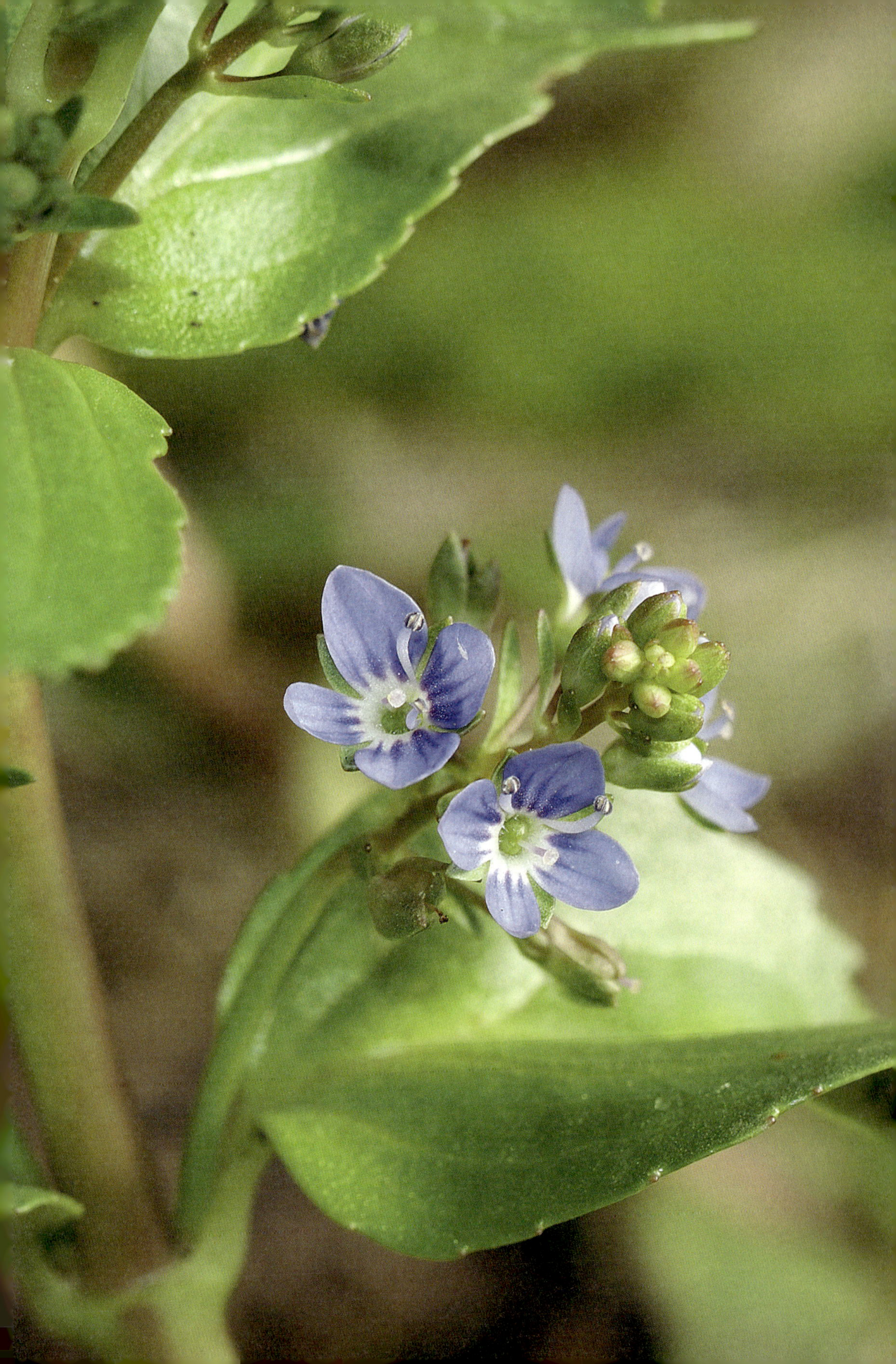

BACHBUNGE

Die Bachbunge ist auch unter dem Namen Bach-Ehrenpreis oder Quell-Ehrenpreis bekannt, und ihre Vorliebe für Wasser ist nicht nur Name, sondern auch Programm. Sie ist ein strategisch wichtiges Sammelgut, denn sie trägt das ganze Jahr über grüne, saftige Blätter. Solch ein frisches, vitalstoffreiches Grün ist im Winter sonst nicht so häufig anzutreffen. Gerade in den ersten Frühlingswochen eignen sich die jungen Triebspitzen besonders gut, um etwaige Frühjahrsmüdigkeit auszutreiben. Dabei empfehle ich, Bachbunge ausschließlich roh zu verarbeiten. Der Volksname »Wassersalat« deutet schon auf ihre klassische Verwendungsmöglichkeit hin. Sie gehört zur Gattung der Ehrenpreise (Veronica), wovon in Mitteleuropa ungefähr 40 Arten heimisch sind. Mit dem Spitzwegerich – im Kapitel »Von der Wiese« – gehört die Bachbunge zur Familie der Wegerichgewächse. Als Heilmittel wird sie üblicherweise nicht verwendet, doch ihre Bedeutung in der gesundheitlichen Prävention ist nicht zu unterschätzen. Ich liebe es, die fleischig anmutenden Blätter als Salatzugabe zu essen und dabei den herben, nussig würzigen Geschmack auf der Zunge zu spüren.

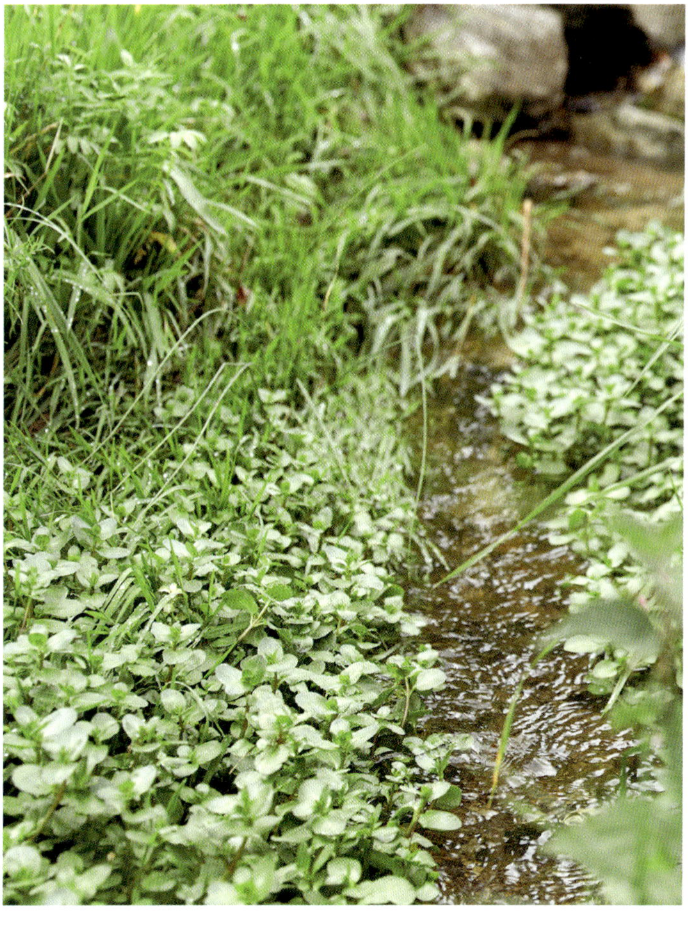

HIER WÄCHST SIE:

Als Liebhaberin von Feuchtgebieten wächst die Bachbunge im Uferbereich von kalten, klaren Bächen oder Flüssen, in Gräben, auf feuchten Rasenstellen und auch in sogenannten »Mini-Gewässern«, in denen sich Wasser dauerhaft stauen kann. Dabei taucht sie halb ins Wasser ein, das bedeutet, ihr Wurzelrhizom befindet sich meist im Wasser. Frost schadet ihr kaum, und in frostfreien Quellbächen wächst sie auch im Winter munter weiter.

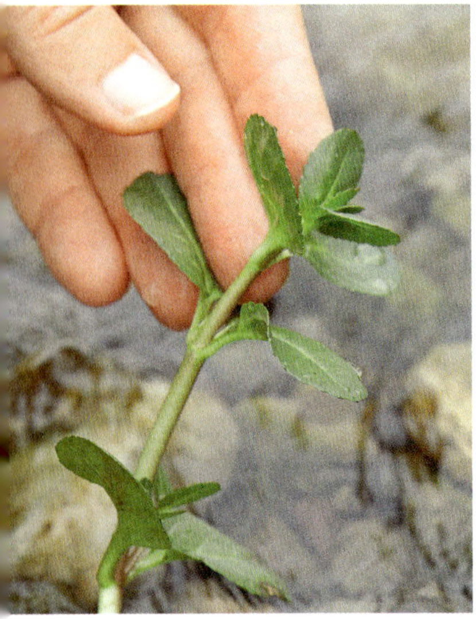

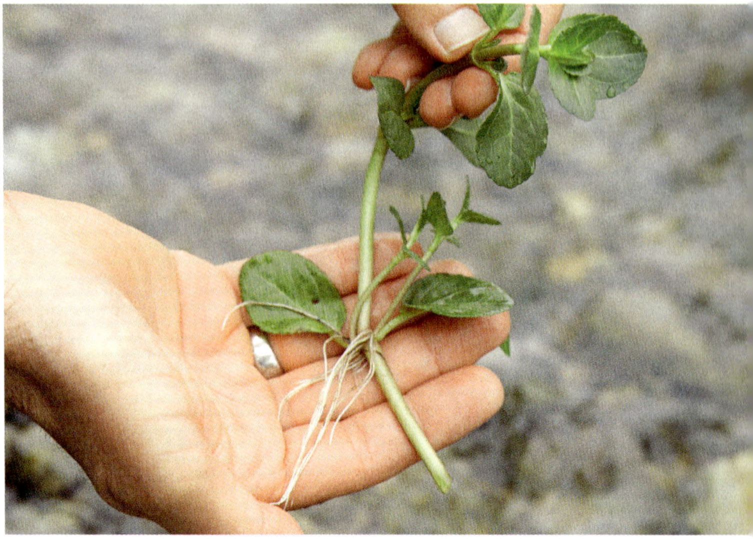

TIPP

An den Pflanzenteilen der Bachbunge, die unter Wasser stehen, können sich oftmals Larven ansiedeln. Darum braucht es einen sorgfältigen Blick auf die Blätter und den Zustand des Gewässers, in dem sie geerntet werden soll. Ich empfehle daher immer, die Blätter sehr gründlich zu waschen.

DARAN ERKENNEN SIE SIE:

Ovale, dickfleischig ledrige Blätter mit der glatten, fast schon glänzenden Oberfläche sind wohl das auffälligste Erkennungsmerkmal. Die Blätter sind ganzjährig grün und stehen gegenständig an den innen hohlen Trieben. Diese wachsen zu Beginn aufrecht, kippen dann aber auf die feuchte Erde um, bewurzeln sich aus den Blattachseln heraus und bilden so mitunter dicht »gewebte« Polster aus Bachbungen-Trieben. Die blauen Blüten sind einzeln gesehen klein und wachsen zusammen in Trauben, die aus den Blattachseln heraus entspringen. Wie für alle Pflanzen der Ehrenpreis-Arten typisch, zeigen sie ein intensives Blau, was schon von Weitem zu sehen ist. Die Samen der Bachbunge werden oftmals weggespült, sie vermehrt sich allerdings hauptsächlich über die Ausläufer.

SO WIRKT SIE:

Bachbunge wurde schon immer gegessen – doch wir haben das Wissen darüber verloren. Ihr besonders hoher Gehalt an Chlorophyll und Vitamin C, dazu wichtige Mineralien und Spurenelemente, Bitterstoffe, Gerbstoffe, Glykoside und Flavonoide zeugen von einer hohen Vitalität, die wir für unsere gesundheitliche Stärkung und auch Belebung nach anstrengenden Lebensphasen sinnvoll nutzen können. Volksmedizinisch wurde sie zur Anregung des Stoffwechsels und der Verdauung, zur Blutreinigung und als Breiumschlag bei Hauterkrankungen verwendet. Ich empfehle in den Frühlingsmonaten eine regelmäßige Verwendung als Zugabe in den Salat. Es genügt eine kleine Handvoll 2- bis 3-mal pro Woche, um die Depots wieder aufzufüllen.

SAMMELHINWEISE:

junge Triebspitzen	April–September
Blätter	ganzjährig
Blüten	Mai–September

SO BAUEN SIE BACHBUNGE SELBST AN

Wenn Ihr Garten schon feuchte und eher schattige Standorte hat, können Sie Bachbunge dort auswildern lassen, indem Sie gesammelte Seitentriebe oder Jungpflanzen aus dem Gartenfachhandel dort einpflanzen. Selbstverständlich können Sie diese wilden Standorte auch selbst erschaffen, indem Sie – wie bei der »Brunnenkresse« ausführlich beschrieben – Staunässe mithilfe einer Teichfolie erzeugen. Da sie in kriechenden Ausläufern wächst und dicke Polster bildet, können damit schön die Ränder der ausgegrabenen Fläche überdeckt werden. Sie haben schon einen Teich im Garten? Dann ist die Bachbunge zusammen mit der Brunnenkresse die Pflanze Ihrer Wahl. Sollte sie zu stark wuchern, kann sie im Frühjahr zurückgeschnitten werden. Auf der Nordseite eines Balkons lässt sich Bachbunge ziehen, indem sie in einen großen Topf gepflanzt und immerzu feucht und schattig gehalten wird. Auch eine Überflutung mag sie dort gerne haben. Und sogar auf einer absonnigen Fensterbank kann die Bachbunge gedeihen. Dazu kommt sie mit ihren schon gut ausgebildeten Faserwurzeln in ein großes Glasgefäß mit Wasser – und sieht darin erst einmal wie eine schwimmende Zimmerpflanze aus. Dort wird sie bei regelmäßigem Austausch mit sauberem Wasser gerne weiterwachsen.

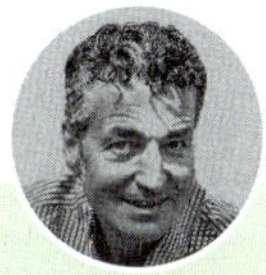

MEIN PERSÖNLICHER TIPP

In der Schulmedizin findet die Bachbunge keine Anwendung. Doch schon Heilkundler aus der alten Zeit, wie Hildegard von Bingen oder Hieronymus Bock, setzten die Pflanze aufgrund ihrer hohen Vitalität als Heil- und Kräftigungsmittel ein. Sicherlich war sie damals auch weiter verbreitet als heute.

FENCHELSALAT MIT BACHBUNGENBLÄTTERN

Das Liebliche und das Herbe ergänzen sich gut

Pro Person

1 Fenchelknolle
1 Handvoll Blätter der Bachbunge
1–2 EL Zitronensaft
Salz und Pfeffer
2 EL gutes Olivenöl
gehobelter Parmesan nach Belieben

Die Blätter der Bachbunge gründlich unter fließendem Wasser säubern und einzeln zupfen. Die Fenchelknolle der Länge nach halbieren und besonders die inneren Hohlräume gut abwaschen. Die Fenchelhälften in feine Streifen schneiden und auf einem großen, flachen Teller ein Bett aus diesen Streifen anrichten. Mit Zitronensaft, Salz und Pfeffer sowie Olivenöl marinieren. Nun werden die Bachbungenblätter dazwischengesteckt. Bitte lassen Sie den Salat ungefähr 15 Minuten ziehen, bevor er serviert wird. Je nach Belieben können Sie noch gehobelten Parmesan darüberstreuen.

VERWILDERTER WINTERSALAT MIT BACHBUNGE

Zwei starke Typen treffen hier aufeinander

Für 4 Personen

400 g Feldsalat (Bio-Freiland-Qualität bevorzugen)
2 Handvoll Bachbungenblätter
20 Haselnüsse
2 Bioorangen
Saft einer Orange (0,1 l)
1 TL Senf
Salz und Pfeffer
2 EL Apfelessig
4 EL gutes Olivenöl oder Haselnussöl

Die Blätter des Feldsalats und der Bachbunge sorgfältig unter fließendem Wasser waschen. Die Haselnüsse grob hacken. Die Orangen schälen und in Würfel schneiden. Das Dressing aus Orangesaft, Gewürzen, Essig und Öl anrühren. Alles gründlich vermischen und auf vier Tellern anrichten. Dazu passt geröstetes Brot.

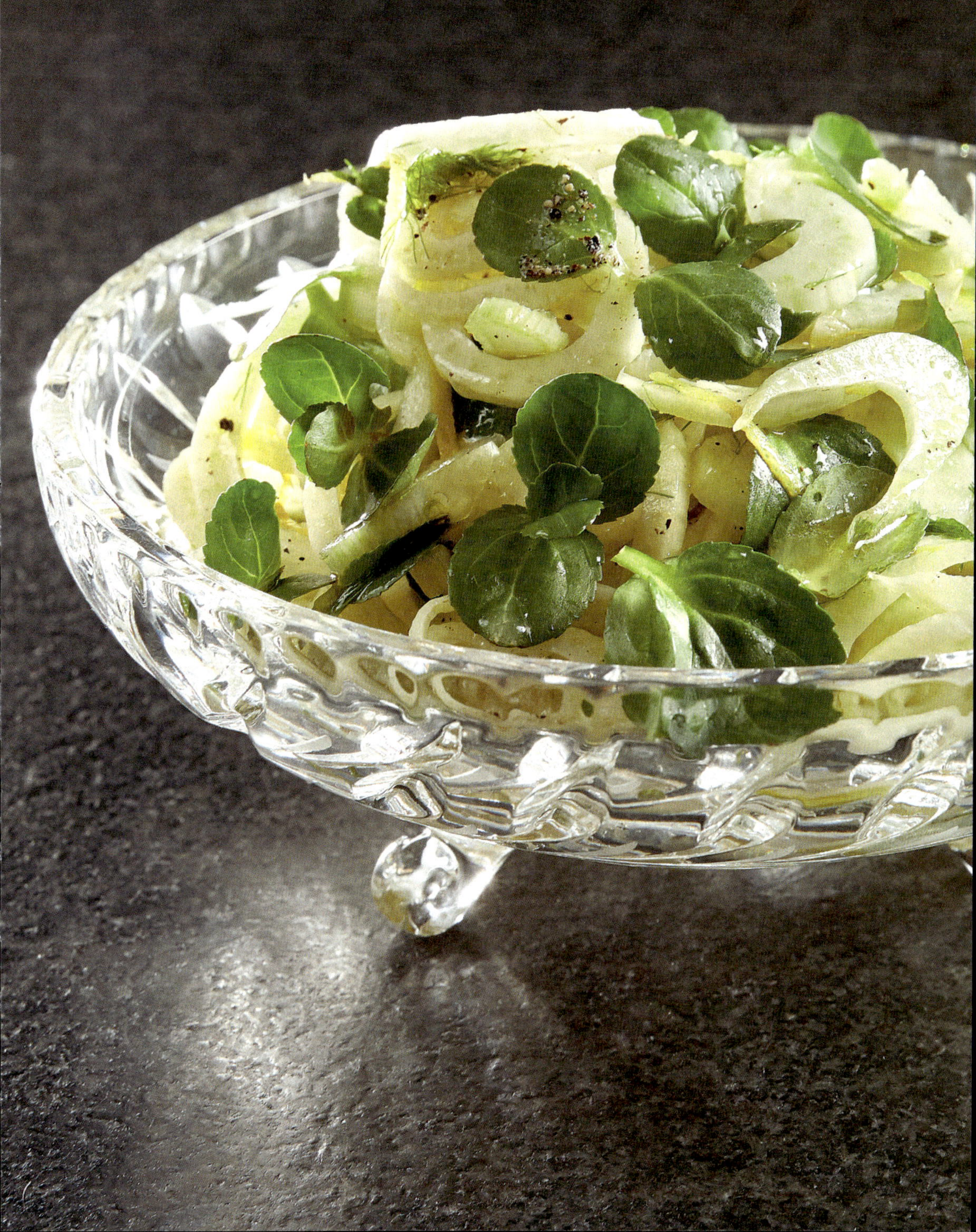

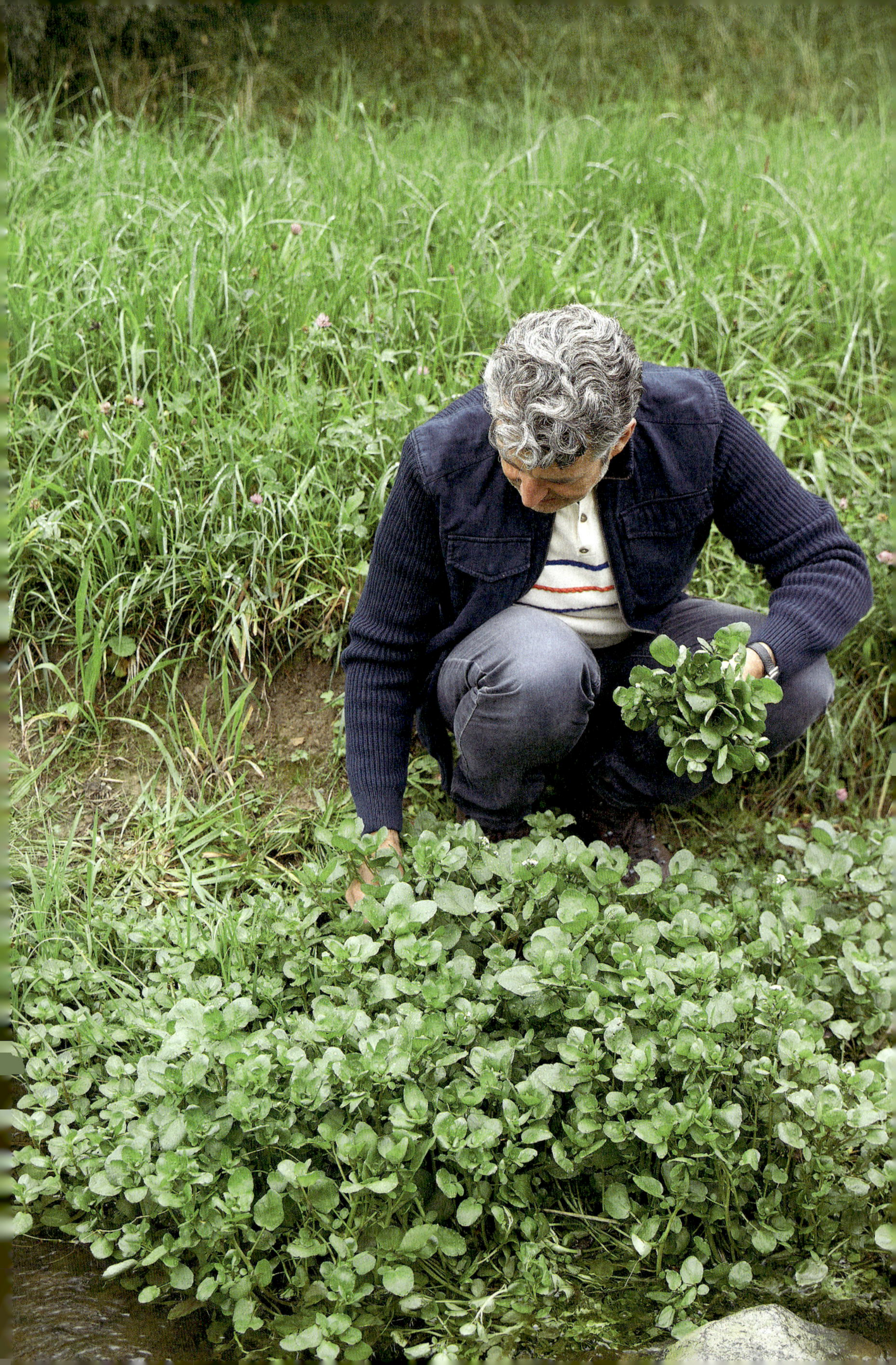

BRUNNENKRESSE

Die Brunnenkresse war in früheren Zeiten fast überall wild verfügbar und eine klassische Selbstversorgerpflanze. Der würzig scharfe und überaus wohlschmeckende Salat aus frischer Brunnenkresse stand sowohl bei den Bauern als auch beim Adel hoch im Kurs. Doch seit den Zeiten der Industrialisierung erfuhr die Brunnenkresse ein leises Sterben, denn durch die zunehmende Verschmutzung der Bäche und Flüsse war das wilde Wachstum recht schnell zurückgegangen, da sie äußerst »sensibel« auf eine Verschlechterung der Wasserqualität reagiert. In der Rückbesinnung auf die Brunnenkresse als gehaltvolle und gesunde Pflanze wurde Anfang des 19. Jahrhunderts in Erfurt ihr gezielter Anbau als Salatdelikatesse gefördert. Dafür wurde das klare Wasser des Flusses Gera in terrassenförmig gebaute Becken geleitet, die es langsam durchströmte. Die Brunnenkresse aus Erfurt erfreute sich größter Beliebtheit, vor dem Ersten Weltkrieg erfolgte sogar der Export in andere europäische Länder. Bis heute hat sich der Betrieb, leider in viel kleinerem Umfang, durch alle Zeitläufte hindurch erhalten und kann besichtigt werden. Die wasserliebende und äußerst vitale Pflanze kann aber nicht nur in Thüringen, sondern auch bei Ihnen zu Hause auf dem Balkon oder im Garten angebaut werden. Die geschmacklichen und gesundheitlichen Aspekte werden auch Sie überzeugen!

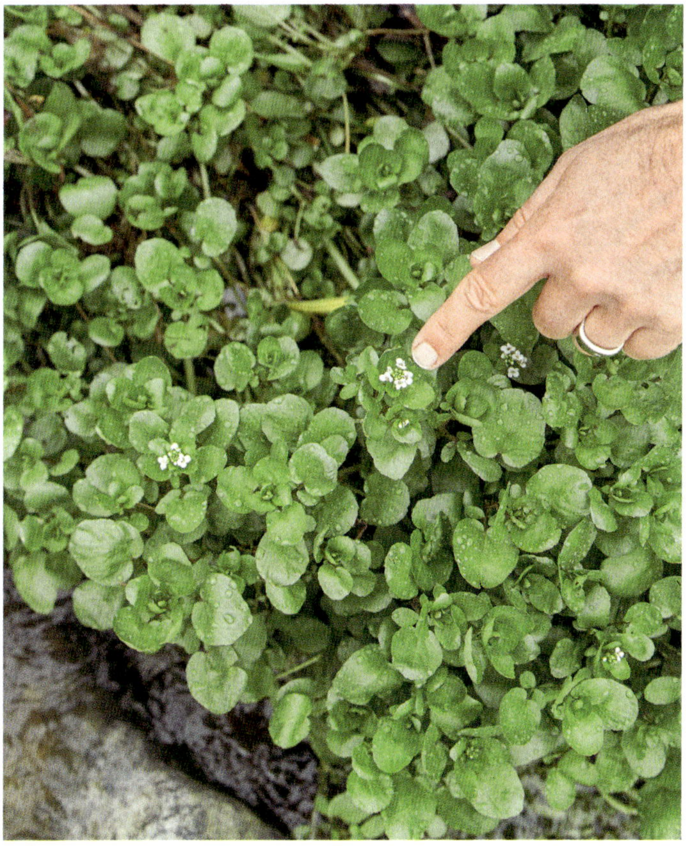

HIER WÄCHST SIE:

Brunnenkresse braucht für ihr Gedeihen klares und möglichst langsam fließendes Wasser. Daher wächst sie typischerweise an Quellen und Bachufern und kann dort durchaus dichte, teppichartige Bestände bilden. Leider ist sie heute aber nicht mehr so häufig anzutreffen. Das liegt zum einen an der oftmals schlechten Wasserqualität, zum anderen an der Begradigung der Bäche, die dadurch unnatürlich schnell in tiefen Gerinnen abfließen. Natürliche, sumpfige Quellen, die Quellfluren ausbilden, wurden gefasst und nasse Stellen durch Drainagen trocken gelegt. Echte, naturbelassene Gebiete gibt es zum Glück noch, doch sie stehen häufig unter Naturschutz.

TIPP

Beim wilden Sammeln bitte ich Sie um Vorsicht vor möglichen Keimen und Erregern in verunreinigten Gewässern, besonders in der Nähe von Viehweiden. Hier besteht die Gefahr, sich Parasiten einzufangen. Darum muss der Oberlauf eines Gewässers, der über der Sammelstelle liegt, sorgfältig begutachtet werden. Triebe und Blätter waschen Sie bitte immer gut ab. Da die Brunnerkresse roh verzehrt wird, ist diese Vorsichtsmaßnahme wichtig. Blüten und junge Schoten können abgezupft werden.

Wie Sie wissen, darf in Naturschutzgebieten nichts gesammelt werden, darum rate ich Ihnen, Brunnenkresse einfach selbst anzusiedeln!

DARAN ERKENNEN SIE SIE:

Brunnenkresse ist eine ausdauernde Staude. Das bedeutet, dass sie in milden Wintern grün bleibt und nur in kälteren, frostigen Wintern »friert«, aber dann im Frühling aus den Wurzeln heraus neu sprießt. Da sich die liegenden Triebe leicht an den Blattachseln neu bewurzeln können, bildet die Brunnenkresse häufig komplette und dicht verzweigte Polsterbestände aus, die zum Teil auch im Wasser treiben und in üppigen Varianten eine Höhe von 30 cm erreichen können. Die unpaarig gefiederten Blätter stehen wechselständig an den fleischig dicken, innen hohlen Stängeln. Die Endfieder ist größer ausgebildet als die seitlichen Teilblätter. Alle Teilblätter zeichnen sich durch eine rundliche Form aus. Die reinweißen Blüten blühen von Juni bis September. Wie für die Familie der Kreuzblütler typisch, setzen sie sich aus 4 Blütenblättern zusammen, welche rechtwinklig zueinander angeordnet sind und so ein Kreuz abbilden. In dessen Mitte erscheinen sechs Staubgefäße, wovon zwei kürzer sind als die anderen vier. Aus den Blüten entwickeln sich 13 bis 18 mm lange Schoten mit Stiel, die waagerecht abstehen und in welchen die Samen heranreifen.

SO WIRKT SIE:

Hippokrates, der berühmte Arzt des Altertums, ließ sein erstes Krankenhaus in der Nähe eines Bachlaufes bauen. So hatte er stets frische Brunnenkresse für seine Patienten zur Verfügung. Reichlich Vitamin C und organische Schwefelverbindungen sind die Hauptinhaltsstoffe, die blutreinigend, blutaufbauend, harntreibend und entgiftend wirken. Gerade die Schwefelverbindungen bilden Isothiocyanate, die antikarzinogenes Potenzial besitzen. Dazu kommen Senföle, die Vitamine A, B_1, B_2 und E, Jod, Eisen, Phosphor, Kalzium, Bitterstoffe, Gerbstoffe sowie ätherische Öle. Dennoch sollte die Brunnenkresse nicht täglich und nicht in großen Mengen verzehrt werden, denn sonst kann es bei empfindlicher Konstitution aufgrund der Scharfstoffe zu Magenreizungen kommen. Die Brunnenkresse ist für eine Frühjahrskur besonders gut geeignet – und kann dann im Jahresverlauf immer wieder im Speiseplan berücksichtigt werden. Dabei sollte sie immer frisch und roh zubereitet werden. Zum Trocknen oder Kochen eignet sie sich nicht.

SAMMELHINWEISE:

Blätter und Triebspitzen	in milden Wintern ganzjährig, sonst von April–November
Blüten	Juni–September
junge Schoten	Juli–September

SO BAUEN SIE BRUNNENKRESSE SELBST AN

Auch wenn der Aufwand zu Beginn etwas größer ist, lohnt es sich in jedem Fall, im eigenen Garten an einem halbschattigen Ort Brunnenkresse zu kultivieren. Dazu wird eine Teichfolie von 100 cm × 100 cm ungefähr 40 cm tief im Gartenbeet vergraben und 20 bis 30 cm mit Erde aufgefüllt. So kann sich ausreichend Staunässe bilden. Nun wird ausgesät, oder es werden gleich mehrere Jungpflanzen eingepflanzt. Sobald diese gut verwurzelt sind, kann die Fläche auch gerne mit Wasser geflutet werden. Wichtig ist nur, dass die Fläche niemals austrocknet.

Für Ihren Balkon oder Ihre Terrasse benötigen Sie an einer ebenso halbschattigen Stelle ein wasserdichtes halbiertes Fass, eine Wanne oder ein großes Pflanzgefäß mit mindestens 30 cm Tiefe. Dieses wird bis 5 cm unter den Rand mit Erde aufgefüllt. Nach der Aussaat oder dem Setzen von Jungpflanzen muss die Erde immerzu feucht gehalten werden. Sobald sich die Pflanzen stabilisiert haben, kann auch hier regelmäßig mit Wasser geflutet werden.

Brunnenkresse kann auch auf Ihrer Fensterbank an einem schattigen Platz gezogen werden: Dazu benötigen Sie ein Keimglas, welches Sie im Fachhandel günstig erwerben können. Sie lassen die Samen über Nacht in diesem Keimglas mit reinem Wasser quellen. Das überschüssige Wasser wird danach über das integrierte Sieb abgegossen und dann zum Keimen stehen gelassen. Die Samen müssen so täglich 2-mal gespült und gewässert werden und dann über dem Sieb abtropfen. Nach 3 bis 5 Tagen sind die Brunnenkressekeimlinge erntereif. Bei der Aufzucht von Keimsaat ist auf absolute Hygiene zu achten, sonst kann Schimmel oder eine ungewollte Verkeimung entstehen, und Sie züchten sich gesundheitliche Risiken heran. Dies gilt übrigens für alle Keimlinge. Doch die Vitalität, die Sie damit »ernten« können, ist so groß, dass sich Achtsamkeit an dieser Stelle lohnt!

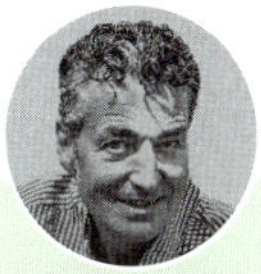

MEIN PERSÖNLICHER TIPP

Wenn Sie an heißen Tagen viele Mineralien und Spurenelemente ausgeschwitzt haben, ist eine grüne Gazpacho mit Brunnenkresse eine Wohltat und eine herrlich erfrischende, leichte Sommermahlzeit. Die würzige, kalte Sommersuppe wird aus den Blättern und Triebspitzen von Brunnenkresse, einer Gurke, einer Tomate, einer Knoblauchzehe, Olivenöl, Salz, Pfeffer und einer gereiften oder schon altbackenen Scheibe Dinkelbrot hergestellt. Mit Wasser einfach alles in einem Mixer pürieren.

PESTO VERDE VON DER BRUNNENKRESSE
Das schmeckt mit Pasta oder auf frischem italienischem Weißbrot

Für 1 Glas

100 g Blätter und Triebspitzen der Brunnenkresse
100 g Pinienkerne, Sonnenblumenkerne oder Mandeln
100 ml gutes Olivenöl
Salz, Pfeffer, etwas Zitronensaft

Alle Zutaten in einem kleinen Mixer (Blender) oder mit einem Mörser zu einem Pesto verarbeiten. Die Masse darf gern noch grobstückig sein.

In einem sauberen Schraubdeckelglas hält sich das Pesto im Kühlschrank 1 Woche. Doch es schmeckt so lecker, dass es sicher sofort aufgegessen wird!

GRÜNE SOSSE VON DER BRUNNENKRESSE
Das passt wunderbar zu Pellkartoffeln

Für 4 Personen

200 g Blätter der Brunnenkresse
2 EL gutes Olivenöl
Salz und Pfeffer
1 TL Senf
1 EL Zitronensaft
300 ml Bioschmand
2 hart gekochte Bioeier

Alle Zutaten bis auf die Eier in einem Mixer rasch zu einer Soße verarbeiten. Danach die hart gekochten Eier schälen, in kleine Würfel schneiden und unter die grüne Soße heben.

BRUNNENKRESSE ALS SALATZUTAT

Brunnenkresse verleiht jedem gezüchteten Blattsalat den wilden, würzigen Pepp. Dazu mischen Sie einfach 1 oder 2 Handvoll klein gehackte Brunnenkresse unter den gewöhnlichen Kopf- oder Eisbergsalat und machen diesen wie gewohnt an.

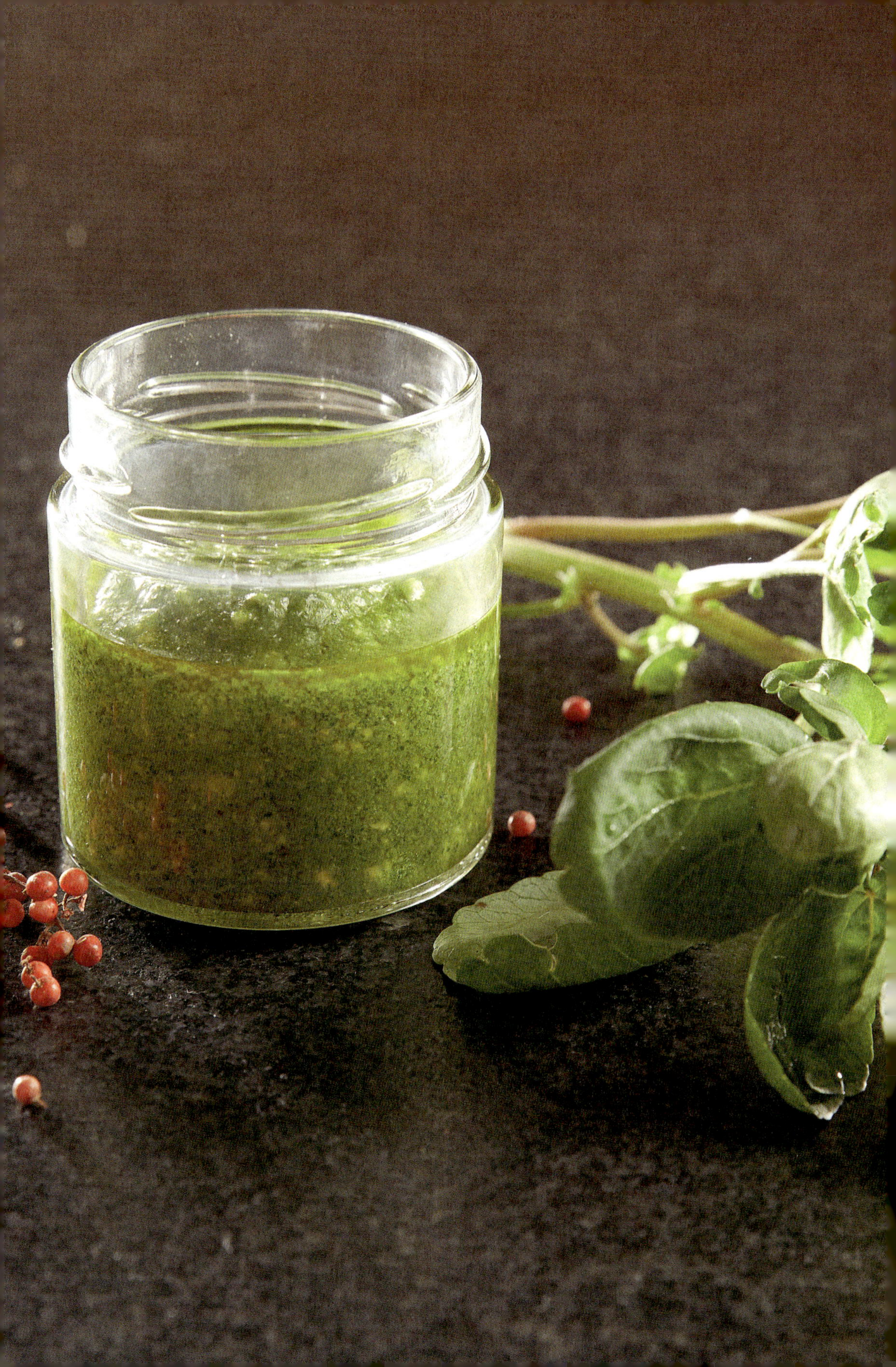

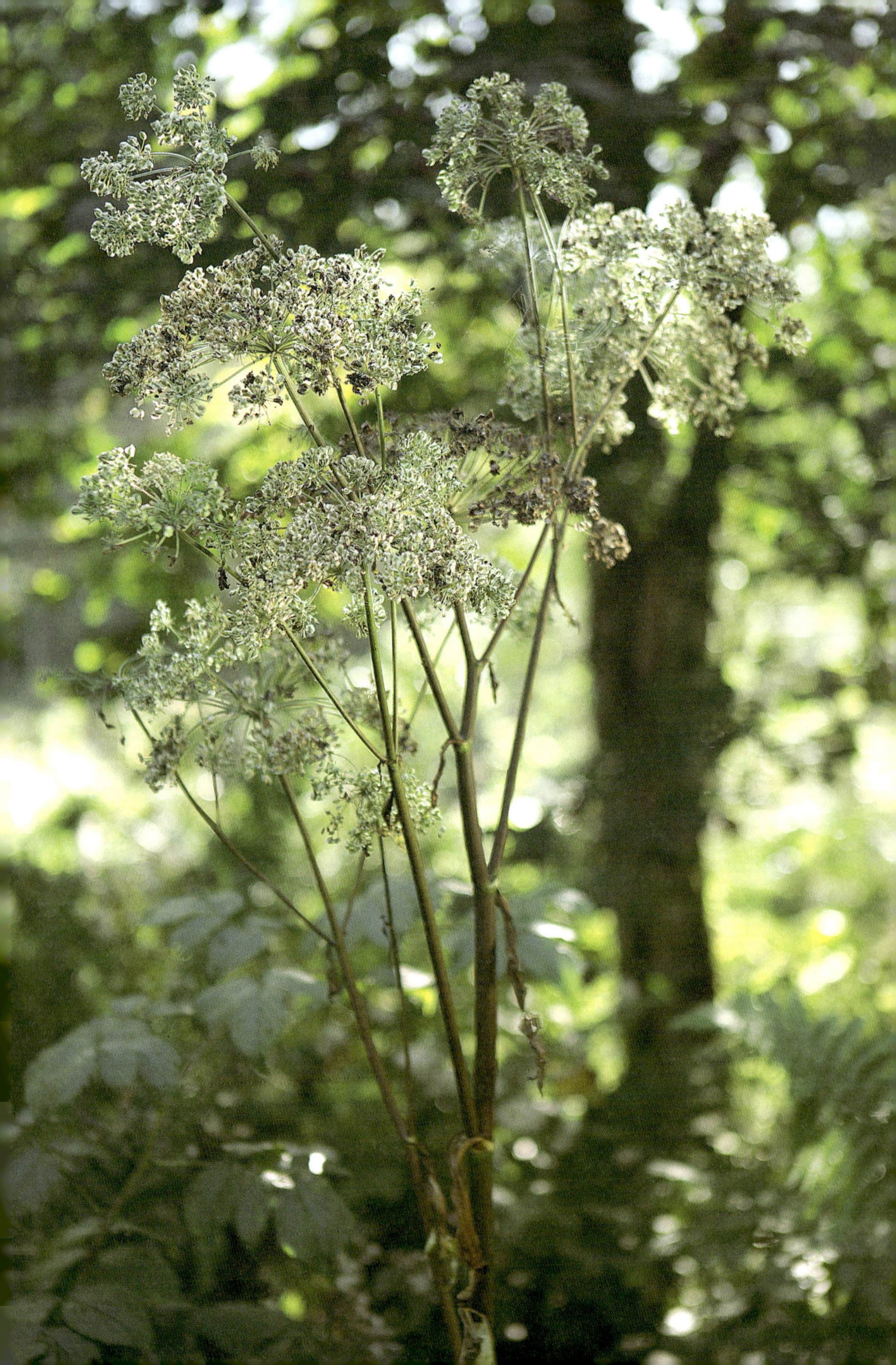

WALD-ENGELWURZ

ECHTE ENGELWURZ

Bei einem Spaziergang durch den Wald oder in der Nähe eines Flussufers werden Sie ihr bestimmt schon begegnet sein: der Wald-Engelwurz, die recht weit verbreitet ist, aber oftmals gar nicht als köstliche essbare Wildpflanze erkannt wird. Ihre direkte Verwandte, die Echte Engelwurz, ist in der wilden Natur ausgestorben. Während der Zeit, in der die Pest wütete, wurde die Echte Engelwurz sozusagen »übernutzt«. Nur in durch Mauern geschützten Klostergärten hat sie damals überlebt, und heute wird sie wieder gezielt ausgewildert.

Genau das können Sie mit der heilkräftigen Engelwurz in Ihrem Garten auch machen. Denn ihre Bitterstoffe und ätherischen Öle helfen unserem Verdauungssystem auf besondere Weise. Die wohlschmeckende und angenehme Wirkung ist seit alters bekannt und findet sich in der Verarbeitung zu Kräuterschnäpsen und Likören wieder. Von Skandinavien bis Norditalien ist die Engelwurz im gesamten feucht-gemäßigten Europa weit verbreitet und auch überall in den Rezepturen der Magen- und Verdauungsliköre oder Digestives aller Länder vertreten (beispielsweise Schwedenbitter, Jägermeister, Fernet Branca, Chartreuse). Das Geheimnis ist überall die Engelwurz … und vermutlich die engelsgleiche Wirkung auf den Menschen.

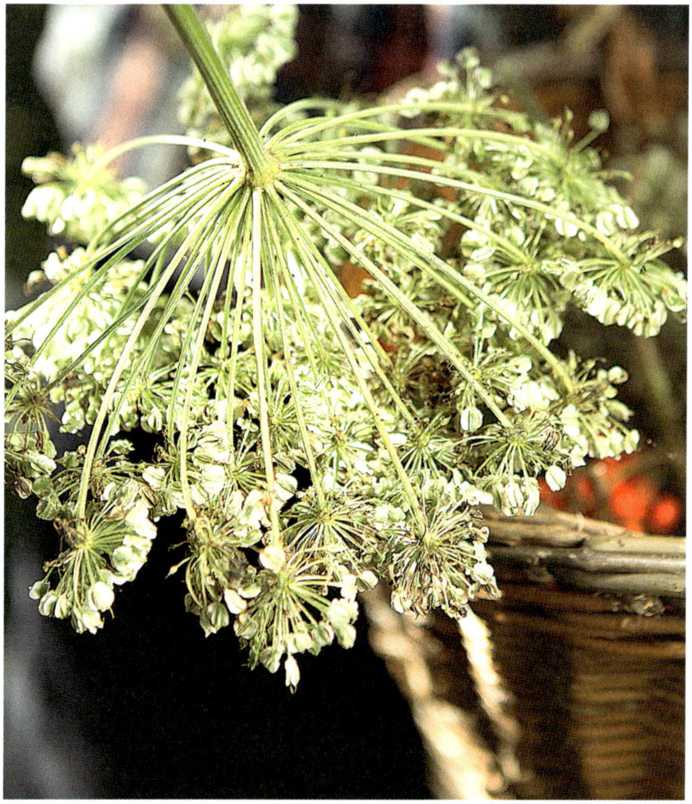

HIER WÄCHST SIE:

Wald-Engelwurz und Echte Engelwurz lieben Nässe, mindestens jedoch reichlich Feuchtigkeit. Daher wächst sie entlang von Ufern, in Feuchtwiesen und Gräben oder an lichten Stellen von Auwäldern. Der Boden ist dabei nährstoffreich und tiefgründig. Die Engelwurz kann sowohl als majestätisches Einzelexemplar anzutreffen sein als auch in ganzen Gruppen von Pflanzen; in Nordeuropa, insbesondere auf Island, gibt es Massenbestände. Sie werden sie sicher auch bald hier entdecken!

TIPP

Achtung – es besteht Verwechslungsgefahr, denn in der Pflanzenfamilie der Doldenblütler liegen aus Sicht des Menschen »Gut und Böse« nahe beieinander. Für Sie als Sammler bedeutet das, ausschließlich Pflanzen zu sammeln, die Sie zweifelsfrei bestimmen können. Die Hauptverwechslungsgefahr besteht mit dem Gefleckten Schierling (Conium maculatum): Im Unterschied zur Wald-Engelwurz weist dieser nur sehr kleine Blattscheiden auf, hat länglich schmale Teilblätter und vor allem rote Flecken, besonders in der unteren Hälfte des Haupttriebes. Der Geruch des Schierlings ist dazu penetrant unangenehm. Der Wasserschierling (Cicuta virosa) ist dagegen wohlriechend. Das deutlichste Unterscheidungsmerkmal sind die schmalen, fingerförmigen Teilblätter im Gegensatz zu den breiteren, rautenförmigen Blättern der Wald-Engelwurz. Der Besuch eines sogenannten Apothekergartens, eines botanischen Gartens oder der Besuch einer der heute zahlreich und überall angebotenen Kräuterführungen kann hier Sicherheit verschaffen.

DARAN ERKENNEN SIE SIE:

Blätter sind das mit Abstand wichtigste Erkennungsmerkmal, da uns diese in der warmen Jahreszeit immer zur Verfügung stehen; die Blüten kommen ja erst im zweiten Jahr zum Vorschein. Der Gesamtumriss der einzelnen Teilblätter eines Blattes ergibt ein Dreieck. Die einzelnen Teilblätter sind deutlich breit und rautenförmig geformt. Das Blatt der Wald-Engelwurz ist 2- bis 3-fach gefiedert, das bedeutet, dass von der Mittelachse eines Blattes zu beiden Seiten die Fiedern des Ersten Grades abzweigen. Diese sind vor allem im unteren Bereich, zum Zentrum der Pflanze hin, in sich erneut gefiedert, und von der Mittelachse der Fieder ersten Grades gehen erneut nach beiden Seiten Fiederblätter des zweiten Grades ab. Bei kräftig entwickelten Exemplaren kann sich dieses Phänomen sogar ein drittes Mal wiederholen, allerdings immer im unteren Bereich des Blattes zum Zentrum der Pflanze hin und in der Nähe der Hauptmittelachse des Blattes. An der Basis des Blattes (der Ansatzstelle zum Haupttrieb) zeigt sich eine ausgeprägte Blattscheide. Der Blattstiel zeigt zwei starke Kanten, die noch oben zeigen, während die Unterseite rundlich angelegt ist, insgesamt kann man bildhaft von einer Dachrinne sprechen. Sowohl der Stiel der einzelnen Blätter als auch der Haupttrieb der Pflanze kann im zweiten Jahr mehr oder weniger stark rostrot angelaufen sein. Wichtig ist dabei, dass es sich um rostrote Farbverläufe, keinesfalls um Punkte oder Flecken, handelt. Rote Punkte oder Flecken sind ein eindeutiges Anzeichen dafür, dass es sich um eine giftige Art handelt – also Finger weg! Im zweiten Wuchsjahr kann die Pflanze dank des senkrecht aufstrebenden Haupttriebes, welcher im Sommer von einer oder meist sogar von vielen Blütenständen gekrönt sein wird, Höhen von 1–2 m erreichen. Die weißen Blütendolden der Wald-Engelwurz sind nur schwach gewölbt, die Blütendolden der Echten Engelwurz hingegen eindeutig rund, fast schon kugelig gewölbt.

SO WIRKT SIE:

Das Wirkungsspektrum der Wald-Engelwurz und der echten Engelwurz ist gleich. Beide enthalten Flavone, Kumarine, Gerbstoffe, Harze, ätherische Öle und Bitterstoffe. Aus der Wurzel der Echten Engelwurz werden vor allem Tinkturen hergestellt. Diese finden (laut Kommission »E«) eine medizinische Anwendung bei Magen-Darm-Beschwerden wie Appetitlosigkeit, Krämpfen, Blähungen oder Völlegefühl. Die darin enthaltenen ätherischen Öle und Bitterstoffe regen die Verdauungssäfte im

Magen, in der Galle sowie in der Bauchspeicheldrüse an und bringen den Stoffwechsel auf Trab. Auch die Wald-Engelwurz kann dies leisten, allerdings ist die Konzentration der Inhaltsstoffe bei ihr etwas geringer. Das reine ätherische Öl der Engelwurz (beispielsweise bei Primavera in Bioqualität zu erwerben) kann als Zutat für einen hustenlindernden Brustbalsam verwendet werden. Da die Engelwurz im Volksmund auch unter der Bezeichnung »Brustwurz« oder »Heiligenwurz« bekannt ist, lässt sich auch das vielseitige Einsatzgebiet bei Atemwegserkrankungen, Rheuma, Gicht oder bei allgemeiner Schwäche erklären. Wenn Sie selbst Wurzeln oder Samen sammeln und verarbeiten, dörren Sie diese bitte an einem trockenen und luftigen Ort immer unter 40 °C. Nur so bleiben die wertvollen ätherischen Öle garantiert erhalten.

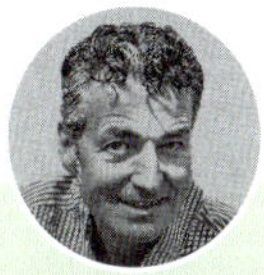

MEIN PERSÖNLICHER TIPP

Falls Sie eine empfindliche Haut haben, empfehle ich Handschuhe, doch alle anderen können die Pflanze problemlos sammeln. Junge Blätter und Triebe eignen sich als würzende Zutat für Salate, Suppen und Eintöpfe. Hier zeigt sich die nahe Verwandtschaft zum Liebstöckel, das auch »Maggikraut« genannt wird und einer Suppenbrühe zu Aroma verhilft. Junge Blattstiele sind als kandiertes Naschwerk lecker.

SAMMELHINWEISE:

Blätter, Stängel, junge Triebe	Mai–Juli
Wurzel (im Jahr vor der Blüte)	September–Februar
Samen	September–Oktober

SO BAUEN SIE WALD-ENGELWURZ SELBST AN

Wald-Engelwurz sowie Echte Engelwurz gibt es sogar als Topfpflanzen zu kaufen; besonders in Biostaudengärtnereien werden Sie sie finden. Beide benötigen die gleichen Standortbedingungen, nämlich viel Feuchtigkeit. Bitte beachten Sie, dass Engelwurzen zweijährige Pflanzen sind. Das bedeutet, dass Sie nach der Pflanzung im ersten Jahr im nächsten Jahr noch einmal einjährige Jungexemplare nachpflanzen müssen, sodass Sie immer sowohl einjährige als auch zweijährige Pflanzen im Garten haben. Auf diese Weise können Sie jedes Jahr wunderschöne Blüten bewundern und haben auch immer ausreichend Wurzeln zur Ernte zur Verfügung. Die Engelwurz muss regelmäßig mit Wasser versorgt werden, das Mulchen mit Brennnesselblättern unterstützt ein gutes Wachstum. Und denken Sie daran: Die Echte Engelwurz kann bis zu 3 m hoch werden! Eine Kultivierung in Kübeln auf dem Balkon ist daher nur bedingt zu empfehlen. Sie braucht Platz zum Wachsen, sowohl in der Tiefe als auch in der Breite und Höhe.

KANDIERTE ENGELWURZ-»STÄNGELI«

Mehr als eine essbare Dekoration für Eis und Co.

400 g Stängel von der Wald-Engelwurz
350 g Rohrohrzucker
400 ml warmes, reines Wasser

Die Engelwurz-Stängel, insbesondere die dickeren, schälen, sorgfältig waschen und längere Stängel der Länge nach halbieren. Das Wasser mit dem Zucker aufkochen, und die Stängel darin eine Stunde lang köcheln lassen. Dabei sind die Stängel vollständig mit dem Zuckerwasser bedeckt. Alles mindestens über Nacht und einen weiteren Tag lang abgedeckt stehen lassen, damit die Stängel den Sirup aufsaugen können. Am nächsten Tag den Topf wieder auf den Herd stellen, aber nur einmal kurz aufkochen. Und wieder alles mindestens eine Nacht und einen Tag lang stehen lassen. Die Stängel mit einer Zange aus dem Sirup herausheben, auf einem Gitter abtropfen und einen Tag lang gut trocknen lassen. Danach werden sie in Puderzucker gewälzt und können so in einem luftdichten Schraubdeckelglas oder einer Dose aufbewahrt werden.

ENGELWURZBAD

Eine Wohltat bei Rheuma und Co.

100 g Wurzel der Engelwurz (frisch oder getrocknet)
1 Liter Wasser

Die Wurzeln mit kaltem Wasser übergießen, in einem Kochtopf zum Sieden bringen und 15 Minuten lang kochen lassen. Dann abseihen und die Flüssigkeit dem fertigen Badewasser hinzugeben.

Ein bis zwei Bäder mit Engelwurz pro Woche tun den rheumatischen Gliedern einfach gut. Auch Zinnkraut (Acker-Schachtelhalm) oder Heublumen sind geeignete Wildpflanzen für Muskeln und Gelenke.

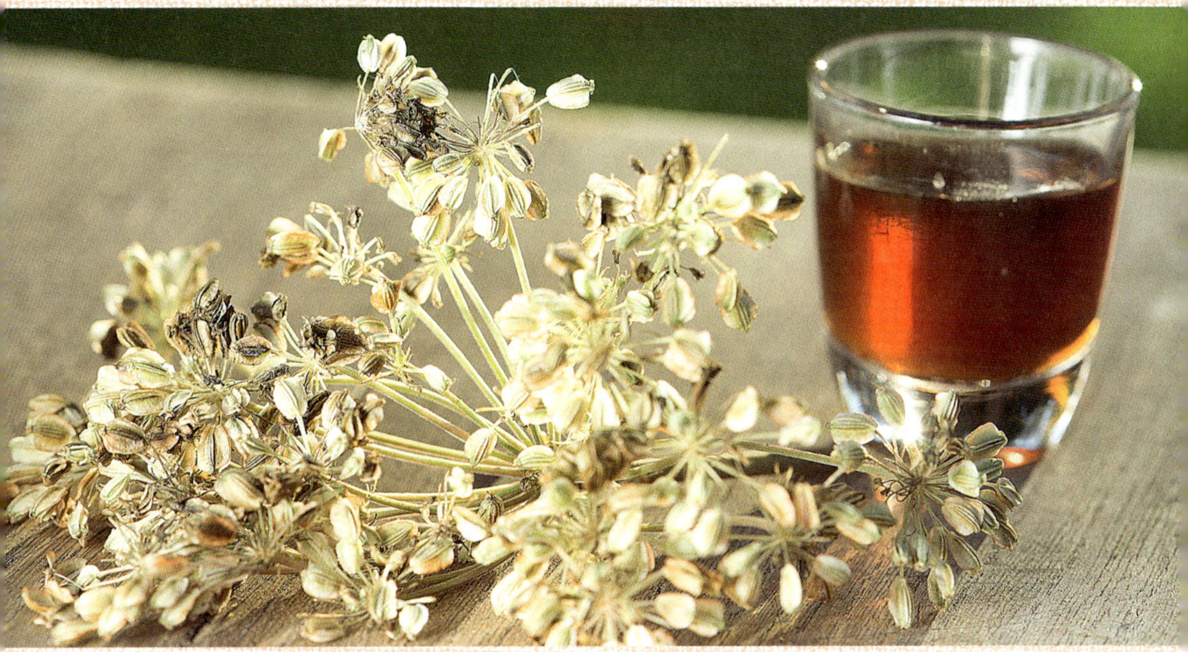

ENGELWURZLIKÖR

Der Digestif aus dem Feuchtgebiet

2 Wurzelknollen von der Wald-Engelwurz
oder
3–4 EL reife Samen
0,7 Liter Korn, Wodka oder Weinbrand; je nach Sorte und Vorliebe* zwischen 32 % und 40 %
300 g Rohrohrzucker
8 g Zimtpulver
2 g Muskatpulver
1–2 Gewürznelken

* Zwischen Korn 32 %, Doppelkorn 38 % und Wodka 40 % ist alles möglich. Weinbrand hat schon wieder mehr Eigengeschmack und wird daher nicht zur Likörherstellung empfohlen.

Die Wurzelknollen mit einer Gemüsebürste sauber abbürsten und unter fließendem Wasser reinigen. In etwa 1–2 cm große Würfel schneiden. Die Wurzeln oder Samen zusammen mit dem Alkohol, den Gewürzen und dem Rohrohrzucker in eine große Glasflasche (oder ein großes Weckglas mit breiter Öffnung) füllen, bis die Wurzelstückchen vollständig von der Flüssigkeit bedeckt sind. Nun heißt es Geduld haben, denn das Glas bleibt einen Monat lang fest verschlossen auf der Fensterbank stehen. Gelegentlich muss es sanft geschüttelt oder bewegt werden. Nach vier Wochen kann alles durch ein sehr feines Sieb oder ein Leinentuch gefiltert werden. Der Likör ist nun fertig und wird in eine saubere Glasflasche abgefüllt.

Der Engelwurzlikör ist ein wohlschmeckender Digestif, besonders nach einem reichhaltigen Essen.

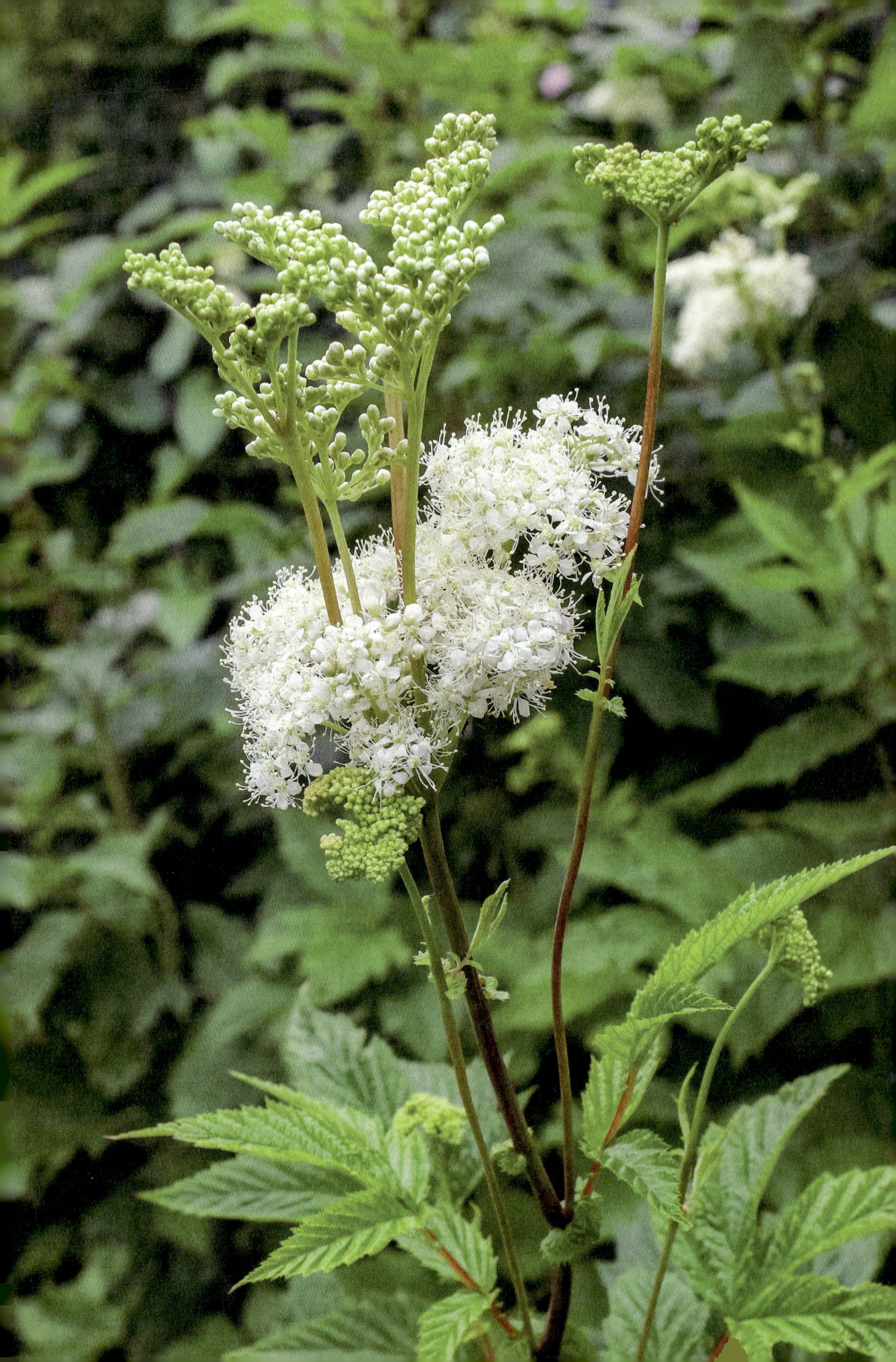

MÄDESÜSS

»WIESENKÖNIGIN«

Mädesüß – das klingt recht lieblich und »süß« und verniedlicht bedauerlicherweise die Wirkkraft einer Pflanze, die für einen Meilenstein in der Geschichte der Medizin verantwortlich ist.[5] Im Volksmund spricht man ehrfürchtig von der Wiesenkönigin, was in ihrer anmutigen, königlichen Erscheinung – mit cremeweißen Blütenständen, die auf schlanken, oben fast blattlosen Stängeln über der Feuchtwiese zu schweben scheinen – begründet ist. Und diese Königin zeigt ihren wohlwollenden Einfluss: Mädesüß ist eine starke Medizinalpflanze, die seit jeher zur Schmerzlinderung genutzt wurde. Früher gab es bekanntlich keine Narkosen oder allopathische Schmerzmittel; insofern war die schmerzerlösende Wirkung einer Wiesenkönigin – nachvollziehbar – begehrt und darum auch so verehrenswert. Schade, dass sich bis heute Mädesüß als gebräuchlicher Name gehalten hat, denn damit kommt die Heilkraft von Mutter Natur nicht mehr so klar zum Ausdruck. Das Versteckspiel vertuscht das Potenzial der heilbringenden »Mutterpflanze« des bis heute meistverkauften schmerzstillenden, blutverdünnenden und allopathischen Medikaments! Der Hauptumsatzbringer eines weltweit agierenden Pharmakonzerns verwendet den früheren botanischen Namen »Spirea« für ein Medikament. Wer von der Spirea etwas nimmt, nimmt es daher »a spirea«. Alles klar? Filipendula ulmaria heißt die Pflanze in der Botanik heute, und der schmerzstillende Stoff, die Acetylsalicylsäure, wird längst nicht mehr aus der Pflanze extrahiert, sondern nach deren Vorbild biochemisch nachgebaut. Es gibt außerdem einige Quellen, die die Verwendung von Mädesüß zum Süßen von Wein und Met erwähnen, besonders in den nordischen Ländern. Das war ein kluger Schachzug, denn die katervorbeugende Wirkung konnte so gleich mitgetrunken werden!

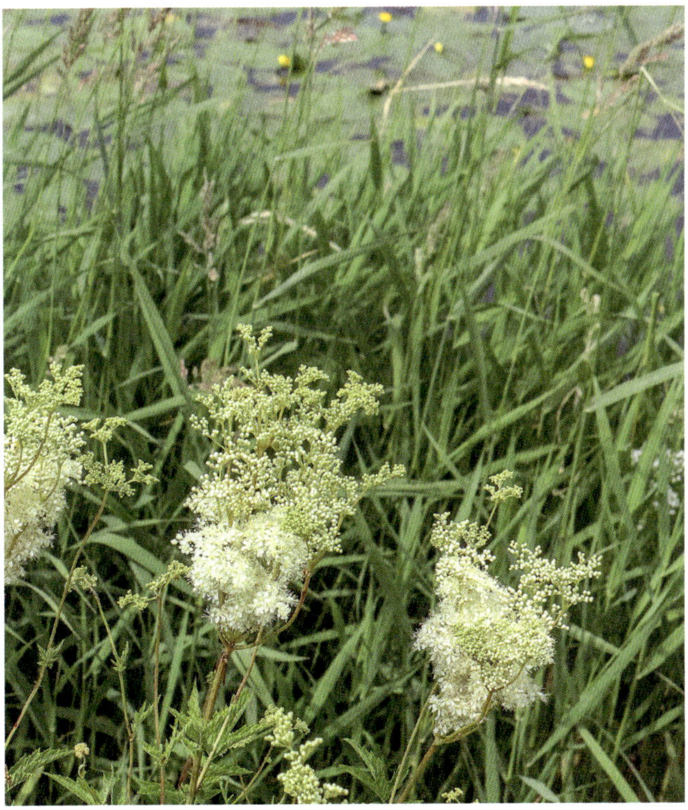

HIER WÄCHST ES:

Mädesüß ist in der wilden Natur gar nicht so selten, und wenn Sie es einmal entdeckt haben, werden Sie sich fragen, warum Sie diese Schönheit so lange übersehen oder vernachlässigen konnten! Es wächst in

[5] Der Apotheker Felix Hoffmann gewann erstmals im Jahr 1897 aus der Säure die heute bekannte Acetylsalicylsäure.

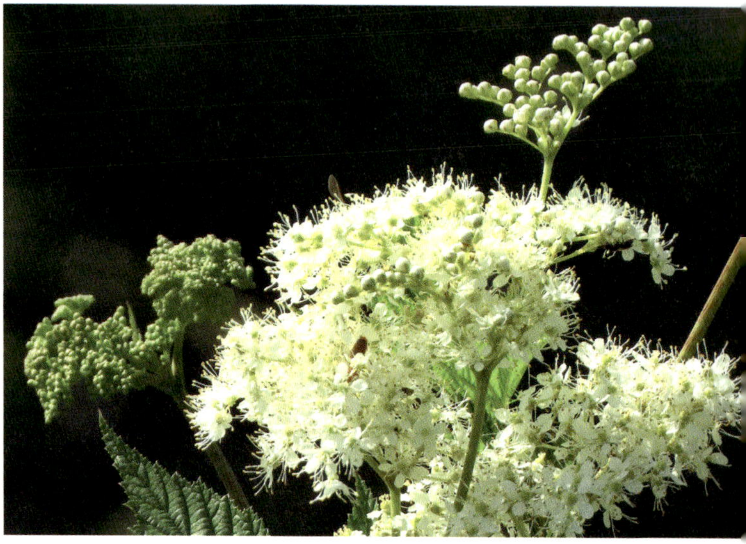

TIPP

Ich bin ein Fan von Kaltwasserauszügen aus Blüten. Im Hochsommer kommen nach Holunder-, Rosen- und Linden- schließlich die duftenden Mädesüßblüten in einen Topf mit reinem Wasser. Dieser steht abgedeckt einen Tag und eine Nacht lang an einem nicht allzu warmen Ort. Nach dem Filtern der Blüten wird der Auszug zusammen mit Zucker und Zitronensaft kurz erhitzt und schließlich noch heiß in saubere kleine Flaschen abgefüllt. Mit Sekt, Prosecco oder Sprudelwasser aufgegossen, entsteht ein wohlschmeckendes Erfrischungsgetränk, das sich besonders für festliche Anlässe eignet.

Feuchtwiesen, im Uferbereich von Seen, an Fließgewässern, in Wiesengräben oder in Auwäldern. Schon von Weitem sehen Sie im Sommer die herausragenden weißen Blüten und riechen den feinen Blütenduft nach Vanille und Mandeln.

DARAN ERKENNEN SIE ES:

Mädesüß ist eine mehrjährige Staude mit einer Wuchshöhe von bis zu 1,50 m. Die Stängel sind kantig und rot überlaufen und wachsen aufrecht. Die gefiederten Blätter bestehen aus 2 bis 5 Blattpaaren und einer 3-lappigen Endfieder. Die Blattränder sind scharf gesägt, die Blattflächen oberseits dunkelgrün, unterseits jedoch silbrig grau und filzig behaart. Die zahlreichen kleinen Blüten sind gelblich weiß (cremeweiß) und sitzen trichterförmig in Rispen. Die einzelne Blüte hat 5 bis 6 Blütenblätter und viele Staubblätter.

SO WIRKT ES:

Mädesüß beinhaltet – allen voran – Salicylsäure, dazu ätherische Öle, Flavonoide, Gerbstoffe sowie Schleim. Dies macht es zu einem hervorragenden Mittel bei Kopfschmerzen oder den typischen Gliederschmerzen bei einer Erkältung oder einem grippalen Infekt. Volksmedizinisch findet sich auch die Verwendung als wassertreibendes Mittel sowie bei rheumatischen Muskel- oder Gelenkschmerzen. Da es mit der darin enthaltenen Salicylsäure blutverdünnend wirkt, darf die empfohlene Tagesdosis nicht überschritten werden.

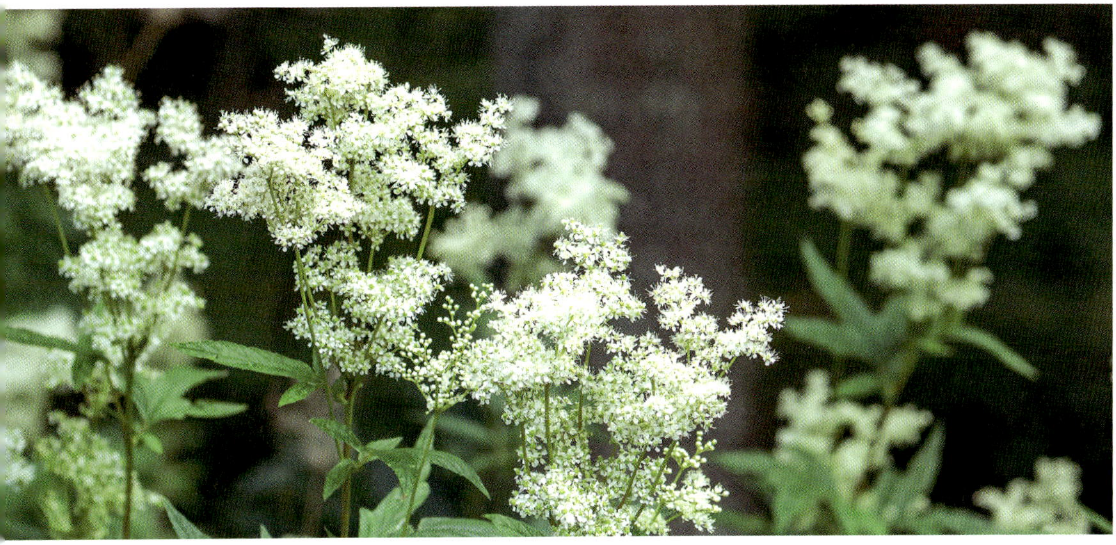

SAMMELHINWEISE:

junge Blätter	April–Mai
Blüten	Juni–August

SO BAUEN SIE MÄDESÜSS SELBST AN

Das winterharte Mädesüß ist eine wunderschöne Gartenstaude. Im Halbschatten Ihres Gartens, aber auch in der Feuchtzone am Teich gedeiht die Pflanze schnell und pflegeleicht. Dazu zeigt es sich für Mensch und Tier nützlich: Bienen, Hummeln und Schmetterlinge werden ihre Freude am Mädesüß haben. Es gibt zwar keinen Nektar, aber jede Menge Pollen. Die Raupen des Mädesüß-Perlmuttfalters leben nur von sowie auf ihm. Heute sind auch Zierformen in ausgesuchten Staudengärtnereien verfügbar. Diese sind zum Teil kleinwüchsiger, zeigen zierliche Blattformen und blühen auch in Rosa. Ehrlich gesagt ist mir hier das wilde Mädesüß lieber: Natur pur ist einfach schöner. Die Jungpflanzen der wilden Art als auch von Zierformen erhalten Sie in Staudengärtnereien. Auf Ihrem Balkon oder Ihrer Terrasse können Sie die Jungpflanze in einen großen und mindestens 40 cm tiefen Topf einpflanzen; allerdings können ein bis zwei Pflanzen Ihren Eigenbedarf gar nicht decken, daher ist das Sammeln in der freien Natur, zum Beispiel auf dem Rückweg vom Badesee, sinnvoll.

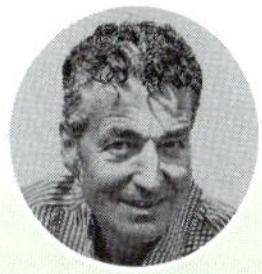

MEIN PERSÖNLICHER TIPP

Der Mädesüßtee wirkt in Kombination mit Linden- und Holunderblüten – die Sie ebenso leicht in der freien Natur finden – vor allem bei fieberhaften Erkältungskrankheiten oder grippalen Infekten, indem das Schwitzen nach dem Teegenuss zusätzlich gefördert wird. Die Teemischung schmeckt besser, und das Wirkspektrum wird erweitert.

MÄDESÜSSTEE
Kopfweh-ade-Tee

Für Ihren winterlichen Vorrat müssen Sie unbedingt auf eine schonende und gleichermaßen sorgfältige Trocknung der Blätter und Blüten achten. Die empfindlichen ätherischen Öle und Flavonoide sollten möglichst erhalten bleiben. Dazu hängen Sie einzelne Bündel an einem schattigen, luftigen Ort zum Trocknen auf. Legen Sie ein Tuch darunter, um herabfallende Blüten oder Blätter aufzufangen. Ideal ist der Einsatz eines Dörrgerätes mit einem Temperaturregler (hier nur bis maximal 40 °C einstellen!) und mit einer Zeitschaltuhr. Die rascheltrockenen Blüten und Blätter kommen schließlich in eine passende Teedose oder in ein sauberes Schraubdeckelglas. Kühl, trocken und besonders vor Licht geschützt, bleiben Ihnen die Inhaltsstoffe mindestens ein Jahr erhalten.

Bei der Zubereitung geben Sie die Blüten und Blätter lose in eine Teekanne und übergießen sie mit kochend heißem Wasser (½ TL Tee auf 150 ml Wasser). Nach 10 Minuten kann alles gesiebt werden.

Die Dosis pro Tag liegt bei Erwachsenen und Kindern ab zehn Jahren bei 2,5 bis 3,5 g. Bei Kleinkindern sind es 1 bis 2 g, bei Kindern von vier bis zehn Jahren 2 bis 3 g pro Tag. Babys dürfen den Tee nicht trinken (Literaturhinweis: »Heilpflanzenpraxis heute«, Siegfried Bäumler, 2007, S. 279).

Da Mädesüß blutverdünnend wirkt, sprechen Sie vorher ggf. mit Ihrem Arzt.

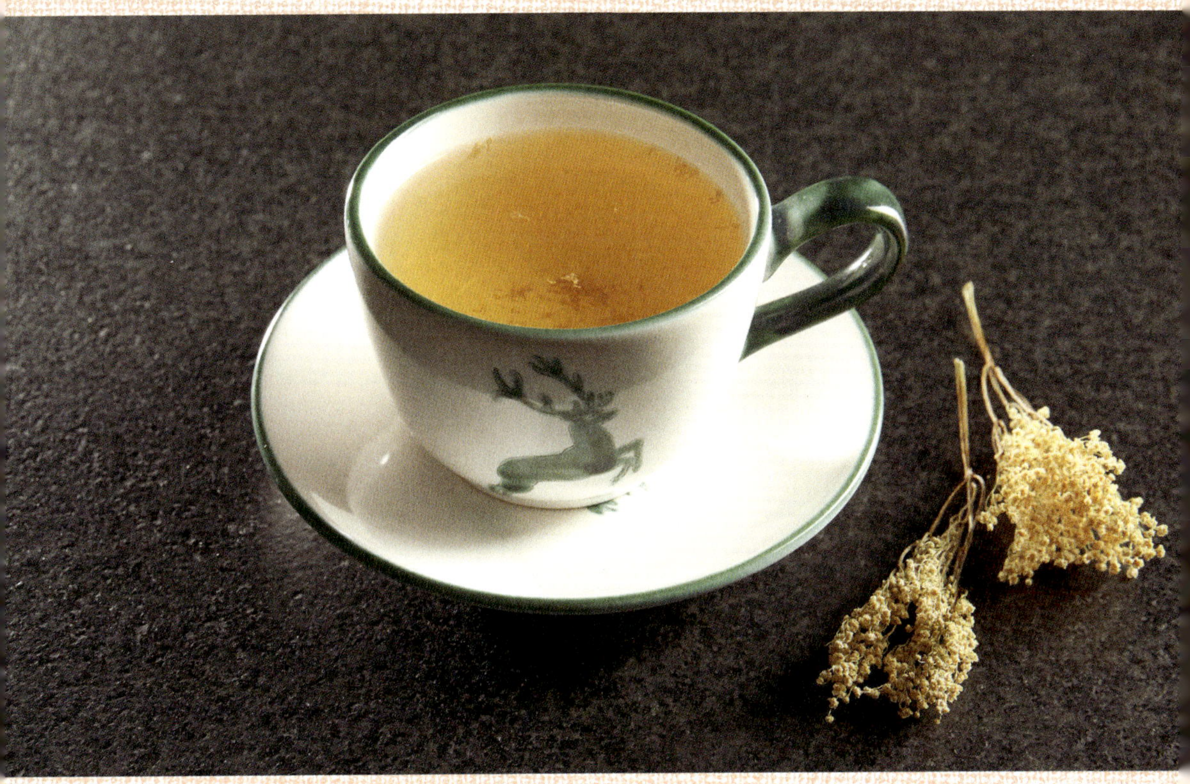

AROMASAHNE FÜR KUCHEN UND EISCREME

Feine Aromen nach Mandel und Vanille

Für 2 Becher süße Sahne

400 ml süße Biosahne oder Rahm
1 Handvoll Mädesüßblütenstände

Die Sahne in ein hohes Gefäß mit Deckel füllen. Die Blütenstände mit einem Nähfaden zusammenbinden und über Nacht in der Sahne im Kühlschrank ausziehen lassen. Am nächsten Tag das Büschel am Faden herausziehen und abtropfen lassen. Nun kann die kalte Sahne wie gewohnt steif geschlagen werden. Nach persönlichem Geschmack kann noch etwas Biovanillezucker hinzugefügt werden. Die Aromasahne passt hervorragend zu Obst- oder Rührkuchen.

Für Eiscreme wird die aromatisierte Sahne in die Eismaschine gefüllt und gemäß Betriebsanleitung zu einem Sahneeis verarbeitet. Die Menge an Rohrohrzucker kann hier geringer dosiert werden, da Mädesüß an sich schon süß schmeckt.

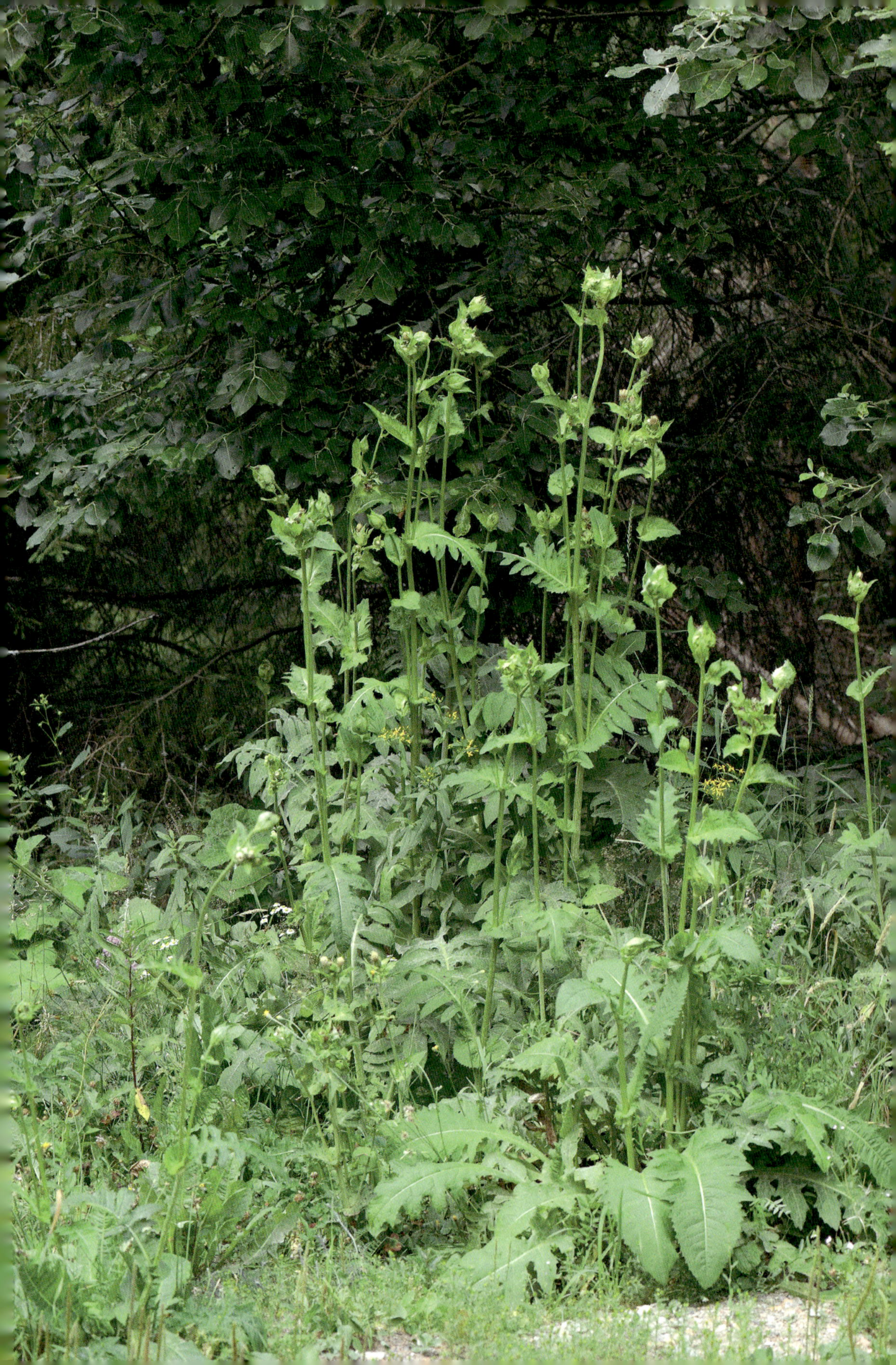

SUMPF-KOHLDISTEL

Die volkstümlichen Namen wie Wiesenkohl oder Gemüsedistel weisen darauf hin, dass diese Pflanze früher oft als Gemüse gegessen wurde. Die jungen Blätter der Sumpf-Kohldistel schmecken sehr lecker, eher mild, und eignen sich hervorragend zur Zubereitung als »Spinat«. Gemüsepflanzen auf solche Weise zu dünsten ist seit alters bekannt. Lange bevor es unseren Kulturspinat gab, waren essbare Wildpflanzen wie Franzosenkraut, Weißer Gänsefuß (Melde), Giersch oder Brennnesseln selbstverständlicher und wichtiger Bestandteil in der täglichen Ernährung. Der Spinat mit »Blubb« kam erst vor ungefähr 40 Jahren auf unsere Teller. Doch das ist eine andere Geschichte ... Mutter Natur beschenkt uns auch hier mit einem naturbelassenen Gemüse, das frei von Rückständen von Agrarchemie sowie nicht durch Züchtung verändert ist. Zusammen mit der hohen Nährstoffdichte ist dies eine Gesundheitsvorsorge mit Gourmeteffekt. Dabei müssen Sie sich keine Sorgen um die Stacheln machen, denn diese werden beim Dünsten weich. In Japan wird die Sumpf-Kohldistel als Gemüse angebaut und vielseitig verwendet.

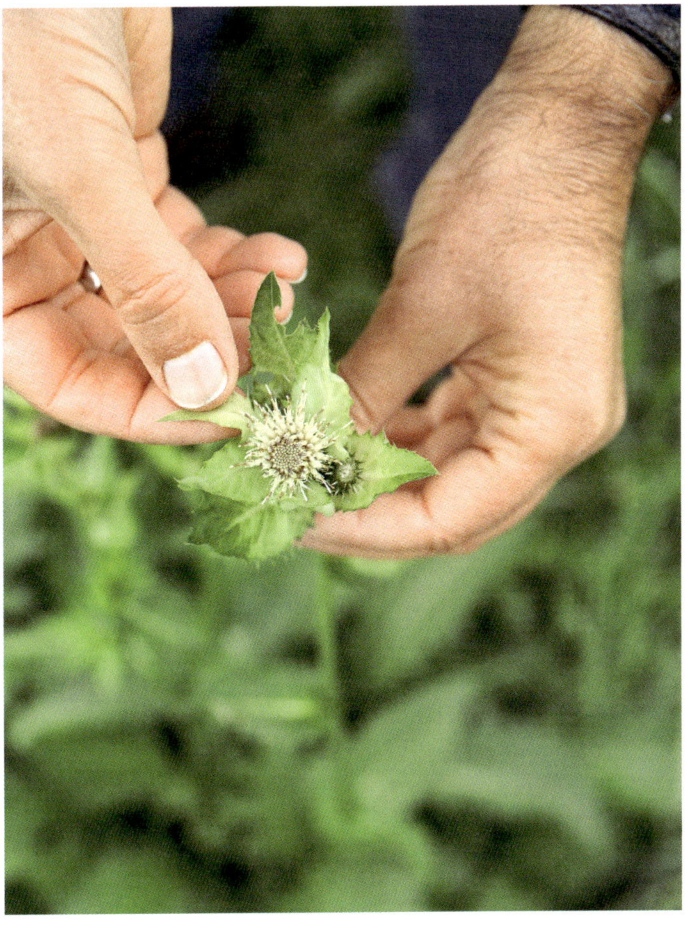

HIER WÄCHST SIE:

Das Hauptvorkommen der Sumpf-Kohldistel sind sumpfig feuchte Wiesen. Auch im direkten Uferbereich von Bächen und Flüssen ist sie sehr häufig anzutreffen. In Mittel- und Hochgebirgen bildet die Staude zusammen mit Brennnesseln und Schmalblättrigen Weidenröschen die sogenannten Hochstaudenfluren. An den stark durchfeuchteten Hängen wird sie vom Hangzugwasser ständig mit neuen Mineralien und Spurenelementen gedüngt. Die Sumpf-Kohldistel mag grundwassernahe, staunasse, lehmige Böden, in denen reichlich Nährstoffe vorhanden sind. Ihr Vorkommen zeigt somit auch immer einen hohen Grundwasserstand an.

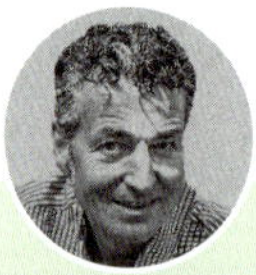

MEIN PERSÖNLICHER TIPP

Mit dem im Rezeptteil beschriebenen »Wildspinat« lassen sich im Handumdrehen sommerliche kalte Fingerfood-Gerichte zaubern! Das Gemüse wird dazu als Füllung in Pfannkuchen oder Wraps eingerollt. Diese finden auf sommerlichen Gartenpartys als deftiger Snack zum Wald-Apéro sofort ihre Liebhaber.

DARAN ERKENNEN SIE SIE:

Die Sumpf-Kohldistel ist eine mehrjährige Staude. Die Pflanze überwintert im Wurzelstock und regeneriert sich aus diesem jedes Frühjahr neu. In Bodennähe erscheinen zunächst tief eingeschnittene, fast fiederspaltig geformte Blätter, die Längen von 35 cm erreichen können und spitz zulaufen. Nach oben hin werden die Blätter kleiner, sind kaum noch unterteilt, laufen aber immer noch spitz zu. Allen Blättern gemein ist die auffallend stark ausgebildete Mittelrippe. An den straff aufrecht wachsenden Blütentrieben, die bis zu 1,50 m hoch wachsen, sorgen cremefarbene Hochblätter direkt unterhalb der eigentlichen Blüten für die charakteristische Erscheinung der sommerlichen Pflanze. Diese gelblich cremeweißen Hochblätter sind viel auffälliger als die eigentlichen Blütenstände der Distel und dominieren im Juli und August das Aussehen ganzer Feuchtwiesen- und Ufervegetationsbestände.

SO WIRKT SIE:

Die Sumpf-Kohldistel ist keine anerkannte Heilpflanze, doch sie ist ein absolut hochwertiges Wildgemüse mit den allgemeingültigen Parametern eines »Lebens-Mittels«, das uns Lebendigkeit schenkt: Sie zeichnet sich durch einen Reichtum an Mineralien, Spurenelementen sowie Chlorophyll (das ist die berühmte Grünkraft der Pflanzen, von der ich gerne spreche) aus. Außerdem kommen noch Ballaststoffe, Gerb- und Bitterstoffe hinzu. Wie Sie wissen, sorgen Ballaststoffe für eine gute Verdauung und Reinigung des Darms. Die Bitterstoffe wirken positiv auf Leber und Galle und entgiften den Körper. Die Gerbstoffe wiederum unterstützen alle Schleimhäute und damit auch Ihre Darmflora. Die verdickten Wurzeln der winterharten Staude enthalten Inulin, das für seine prebiotische Wirkung auf die Darmflora bekannt ist und somit also ein intaktes, leistungsfähiges Immunsystem unterstützt. Eine volksmedizinische Nutzung der Pflanze ist nicht bekannt, doch die Silbe »Kohl«[6] verweist auf die traditionelle Nutzung als Nahrungsmittel. Die Wirkung der Sumpf-Kohldistel ist vielmehr im ganzheitlichen Sinne als exzellentes Lebensmittel mit naturbelassenen Inhaltsstoffen zu betrachten, die im Rahmen einer artgerechten Ernährung einen wertvollen Beitrag zur Gesunderhaltung sowie zur Rekonvaleszenz bietet.

[6] Kohl, lateinisch »caulis«: für Stängel.

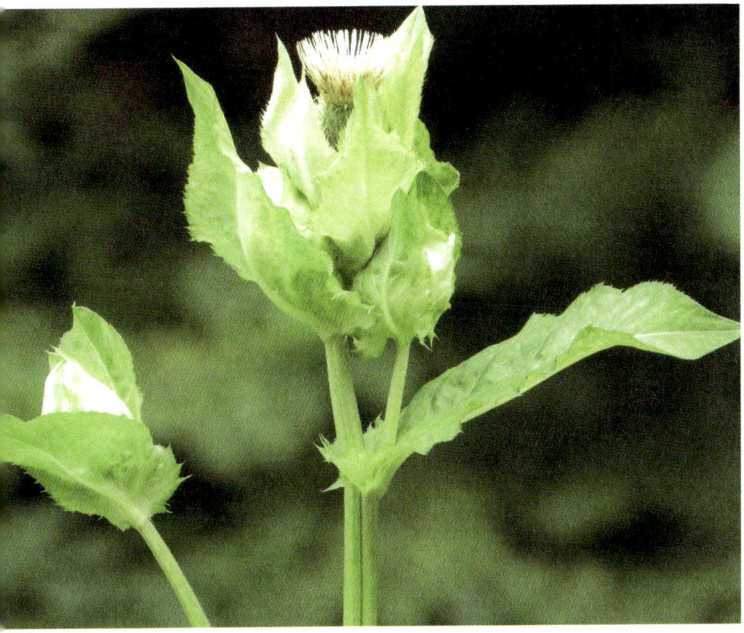

TIPP

Nutzen Sie das Frühjahr und den Sommer, um regelmäßig Blätter und Blüten zu sammeln und in Ihren Speiseplan zu integrieren. Zum Trocknen eignet sich die Sumpf-Kohldistel nämlich nicht. Ich empfehle, bei den ab Mitte Juni geernteten Blättern die dicke Mittelrippe im unteren Bereich herauszuschneiden. Da die Sumpf-Kohldistel insgesamt einen milden Geschmack hat, ist sie auch eine ideale Zutat – ganz im Sinne der Rohkost – für Ihren grünen Smoothie.

SAMMELHINWEISE:

Blätter und Triebspitzen	März–Juli
Blüten	Juni–September
Wurzeln	September–Februar

SO BAUEN SIE SUMPF-KOHLDISTEL SELBST AN

Mit dem Anbau von Sumpf-Kohldisteln können Sie dekorative Aspekte in Ihren Garten hineinbringen – insbesondere in der Kombination mit Farnen oder mit Mädesüß und Engelwurz. Der Halbschatten oder eine feuchte Nord-, Ost- oder Westseite des Hauses ist der ideale Pflanzplatz für die nässeliebende Pflanze. Besonders im Uferbereich des Gartenteichs wächst sie besonders gut. Die schön strukturierten Blätter sowie die aparten Distelblüten mit den cremefarbenen Hochblättern werden das Auge eines jeden Naturliebhabers auf sich ziehen. Dazu ist sie ein guter Nektar- und Pollenspender. Für den Balkon oder die Terrasse eignet sie sich weniger. Die Aussaat im Garten ist an Ort und Stelle von März bis August möglich.

VERWILDERTES WURZELGEMÜSE
Das schmeckt nach Herbst!

Zutaten als Beilage für 4 Portionen

4 große Möhren
1 Sellerieknolle
1 Wurzelstock einer herbstlichen Sumpf-Kohldistel
1 Zwiebel
2 EL hochwertiges Olivenöl
0,1 l Gemüsebrühe
Salz und Pfeffer
etwas Rohrohrzucker oder Honig

Möhren und Sellerie waschen, schälen und in Würfel schneiden. Aus dem Wurzelstock die verdickten oberen Teile der Wurzel herausschneiden, diese gründlich waschen und in kleine Stücke schneiden. In einer Pfanne wird im Olivenöl die klein gehackte Zwiebel glasig gedünstet. Danach kommen das gewürfelte Gemüse und 0,1 Liter Gemüsebrühe hinzu. Mit Salz und Pfeffer würzen. Das Ganze wird mit 1 Prise Rohrohrzucker oder 1 TL Honig abgerundet. Weitere 5 Minuten zugedeckt dünsten, immer wieder umrühren und probieren, bis das Gemüse gar, aber noch bissfest ist.

KOHLDISTEL-ROHKOST-CRACKER
Schmackhafte Ballaststoffe für die Darmgesundheit

Zutaten als Beilage für 4 Portionen

4 Handvoll Kohldistelblätter
1–2 Möhren
100 g Gold-Leinsaat
2 EL Flohsamenschalen
2 EL Sonnenblumenkerne
schwarzer Pfeffer nach Geschmack

Die Mittelrippe der Blätter entfernen, zusammen mit den Möhren durch einen Fleischwolf drehen. Den nassen Gemüsebrei in einer Schüssel zusammen mit der Gold-Leinsaat, den Flohsamenschalen und Sonnenblumenkernen zu einem »Teig« verkneten. Evtl. noch etwas Wasser hinzugeben, mit Pfeffer abschmecken und 15 Minuten ausquellen lassen. Masse auf einem Back- oder Dörrgitter 3–4 mm dick ausbreiten, mit einem Messer die Bruchkanten der Cracker schneiden. Bei 40 °C Maximaltemperatur etwa 12 Stunden dörren, schließlich die Cracker auseinanderbrechen.

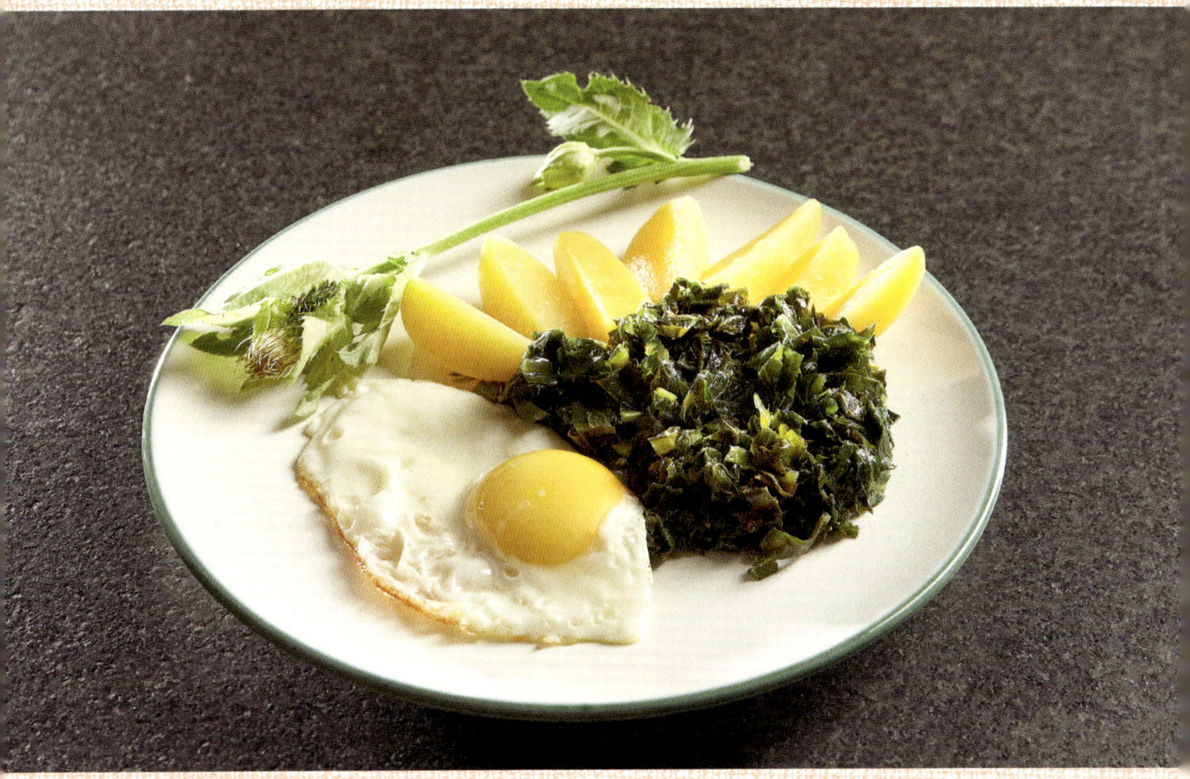

KOHLDISTELGEMÜSE MIT SPIEGELEI UND BRATKARTOFFELN

Edler Wildspinat in klassischer Kombination

Für 4 Portionen

Für den Wildspinat:
2 Zwiebeln
2 Knoblauchzehen
4 EL hochwertiges Olivenöl
600 g Blätter der Sumpf-Kohldistel
etwas Wasser
Salz, Pfeffer und Muskatnuss
nach Belieben Schmand oder Sahne

Für Bratkartoffeln und Spiegelei:
4 Bioeier (oder mehr)
1 kg festkochende Kartoffeln
1–3 EL Kokosöl zum Anbraten

Zwiebel und Knoblauch in Olivenöl andünsten. Die Mittelrippen der Blätter herausschneiden (siehe Tipp oben). Das Blattgrün sorgfältig ausschütteln und waschen, zerschneiden und hinzugeben. Mit etwas Wasser ablöschen und weiter andünsten. Zugedeckt einige Minuten im Dampf garen lassen. Schließlich mit Salz, Pfeffer und Muskat abschmecken, eventuell den wilden Spinat nach Belieben mit Sahne oder Schmand verfeinern.

Spiegeleier und Bratkartoffeln werden wie gewohnt in der Pfanne zubereitet. Wer sich hier unsicher ist, kann ein klassisches Kochbuch zu Rate ziehen.

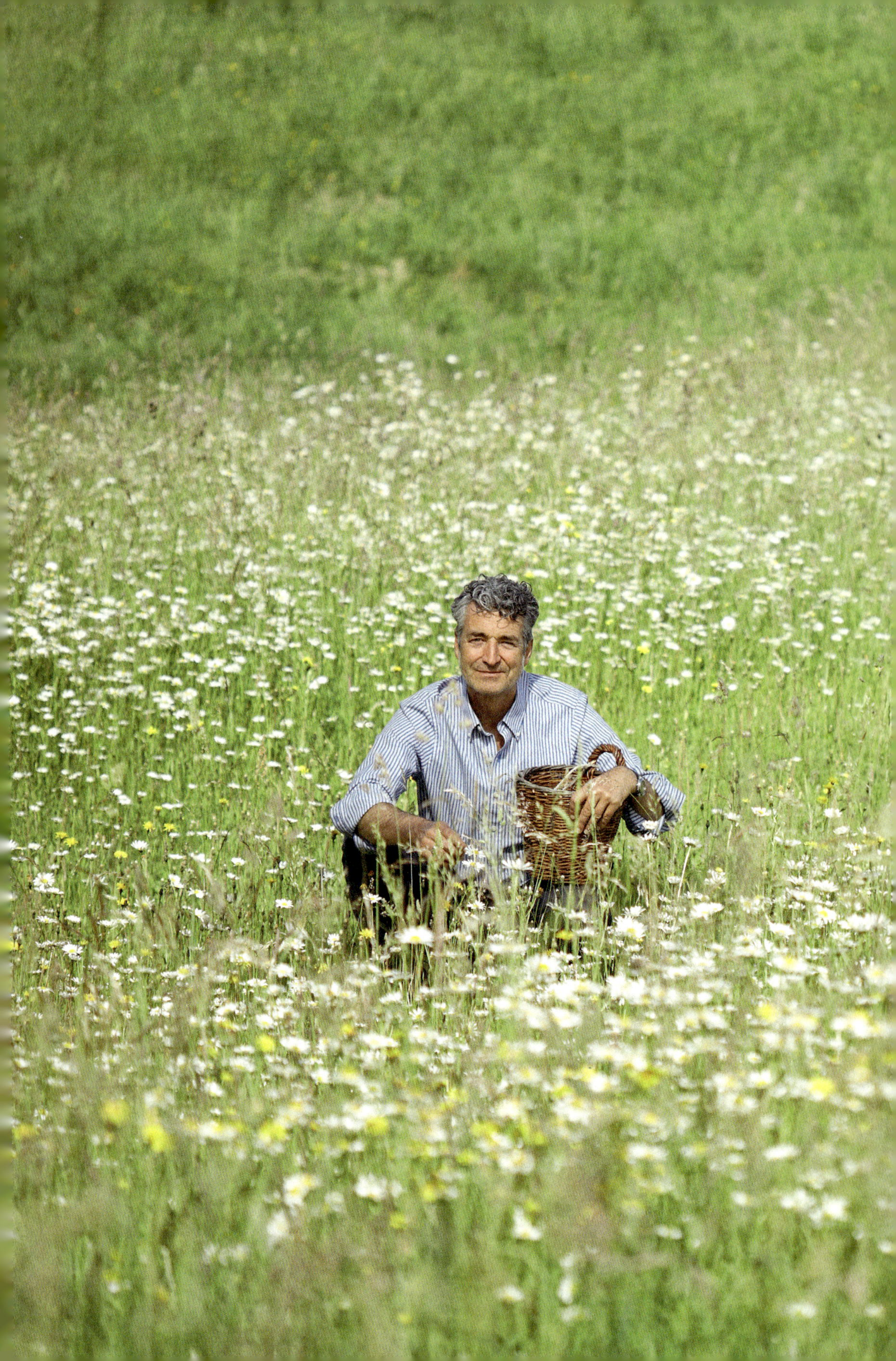

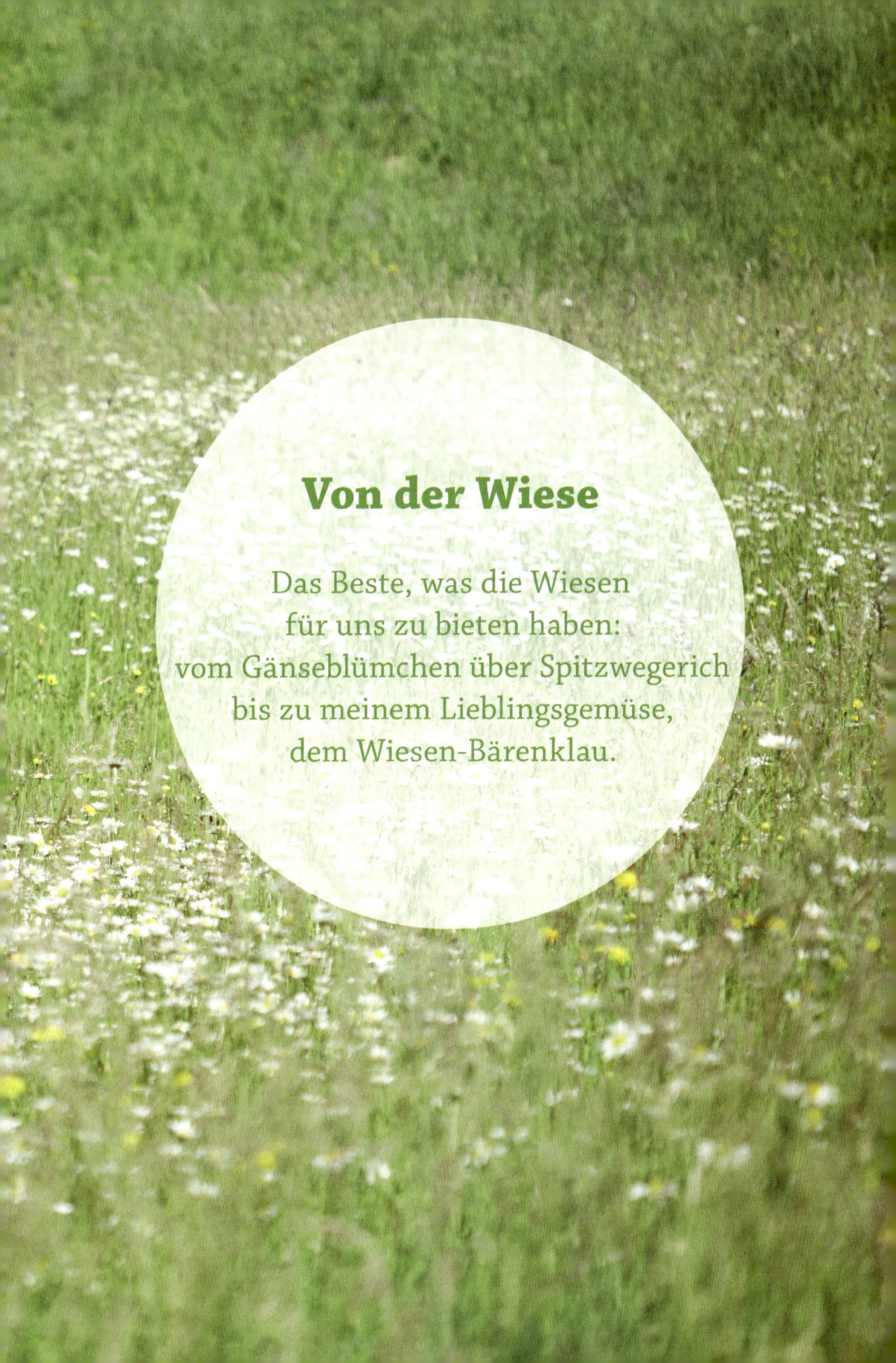

Von der Wiese

Das Beste, was die Wiesen
für uns zu bieten haben:
vom Gänseblümchen über Spitzwegerich
bis zu meinem Lieblingsgemüse,
dem Wiesen-Bärenklau.

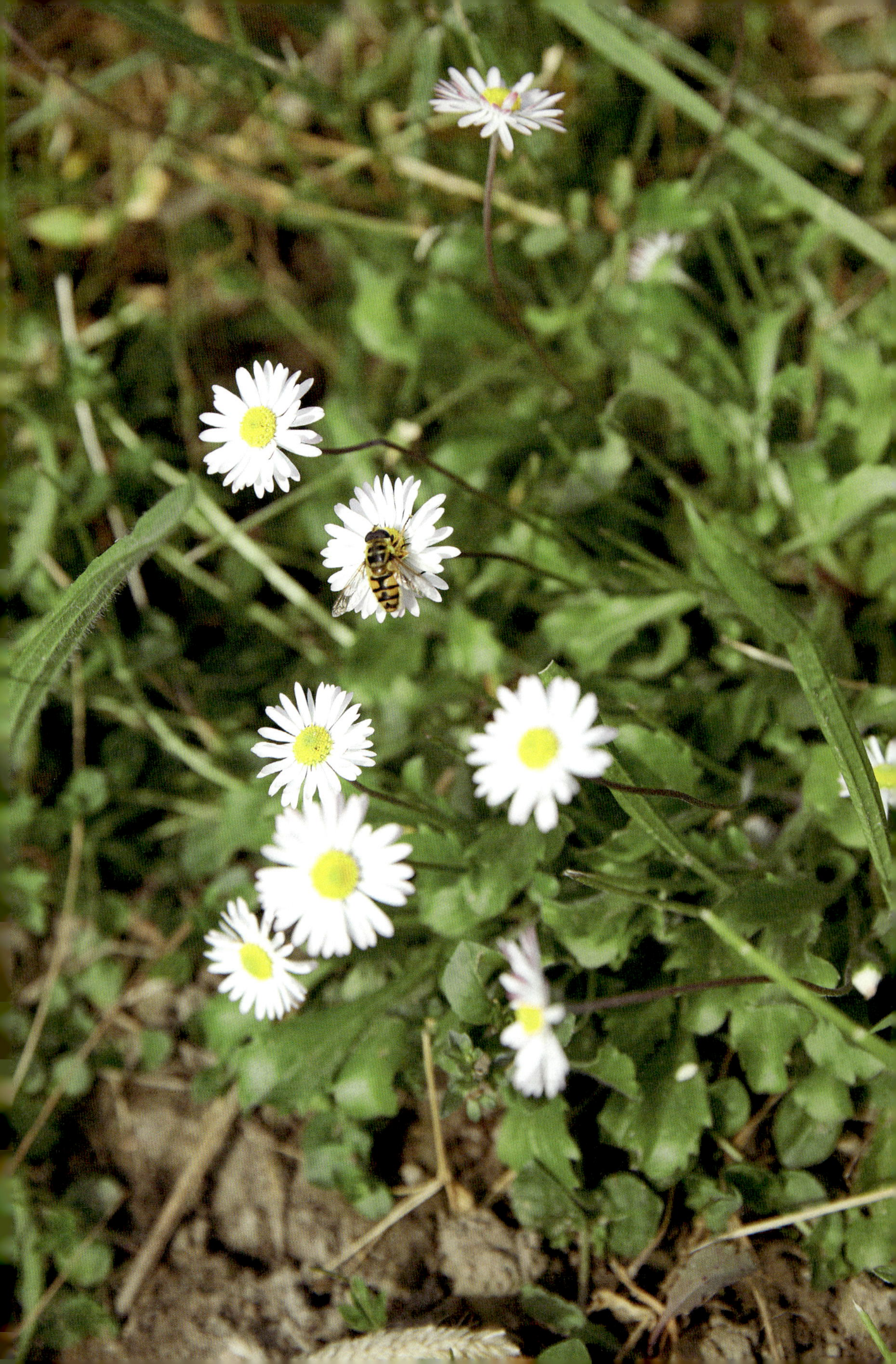

GÄNSEBLÜMCHEN & WIESEN-MARGERITE

Wiesen-Margeriten und Gänseblümchen kennt fast jeder – aber diese gleich essen? Ja, trauen Sie sich, denn Sie werden sehen, dass beide Pflanzen sowohl kulinarisch als auch aus gesundheitlichen Gründen sehr interessant sind. Die Margerite ist, salopp gesagt, eine größere Ausgabe des kleinen Gänseblümchens. Daher habe ich mich hier dafür entschieden, beide zusammen in einem Kapitel vorzustellen. Sie sind in der freien Natur oder in Gärten häufig anzutreffen. Ich ermutige Sie deshalb, auch in Ihrem eigenen Garten die hübschen Blumen anzusiedeln. Hierfür müssen Sie »einfach« Ihren Rasen nicht mehr so häufig mähen oder trimmen, sondern können heranwachsende Margeriten und Gänseblümchen stehen lassen – oder bis mindestens Ende Juni um sie herummähen, bis sie schließlich selbst ihre Saat gebildet und verstreut haben. Auch auf das Düngen des Rasens kann verzichtet werden – und auf einen Mähroboter sowieso. Der gepflegte englische Rasen bietet nichts für Insekten und Co., es wachsen keine blühenden Pflanzen und vor allem nichts Essbares, obwohl sie hier reichhaltig ernten könnten. Gänseblümchen sind ein vortrefflicher Wetteranzeiger: Sie wenden ihre Köpfchen stets der Sonne zu, und bei Regen bleiben sie geschlossen! Das Gänseblümchen bildet von März bis in den November hinein unermüdlich neue Blüten nach. Doch auch noch in milden Wintern kann es mutig seine Blüten zeigen. Für heilende Zwecke nutzen Sie am besten die oben genannten Monate fürs Sammeln. Beim nächsten Spaziergang achten Sie einmal mehr auf das Tausendschön, wie es im Volksmund gerne genannt wird.

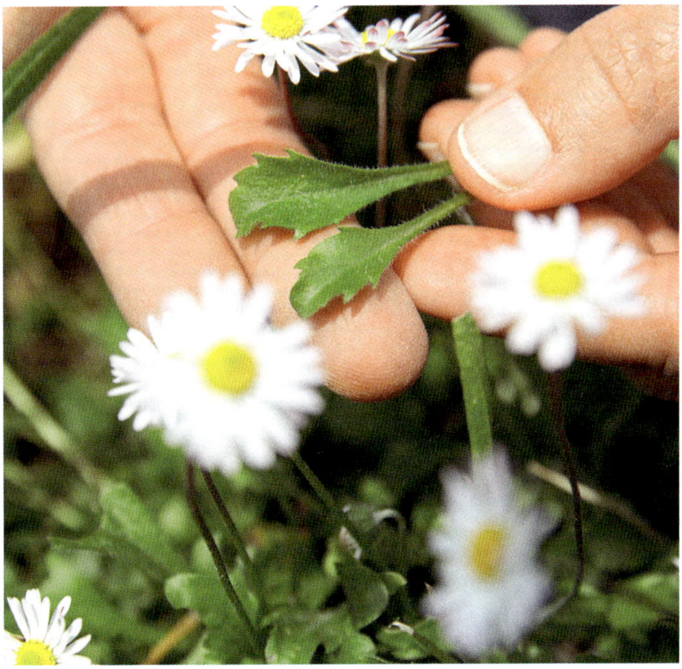

HIER WACHSEN SIE:

Beide Pflanzen wachsen auf mageren Wiesen, auf ungedüngten Rasen, an Böschungen oder auch auf Brachen, Schutt- und Ödlandflächen. Beide lieben eher nährstoffarme Standorte in voller Sonne. Entdecken Sie unterwegs eine Wiese mit Margeriten, können Sie sicher sein, dass hier nicht gedüngt oder gespritzt wurde. In Gebieten mit gemäßigtem Klima wachsen beide Pflanzen mittlerweile weltweit – ihre Heimat ist jedoch Europa.

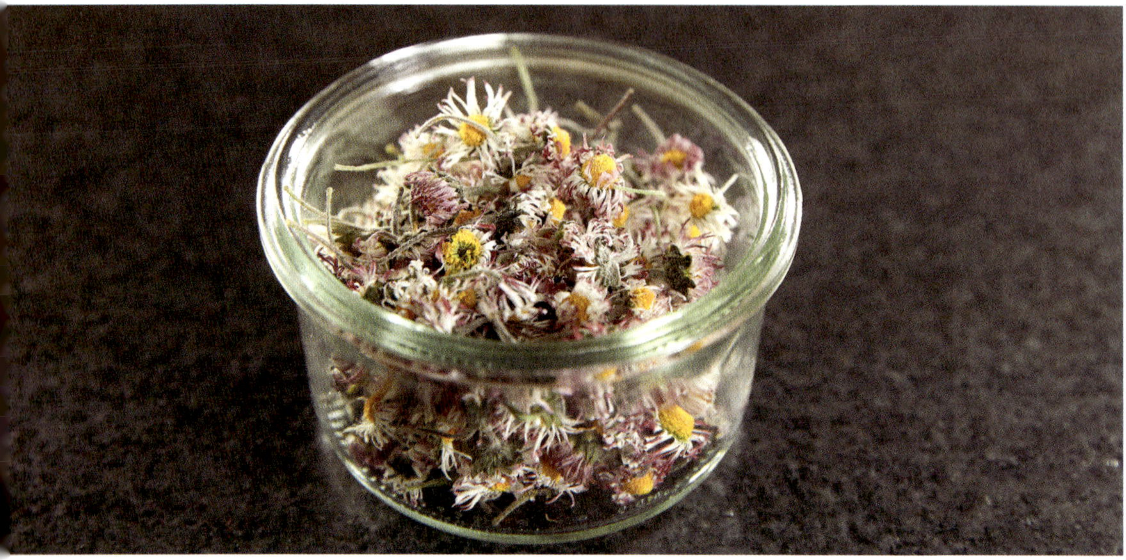

TIPP

Getrocknete Gänseblümchenblüten sind eine schöne und zugleich gesunde Zutat (Apotheker sprechen von sogenannten Schmuckdrogen) für selbst gesammelte Kräuterteemischungen. Sie sehen aber nicht nur hübsch aus, sondern bereichern den Tee mit ihrem nussigen Aroma sowie mit ihren hautwirksamen Inhaltsstoffen.

DARAN ERKENNEN SIE SIE:

Der Hauptunterschied zwischen den beiden mehrjährigen Pflanzen ist die Größe: Das Gänseblümchen wächst etwa 5 cm und die Wiesen-Margerite von 70 bis zu 100 cm hoch. Beide Pflanzen gehören zu den Korbblütengewächsen, das bedeutet, aus botanischer Sicht stehen zahlreiche Blüten in Blütenständen, den sogenannten Körben, zusammen. Bei den zwei Hübschen sind dies im Zentrum leuchtend goldgelbe Röhrenblüten, die von weißen Zungenblüten, welche wir umgangssprachlich Blütenblätter nennen, umgeben sind. Beide Pflanzen haben spatelige Blätter, die in einer Rosette eng am Boden liegen. Die oberen Blätter der Margerite sind dagegen wenig gezähnt bis ganzrandig. Beide überwintern mit ihrer Blattrosette am Boden.

SO WIRKEN SIE:

Beide Pflanzen können als »kleine Schwester« der Kamille angesehen werden, wobei die Kamille die stärkere Heilwirkung besitzt. In der Volksheilkunde haben sie jedoch alle einen besonderen Status. Das Gänseblümchen hat vielseitige Talente und kann uns helfen, gesund zu bleiben. Als essbare Blütendekoration im Salat, als Tee oder äußerlich als Wickel, Salbe, Badezusatz oder Tinktur hilft es bei Akne, blauen Flecken und unterstützt die Wundheilung. Frische Blätter und Blüten helfen bei Insektenstichen. Inhaltlich sind beim Gänseblümchen ätherische Öle, Bitterstoffe, Eisen, Flavonoide, Gerbstoffe, Mineralien, Saponine, Schleimstoffe und die Vitamine A, C und E zu nennen. Die in der kälteren Jahreszeit gesammelten

Blätter schenken extra grüne Kraft als Wintersalat oder grüner Smoothie.

Die Wiesen-Margerite enthält außer ätherischen Ölen auch noch Harze und Tannine, die besonders bei Erkältungskrankheiten wirken. Doch auch hier können die oben genannten Produkte für die Hausapotheke hergestellt werden. Das Wirkspektrum ist ähnlich, allerdings etwas schwächer. Schulmedizinisch haben beide Pflanzen keine Bedeutung. Hier kommt dann wieder die Kamille ins Spiel …

SAMMELHINWEISE:

Gänseblümchen:

Blätter	ganzjährig
Blütenknospen und Blüten	März–November

Margerite:

Blätter	März–Juni
Blüten	Mai–Juni

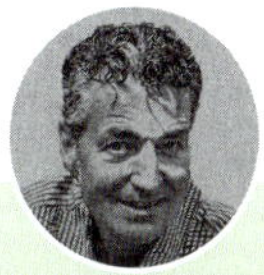

MEIN PERSÖNLICHER TIPP

Der Geschmack von Blättern und jungen Sprossen der Wiesen-Margerite ist mild, süßlich und leicht würzig. Junge Blätter, Blütenknospen und Blüten schmecken im Salat; gekocht oder gedünstet werden sie als Gemüsegericht zubereitet.

SO BAUEN SIE GÄNSEBLÜMCHEN SELBST AN

Für den Anbau im eigenen Garten benötigen Sie eine blütenreiche Magerwiese, denn einheimische wie auch essbare Blumen lieben – oder besser brauchen – nährstoffarme Böden. Was also tun, wenn man einen bisher stark gedüngten Rasen besitzt? Eine Abmagerung kann innerhalb eines längeren Zeitraums erfolgen, indem die Rasenfläche häufig gemäht und nicht mehr gedüngt wird. Die schnelle Methode ist das Ausbringen von Sand und feinem Kies in einer 5–10 cm dicken Schicht und das Unterarbeiten mit einer Fräse. Das Aussäen von Saatgut oder einer speziellen Wildblumenmischung beschleunigt den Umwandlungsprozess Ihres Rasens weiter.

Doch auch auf dem Balkon gedeihen Gänseblümchen und Margeriten. Sie sind anspruchslos, brauchen Halbschatten bis Sonne und keinerlei Düngung. In (strengen) Wintern können sie mit etwas Reisig abgedeckt werden. Margeriten sollten im Kübel regelmäßig umgetopft werden, da sie sich ja bekanntlich gerne ausbreiten; allerdings darf dies erst nach der Blütezeit gemacht werden.

DIE REZEPTE

WINTERLICHER GÄNSEBLÜMCHENSALAT

Fast wie Feldsalat – aber nur fast

Für eine Portion

Eine Handvoll Blätter des Gänseblümchens
1–2 EL gehackte Haselnüsse
1–2 EL Himbeeressig
1–2 EL hochwertiges Olivenöl
Salz und Pfeffer

Die grundständigen Blätter des Gänseblümchens sind auch im Winter grün. Sie sehen fast aus wie Feldsalat, sind jedoch stabiler gebaut und leicht behaart. Pro Salatportion eine Hand davon auf dem Winterrasen sammeln, gründlich waschen und mit gehackten Haselnüssen auf einem Teller anrichten. Darüber kommt nun das zuvor zusammengerührte Dressing.

Selbstverständlich können die Blätter auch jedem anderen winterlichen Salat (Endivie, Feldsalat …) hinzugefügt werden.

KNOSPEN-ANTIPASTO

Blütenknospen von Gänseblümchen und Margeriten als Kapern einlegen

Für 3–4 kleine Schraubdeckelgläser

3–4 Handvoll Blütenknospen
1 Liter reines Wasser
2 EL Steinsalz
6 EL Apfelessig

Gänseblümchen- und Margeritenknospen schmecken als Kapern eingelegt wunderbar und sind dazu ein apartes Antipasto! Natürlich erhalten Sie mit den Knospen der Margerite mehr »Ausbeute« – die Zubereitung ist bei beiden jedoch gleich.
Die Blütenknospen in den Topf mit Wasser, Salz und Essig geben und für 1 Minute (Gänseblümchen) bzw. 2 Minuten (Margeriten) aufkochen. Nun die Kapern heiß in kleine, saubere Schraubdeckelgläser abfüllen, die Knospen müssen komplett mit der Lake bedeckt sein. Die heißen Gläser jeweils kurz auf den Kopf stellen, dann in Normalposition abkühlen lassen.

Gläser, bei denen sich ein Vakuum gebildet hat, sind über 1 Jahr haltbar, wenn sie kühl, trocken und dunkel gelagert werden.

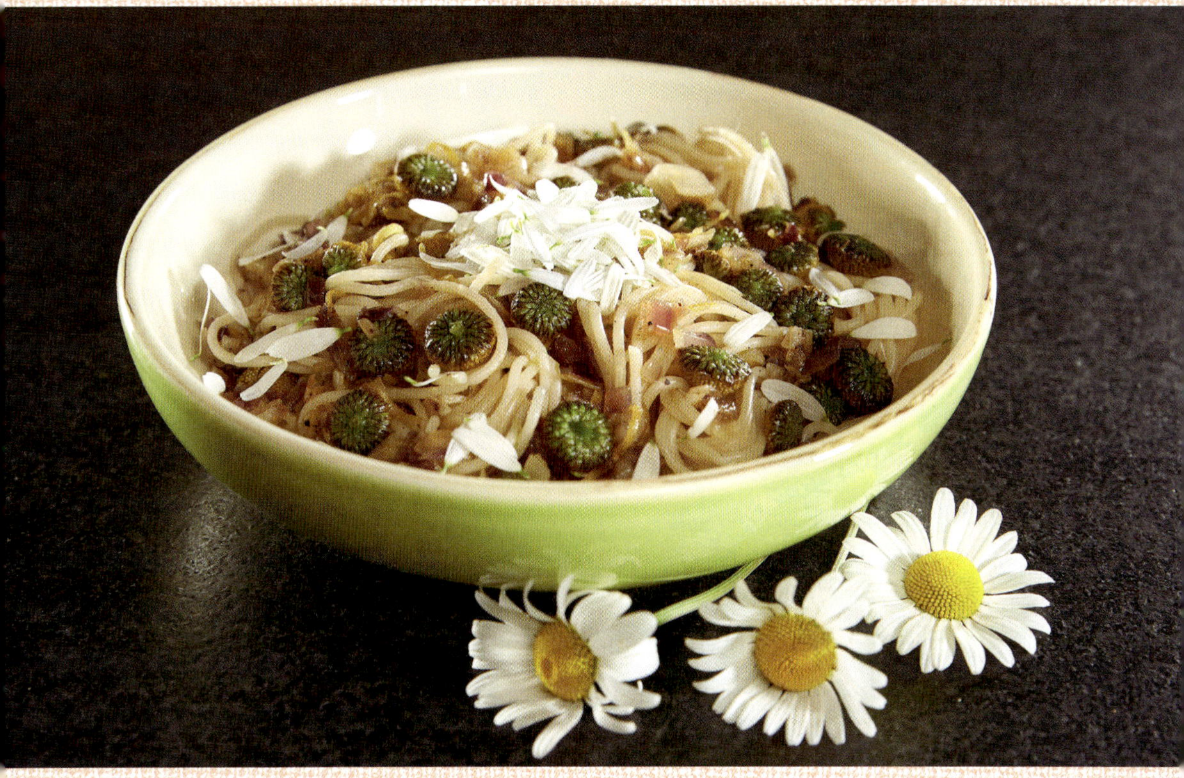

SPAGHETTI MARGERITA
Italienisches Lebensgefühl auf dem Teller

Für 4 Personen

500 g Dinkelspaghetti
2 große Zwiebeln
2 Knoblauchzehen
6 EL hochwertiges Olivenöl
4 Margeriten-Handsträuße
Schalenabrieb und Saft einer Biozitrone
Salz und Pfeffer nach Belieben
etwa 50 ml Wasser

Die Dinkelspaghetti in Salzwasser ca. 8–10 Minuten lang »al dente« kochen. In einer Pfanne die geschälten und klein gehackten Zwiebeln und Knoblauchzehen im Olivenöl andünsten. An den Blütenknospen bzw. Blüten der Handsträuße jeweils ca. 5 cm lange Stiele belassen und alles zu den glasigen Zwiebeln und dem Knoblauch geben. Mit dem Saft einer Biozitrone beträufeln, dann den Zitronenschalenabrieb, Salz und Pfeffer nach Belieben sowie etwas Wasser hinzugeben und zugedeckt ca. 3 Minuten bei kleiner Hitze garen lassen. Die Spaghetti auf Tellern anrichten und das Margeritengemüse als Topping daraufgeben. Nach Belieben mit geriebenem Parmesan und weißen Blütenblättern einiger Margeriten bestreuen.

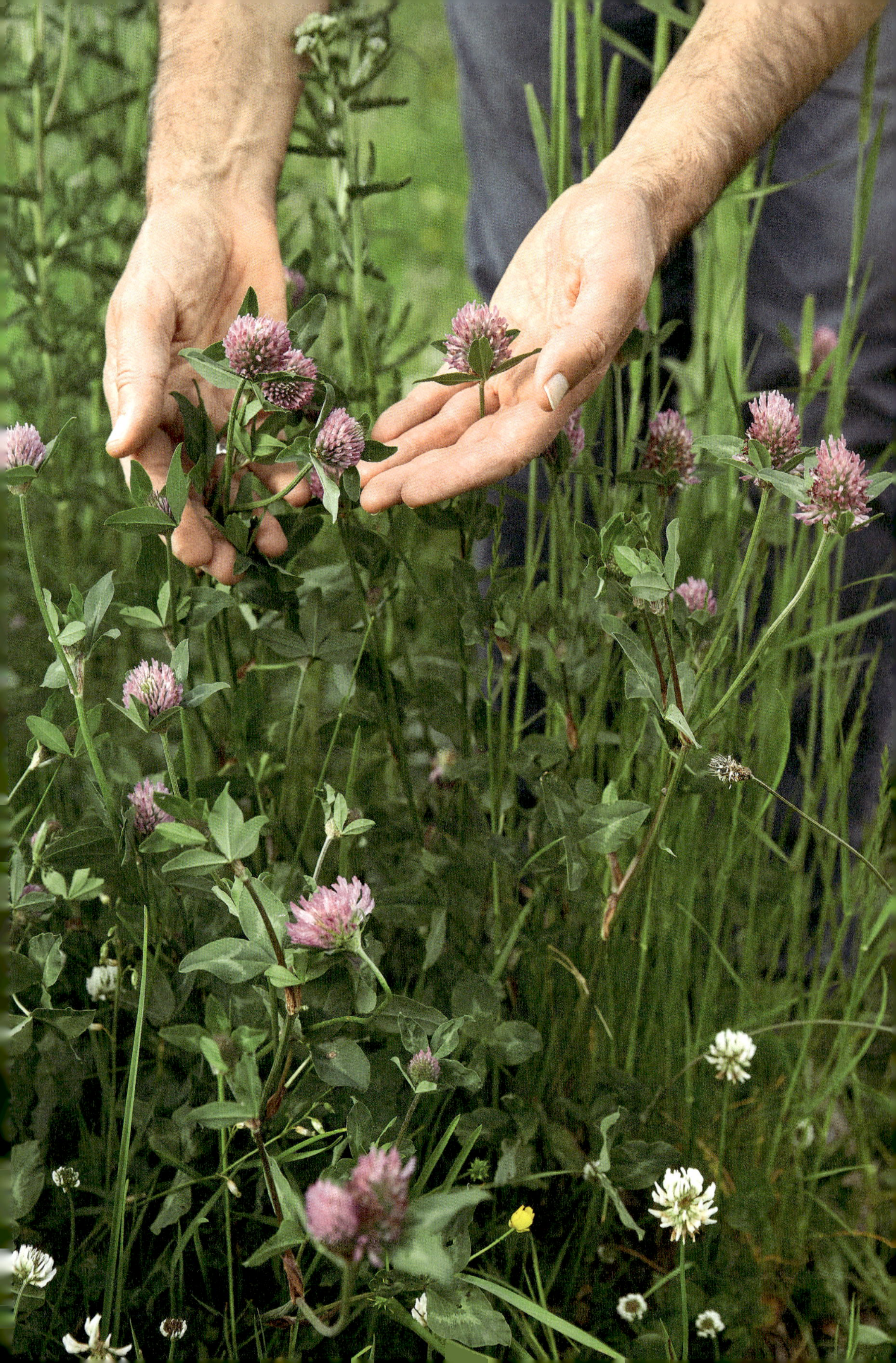

ROTER WIESENKLEE

Der Rote Wiesenklee wird erst seit wenigen Jahren als »moderne Heilpflanze« betrachtet. Dies liegt an der genialen Kombination der Isoflavone, die als wirksames Pflanzenhormon oder besser »Phyto-Östrogen« Einzug in die naturheilkundliche Behandlung von Wechseljahressymptomen gehalten haben. Erstaunlicherweise hat der Rote Wiesenklee traditionell keine bedeutende Rolle gespielt. Er blüht vom Frühling bis zum allerersten Frost, ist sehr häufig auf Wiesen anzutreffen, ist reich an Nektar und damit eine wichtige Nahrungsquelle für wilde Insekten aller Art. Doch keine Sorge – aufgrund seiner Häufigkeit essen Sie den Insekten nichts weg. Es gibt auch keinerlei giftige Verwechslungsgefahr – so eindeutig sind die Erkennungsmerkmale. Aus diesen Gründen hatte ich den Roten Wiesenklee bei einer meiner älteren Buchpublikationen schon einmal in den »Club der 12 wichtigsten essbaren Wildpflanzen« aufgenommen. Dieser besagte Club setzt sich aus Bärlauch, Breitwegerich, Brennnessel, Gänseblümchen, Gänsedistel, Giersch, Knoblauchsrauke, Löwenzahn, Vogelmiere, Schmalblättrigem Weidenröschen, Wiesen-Labkraut sowie dem Roten Wiesenklee zusammen. Da man aus den Blüten des Klees mengenmäßig aber keine Hauptgerichte herstellen kann, ist die Pflanze dennoch nicht in das hier eingangs vorgestellte Triumvirat mitaufgenommen worden. Hier sind Brennnessel, Löwenzahn und Giersch hinsichtlich aller Kriterien tatsächlich unübertroffen.

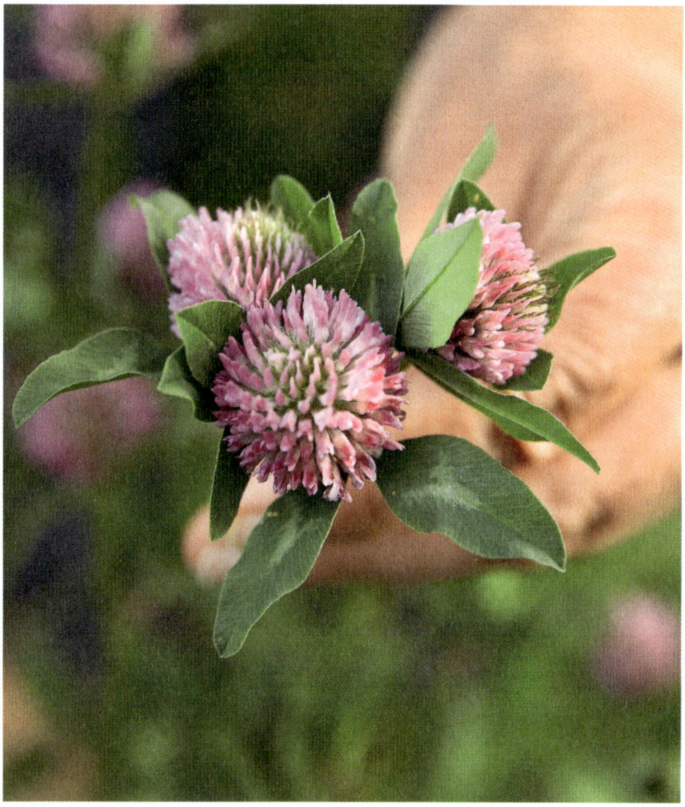

HIER WÄCHST ER:

Roter Wiesenklee mag nährstoffreiche und nicht zu trockene Böden. Darum finden Sie ihn auf den meisten Wiesen sowie an Wegrändern. Die Pflanze ist fast immer Bestandteil von Bergblumenwiesen und gedeiht bis auf Höhen von 2000 m.

DARAN ERKENNEN SIE IHN:

Der Rote Wiesenklee macht es Ihnen einfach: Sie erkennen ihn sofort an den 3-teiligen Blättern sowie an den deutlich roten Schmetterlingsblüten, die zu den für Klee typischen Köpfchen gebündelt sind. Die Staude wird ungefähr 35 cm hoch und besitzt einen kantig behaarten und aufrechten

TIPP

Die Blütenköpfe des Roten Wiesenklees bestehen aus zahlreichen kleinen Blüten, die ausgesprochen lecker und süß schmecken. Doch bitte beachten Sie, dass diese Blüten immer einzeln ausgezupft werden müssen, denn nur so werden sie zur Zubereitung von süßen wie deftigen Gerichten verwendet. Das darunter liegende verdickte Triebende, an dem die Blüten befestigt sind, schmeckt hingegen trocken und etwas zäh. Die abgezupften Blüten können Sie als essbare Dekoration für Salate, Müsli und Obstsalat verwenden.

Stängel. Drei eiförmige, ganzrandige Teilblättchen formen dabei ein Blatt. Das Blatt ist unterseits behaart und hat an der Oberseite eine typische helle Zeichnung wie ein »V«. Schmetterlingsblütler, wie zum Beispiel Bohnen, sind rosa bis purpurrot gefärbt und vereinigen sich zu einem rundlichen Blütenkopf. Neue Triebe und Blüten wachsen aus den Blattachsen nach. Die jungen Triebe und Blätter schmecken wie Erbsen.

SO WIRKT ER:

Roter Wiesenklee enthält von diesen drei Wirk- und Nährstoffen besonders viel: Phytoöstrogen in Form von Isoflavonen, Provitamin A sowie Eiweiß, wie es für die Pflanzenfamilie der Schmetterlingsblütler und bei Bohne, Erbse oder Linse üblich ist. Dazu kommen Kalzium, Kalium, die Vitamine B_1 und B_3, Vitamin C sowie Flavonoide, Kumarine und Salicylate. Die positive Wirkung auf den Hormonhaushalt während der Wechseljahre der Frau hat sich, wie schon erwähnt, in der Naturheilkunde bzw. Phytotherapie längst durchgesetzt. Das Erstaunliche ist, dass sich genau diese Phytohormone auch positiv auf die Knochendichte auswirken, die ja durch den Östrogenmangel in den Wechseljahren meist zurückgeht. Doch auch Männer profitieren davon: Laut einer Studie konnte die Verabreichung von Rotklee bei Männern die gefürchteten PSA-Werte (Prostataspezifisches Antigen) um 30 % senken.[8]

Das lebenswichtige Provitamin A dient der Gesunderhaltung der Augen, der Haut sowie der Schleimhäute – und das pflanzliche Eiweiß eignet sich hervorragend zum Aufbau und Erhalt der Muskelmasse, ohne sich mit tierischen Lebensmitteln zu übersäuern. Selbstverständlich unterstützt das Blattgrün der Pflanze eine basenorientierte Ernährung. Der Gehalt an Mineralien und Spurenelementen sorgt so für einen basischen »Überschuss« im Körper. Ganz anders als beim Verzehr von Kuhmilch: Diese enthält zwar viel Kalzium, doch bei der Verdauung wird dem Körper sogar mehr Kalzium entzogen, denn das saure Körpermilieu muss mit Mineralien sofort gepuffert werden. Die Mineralienbilanz ist also negativ – darum wird Milch auch als Säurebildner eingestuft, genauso wie Fleisch. Sie wissen ja: Wichtig ist immer, was am Ende dabei herauskommt. Dies können Sie durchaus auch wörtlich nehmen.

[8] Finkelstein, J. S., »Gonadal Steroids and Body Composition, Strength, and Sexual Function in Men«, The New England Journal of Medicine, 2013; 369:1011-1022; DOI: 10.1056/NEJMoa1206168

SAMMELHINWEISE:

Blüten	Mai–Oktober
Blattgrün	April–Oktober

SO BAUEN SIE ROTEN WIESENKLEE SELBST AN

Wenn Sie schnell und effizient größere Mengen an Rotem Wiesenklee ernten möchten, dann können Sie ihn in einem Beet anbauen. Ihre Gartenbeete werden es Ihnen danken, denn Rotklee ist auch eine ideale Gründüngungspflanze. Gerade zur Herstellung des unten dargestellten Green-Power-Pflanzenpulvers ist dies ratsam, da Sie hier eine größere Menge benötigen. Das Saatgut sammeln Sie am besten selbst – oder Sie erwerben es bei einem guten Spezialhändler. Auch die Vermehrung über Wurzelausläufer geht recht einfach. Die Aussaat sollte zwischen April und August liegen. Roter Wiesenklee wächst am besten auf nährstoffreicher und humoser Gartenerde an einem sonnigen oder halbschattigen Standort. Sie müssen ihn unbedingt regelmäßig wässern, jedoch Staunässe vermeiden. Eine Ernte ist somit mehrmals möglich. Ich empfehle, die Blüten lieber etwas früher zu sammeln, als zu warten, bis die Blütenstände fast verblüht und die unteren Blätter schon gelb sind. Der Eiweißgehalt ist am höchsten, wenn die Pflanzen voll im Saft stehen.

Je nach Höhenlage und Witterungsverlauf sind insgesamt drei Ernteschnitte möglich: im Mai, im Juli sowie im September. Hier werden Sie wirklich zum wilden Selbstversorger! Und auch auf Ihrem Balkon wird die Aussaat in einem möglichst großen Kübel gelingen, wo die Pfahlwurzeln ausreichend Platz haben. Die Gartenerde darf nicht zu sauer sein, und achten Sie hier bitte auf eine gute Qualität, wenn Sie reichlich ernten möchten!

Auch ohne Garten oder Balkon können Sie Rotklee als Keimlinge im Sprossenglas auf der Fensterbank ziehen. Wie Sie hier richtig vorgehen, können Sie im Kapitel »Brunnenkresse« nachlesen. Die Biorotkleesamen, die es mittlerweile häufig zu kaufen gibt, sollten mindestens 10 Stunden eingeweicht werden und sind nach 7 bis 10 Tagen erntereif.

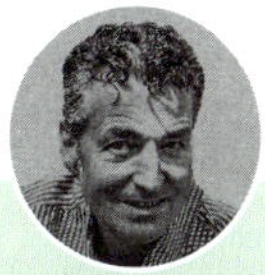

MEIN PERSÖNLICHER TIPP

Bei Ihrer Entdeckungstour durch die Wiesen werden Sie sicherlich auch den Weißklee (Trifolium repens) antreffen. Er gehört zu den am meisten verbreiteten Pflanzenarten, ist genauso essbar wie Rotklee und weist ähnliche Inhaltsstoffe auf.

KLEEBLÜTEN-DESSERT IM GLAS
Roh, vegan und supergesund

Für 4 kleine Dessertgläser

3 reife Biobananen
1 Biozitrone
1 Msp. Flohsamenschalen oder Wegerichsamen (siehe Seite 183 ff.)
1 Msp. Vanillepulver
15 Wiesenkleeblütenköpfe (ausgezupfte)

Aus den Bananen, dem Saft und dem Schalenabrieb der Biozitrone, den Flohsamenschalen sowie aus Vanillepulver im Mixer eine cremige Dessertmasse herstellen. Die 15 Wiesenkleeblütenköpfe sorgfältig auszupfen. Die Dessertgläser flach hinlegen und mit einem Paar Essstäbchen die kleinen roten Blüten in jedem Glas wie ein Streifen anrichten. Danach mit einem Teelöffel die Dessertmasse in die zunächst noch liegenden Gläser einfüllen, dann aufstellen und weiter gleichmäßig befüllen. Auf diese Weise bleiben die Kleeblüten am Rand der Dessertgläser sichtbar. Für 15 Minuten in den Kühlschrank stellen. Die Masse wird erst dann puddingartig steif. Bitte servieren Sie das Dessert gut gekühlt.

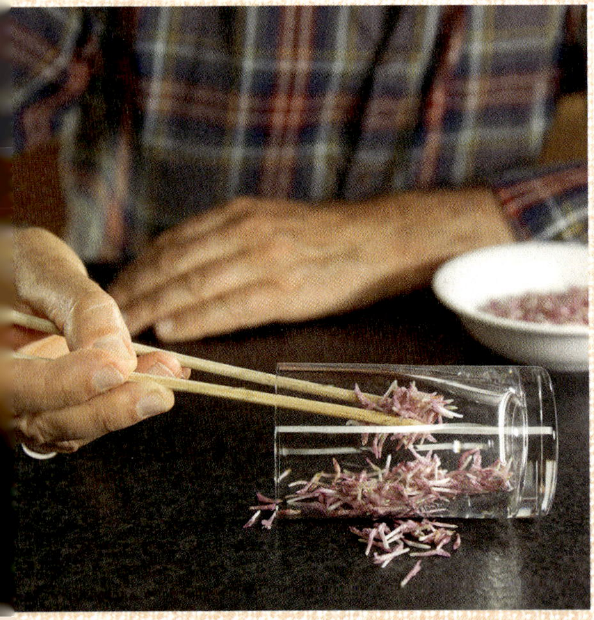

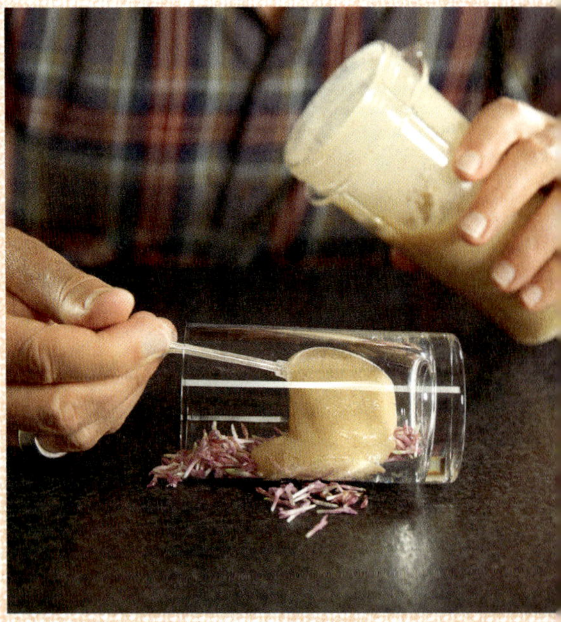

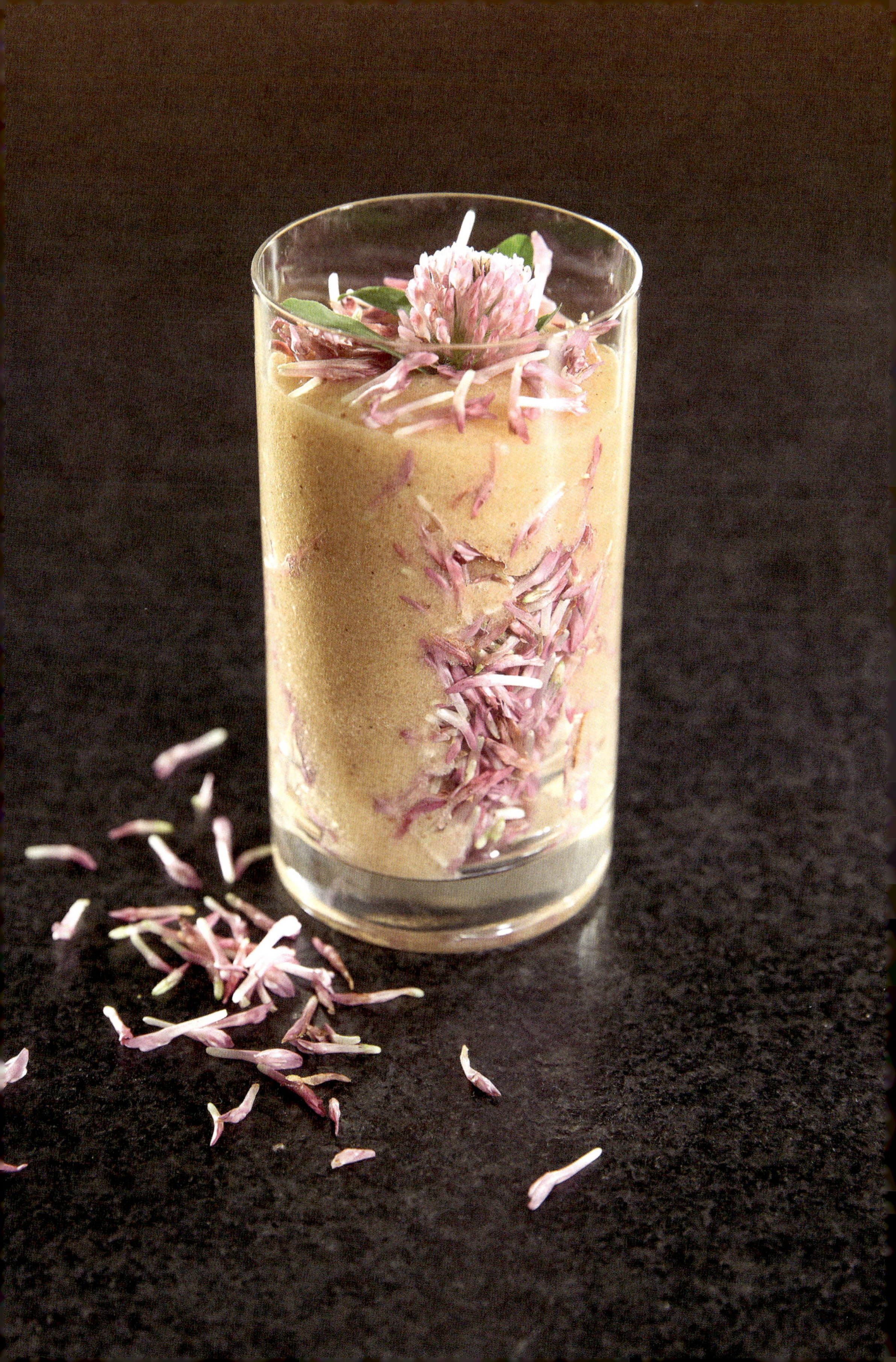

GREEN POWER MIT RWK-PULVER

Das eiweißhaltige Smoothiepulver für starke Muskeln

Für 1–3 Gläser

2–5 Handvoll Pflanzen (Triebe, Blätter und Blüten)
Hochleistungsmixer und saubere Schraubdeckelgläser

Alle oberirdischen Teile des Roten Wiesenklees zur Zeit der ersten kräftigen Blüte im Mai/Juni in der freien Natur sammeln oder bequem abschneiden, wenn Sie ein Beet angelegt haben. Im Dörrgerät oder im Backofen schonend bei maximal 42 °C dehydrieren. Danach (erst wenn es richtig trocken ist, sonst droht Schimmelbildung) in einem leistungsstarken Mixer zu Pulver vermahlen und in saubere Schraubdeckelgläser füllen.

Das RWK-Pulver ist für eine basische und gleichzeitig eiweißreiche Sportlerernährung sehr gut geeignet, zum Beispiel für die Zubereitung von Smoothies.

TEE AUS ROTEM WIESENKLEE

Sie spüren bald die ausgleichende und harmonisierende Wirkung

Für 1 Tasse

6 getrocknete Rotkleeblüten

Die Blüten des Roten Wiesenklees am besten an einem sonnigen Vormittag sammeln und zu Hause gleich auf einem sauberen Tuch zum Trocknen auslegen. Erst wenn die Blüten rascheltrocken sind, können sie in einem Schraubdeckelglas dunkel aufbewahrt werden.
Für eine Tasse Tee empfehle ich 6 Rotkleeblüten. Diese in die Tasse oder in ein Teesieb geben. Mit kochendem Wasser übergießen und zugedeckt 10 Minuten ziehen lassen. Abseihen oder das Teesieb entfernen. Möglichst nicht süßen.

Für eine kurmäßige Anwendung rate ich, 2–3 Tassen täglich über einen Zeitraum von 4–6 Wochen zu trinken.

WINTERLICHER SALAT MIT ROTKLEESPROSSEN

Extraschwung für alle Körperzellen

Für 2 Portionen

1 Kultursalat nach Wahl (Endivien, Batavia)
1 kleine rote Zwiebel
1 große Möhre
1–2 Handvoll gezogene Rotkleesprossen von der Fensterbank
2 EL naturbelassenes Olivenöl
2 EL weißer Balsamicoessig
Salz und Pfeffer
etwas Senf nach Belieben

Den Salat gründlich säubern und klein schneiden. Die Möhre schälen und mit einer Reibe in die Salatschüssel raspeln. Die Zwiebel schälen, klein hacken und mit dem Salat zu den Möhren dazugeben. Öl, Essig und Gewürze mischen und ebenfalls in die Schüssel geben. Alles nun gut durchmischen und dann den Salat auf zwei Tellern anrichten. Zum Schluss kommen die Sprossen obendrauf. Dazu passt frisches Dinkelbaguette.

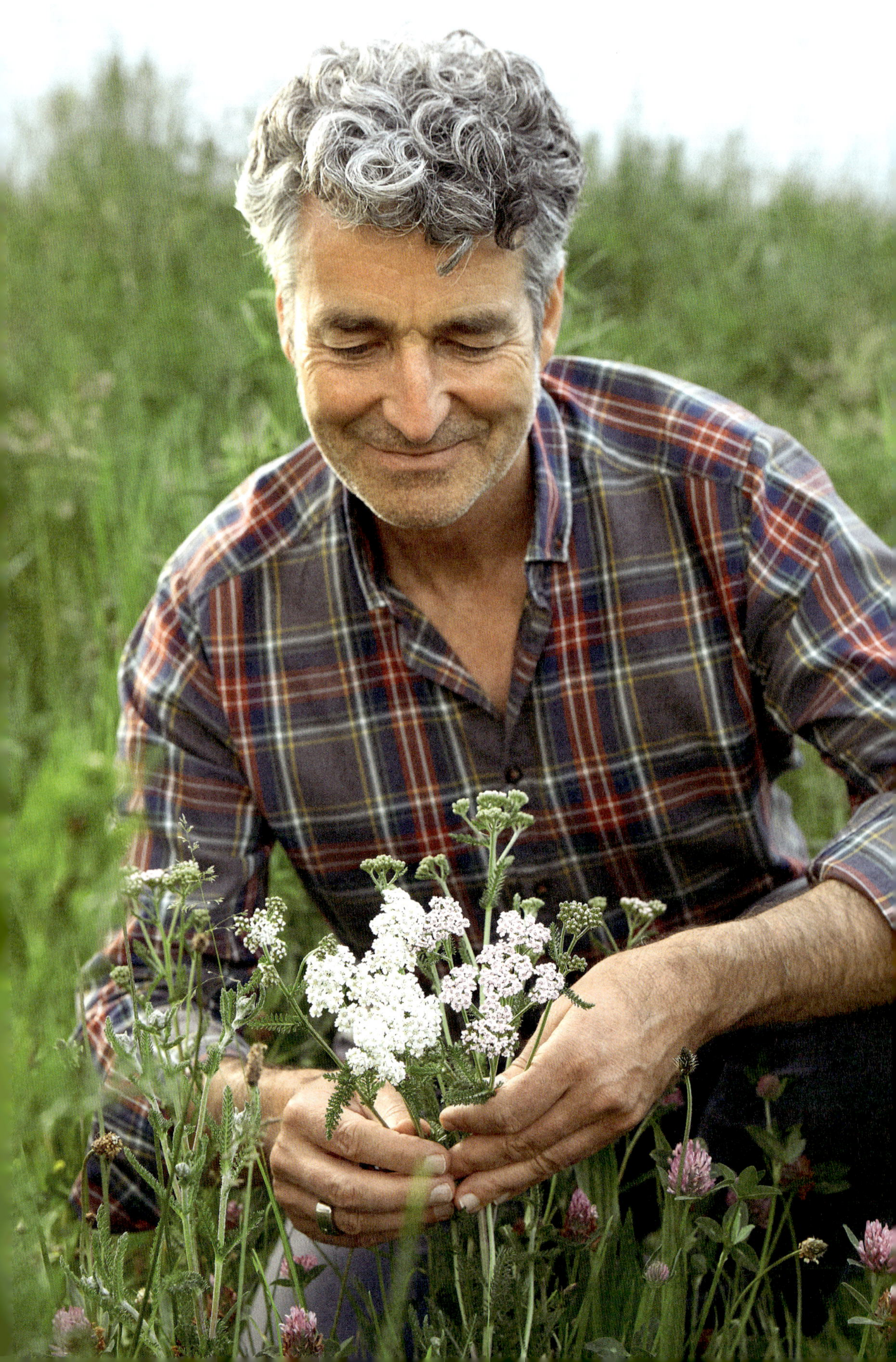

SCHAFGARBE

Seit alters ist die Schafgarbe eine der wichtigsten Heilpflanzen, die inzwischen auch Einzug in die schulmedizinische Therapie gehalten hat. Bei krampfartigen und entzündlichen Zuständen, beispielsweise im Magen und Darm, aber auch in der Gebärmutter wird sie als Tee oder Tinktur verabreicht. Ihre Bitterstoffkombination sowie die reichhaltig vorhandenen ätherischen Öle sorgen für rasche Genesung. »Augenbraue der Venus« ist ihr poetisch anmutender, aber durchaus zutreffender Beiname, denn die sehr feinen, spitz zulaufenden und mehrfach gefiederten, länglich gestreckten Blätter sehen genauso aus. Da sie eine sogenannte wintergrüne Pflanze ist, ist sie auch noch in der kälteren Jahreszeit für Selbstversorger und Sammler attraktiv. Doch die heilbringende Pflanze hat neben Schönheit und ganzjähriger Verfügbarkeit der Blätter noch mehr zu bieten: Sie ist auch kulinarisch interessant und macht sich in Ihrem Garten oder auf Ihrem Balkon als pflegeleichte Staude besonders gut. Meiner Ansicht nach ist sie ein Must-have für Ihre Wildpflanzen-Apotheken-Küche.

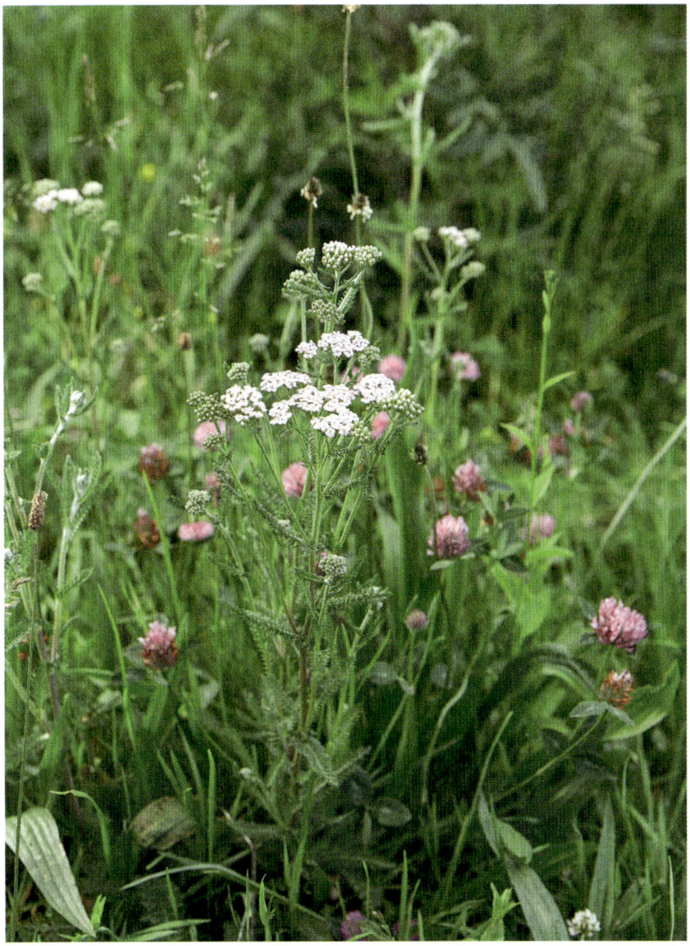

HIER WÄCHST SIE:

Schafgarbe finden Sie auf Wiesen, aber auch auf den typischen Standorten von Pionierpflanzen wie Öd- und Brachland, an Böschungen oder auf Schuttplätzen. In den Alpen wächst die Schafgarbe auch noch auf den Almen auf ca. 2000 m Höhe. Hier ist sie wegen des UV-reichen Sonnenlichts kleiner, jedoch besonders reich an Inhaltsstoffen.

TIPP

Ich mag die zarten, jungen Blättchen im Frühling besonders gerne, wenn sie frisch und roh als Zutat in meinen Mischsalat kommen. Diese geben das besondere Etwas mit nur leicht bitterer Note. Außerdem verleihen sie mir nach den Wintermonaten neuen Schwung.

DARAN ERKENNEN SIE SIE:

Die Schafgarbe ist eine mehrjährige Staude mit durchschnittlich 60 cm Wuchshöhe. Ihr kantiger, sich verholzt anfühlender Stängel ist von zäher Konsistenz und leicht behaart. Die bodennahen immergrünen Blätter stehen in einzelnen kleinen Rosettenbündeln und bilden zusammen oft ganze Polster aus. Ihre Blätter stehen dabei wechselständig und sind doppelt bis mehrfach gefiedert. Aufgrund der sehr feinen Fiederblättchen sehen sie, wie oben schon erwähnt, wie Augenbrauen aus. Die Blütenstände formen flache Schirmrispen mit maximal 15 cm Durchmesser. 4 bis 6 weiße, selten auch rosafarbene Zungenblüten und gelbe Röhrenblüten stehen zusammen in von silbrig grünen Hüllblättchen gebildeten Körbchen. Über 95 % der Blüten blühen cremeweiß, die anderen 5 % hellrosa – als grobe Schätzung. Außer der Vermehrung mittels Samenbildung breitet sich die Schafgarbe vor Ort auch vegetativ mit Wurzelausläufern aus. Auf diese Weise können rund um eine ursprüngliche Mutterpflanze ganze Polster entstehen.

SO WIRKT SIE:

Bauchwehkraut, Wundkraut oder Mutterkraut als volkstümliche Beinamen lassen schon erahnen, dass die Wirkung der Schafgarbe sehr vielseitig ist: Schafgarbenkraut enthält hauptsächlich ätherische Öle, Bitterstoffe, Gerbstoffe, Flavonoide, Mineralien und Spurenelemente. Die Gerbstoffe stillen Blutungen (diese wirken immer zusammenziehend auf Gefäße), die ätherischen Öle desinfizieren Verletzungen oder Wunden, die Bitterstoffe regen die Verdauung an und wirken entgiftend auf die Leber. Die starken krampflösenden Eigenschaften machen die Schafgarbe zu einem Tausendsassa unter den Wildkräutern. Egal, ob Blähungen, Magenkrämpfe oder die typischen Krämpfe bei der Menstruation oder bei PMS – sie werden mit Schafgarbe deutlich gelindert. Und wer von Ihnen öfter kalte Hände und Füße bekommt, kann mit einer Tasse Schafgarbentee täglich sich so richtig schön durchwärmen. Das chlorophyllhaltige Blattgrün wirkt basisch auf den Körper, was bei der heutigen Ernährungsweise auch immer mit im Blick sein sollte.

SAMMELHINWEISE:

Blätter	ganzjährig
Blüten	Ende Juni–Oktober, die beste Sammelzeit ist im Hochsommer

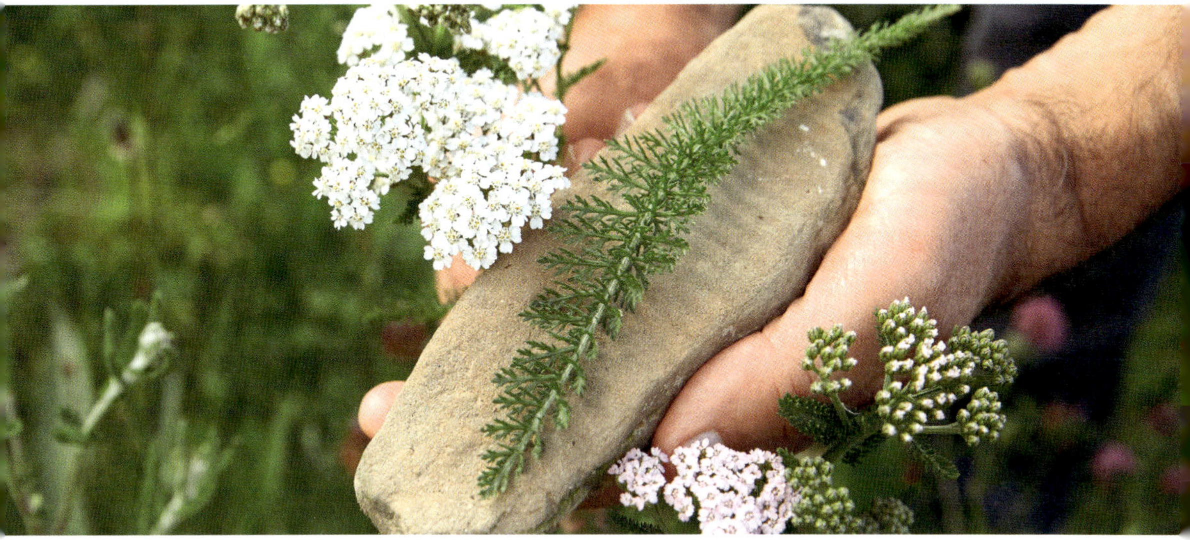

SO BAUEN SIE SCHAFGARBE SELBST AN

Diese wunderschöne Staude für Ihr sonniges Beet gibt es in Gärtnereien zu kaufen – durch Züchtungen mittlerweile in verschiedenen Farbschattierungen wie Gelb, Pink, Rosa und sogar Rot, hochwüchsig oder eher weit ausbreitend wachsend. Doch ich rate Ihnen, bei der »Gemeinen Schafgarbe« (Achillea millefolium) mit ihren cremeweißen bis manchmal zartrosafarbigen Blüten zu bleiben. Die wilde Natur ganz pur ist hier die erste Wahl! Die Schafgarbe ist eine absolut pflegeleichte Staude, die über viele Monate hinweg noch bis in den späten Sommer und Herbst hinein blüht. Das freut auch die Insekten, die zu dieser Jahreszeit kein so großes Angebot mehr vorfinden können. Auch für die Befestigung von Böschungen ist sie sehr gut geeignet, da die Pionierpflanze bis zu 90 cm tief wurzelt. In Alleinstellung bildet sie dichte Blattpolster und kann damit abbröckelndem oder rutschendem Boden Halt geben. Auch auf Ihrem Balkon oder Ihrer Terrasse macht die Schafgarbe als Kübelstaude eine gute Figur. Sie braucht einen sonnigen Standort und kann mit vorübergehender Trockenheit gut umgehen. Sie wird auch hier lange und ausdauernd blühen. Wichtig bei der Bepflanzung ist allerdings, dass Sie sich auf Schlechtwetterphasen vorbereiten: Der Kübel oder Topf braucht unbedingt ein Abflussloch. Außerdem muss in die unterste Schicht im Pflanzgefäß Kies als Drainage eingefüllt werden. Dann bekommt die Schafgarbe keine Staunässe.

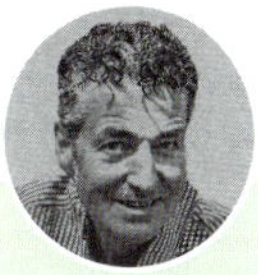

MEIN PERSÖNLICHER TIPP

Für Ihre großzügige Vorratshaltung ernten Sie die Schafgarbe in voller Blüte noch im Hochsommer, am besten genau in der Mittagszeit an einem sonnigen Tag! So erhalten Sie die größte Menge an wertvollen ätherischen Ölen, die sich in allen Pflanzenteilen befinden, also nicht nur in den Blüten, sondern auch in den Stängeln und in den Blättern. Die Stängel sind zäh und stabil, darum ist es sinnvoll, wenn Sie eine Schere zum Abschneiden verwenden, sonst reißen Sie die Pflanze mitsamt den Wurzeln aus.

SCHAFGARBENBUTTER

Das schmeckt köstlich zu Grillkäse oder frischem Baguette

250 g Biobutter
2 Handvoll Schafgarbenblätter (sowie Blüten, falls jahreszeitlich vorhanden)
2 TL Steinsalz
frisch gemahlener Pfeffer
1 Biozitrone

Die Biobutter in eine kleine Schale geben und bei Zimmertemperatur weich werden lassen. 2 Handvoll Schafgarbenblätter (und Blüten) sehr klein schneiden und zur weich gewordenen Butter geben. Salz, Pfeffer, den Schalenabtrieb sowie den Saft einer Zitrone dazugeben. Nun alles mit einer Gabel in die weiche Butter einarbeiten, bis eine homogene Mischung entstanden ist. Diese nun über Nacht abgedeckt im Kühlschrank durchziehen lassen.

Die Butter ist gekühlt ungefähr 2 Wochen haltbar. Doch sie wird im Nu gegessen sein …

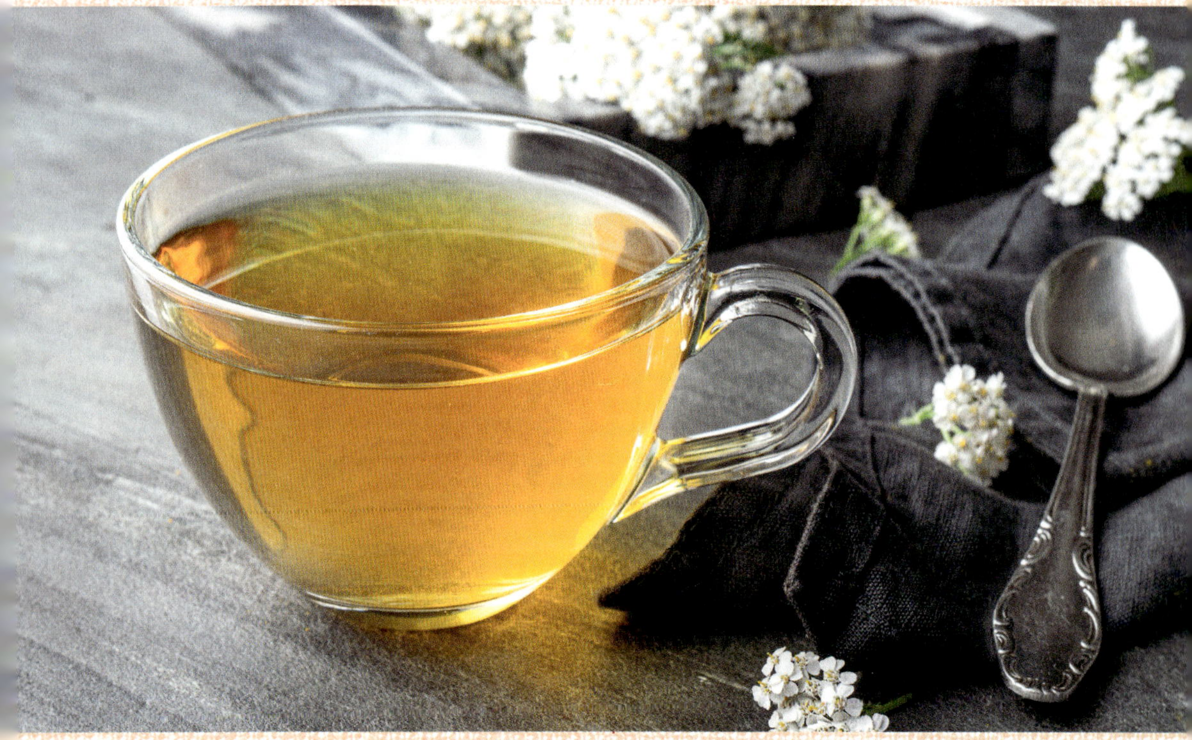

SCHAFGARBENTEE

Hier kommt wohltuende Wärme in den Körper

1 großer Handstrauß Schafgarbenstiele mit Blättern und Blüten

Die Blätter und Blüten gut ausgebreitet im Schatten dörren lassen, bis sie raschel-trocken sind. Danach in nicht allzu kleine Stücke rebeln, damit sich die ätherischen Öle nicht zu stark verflüchtigen können. In sauberen Schraubdeckelgläsern können Sie so einen guten Wintervorrat anlegen. Zur Zubereitung 1 Bechertasse Tee 1 EL des getrockneten Krauts mit Blüten mit heißem Wasser übergießen und abgedeckt 10 Minuten ziehen lassen.

Wenn möglich diesen Tee ungesüßt genießen, da die Bitterstoffe ihre aktivierende Wirkung auf die Bauchspeicheldrüse, Leber und Galle nur entfalten können, wenn die Bitterstoffrezeptoren im Mund auch wirklich »bitter« registrieren können.

SCHAFGARBENTINKTUR

Bitter tut gut!

2 Handvoll frische Blütenstände sowie auch einige Blätter
0,5–0,7 Liter Doppelkorn, 40 %
1 weithalsiges Glas oder Gefäß (am besten ein Weck®-Glas)
Braunflasche

Die frischen Blüten und Blätter zu ⅓ in das weithalsige Glas oder Gefäß hineingeben. Mit Doppelkorn oder Wodka auffüllen und verschließen. 2 Wochen lang stehen lassen und das Gefäß ab und zu vorsichtig schütteln. Danach alles über ein Sieb abgießen, und die Tinktur in eine Braunglasflasche füllen. Die Beschriftung nicht vergessen und kühl und dunkel lagern!

Sofern vom Naturheilarzt oder Heilpraktiker nicht anders verordnet, lassen Sie täglich 3 × 3 Tropfen pur auf der Zunge vergehen (hier erfolgt eine direkte Wirkung der Bitterstoffe auf die Rezeptoren im Mundraum).

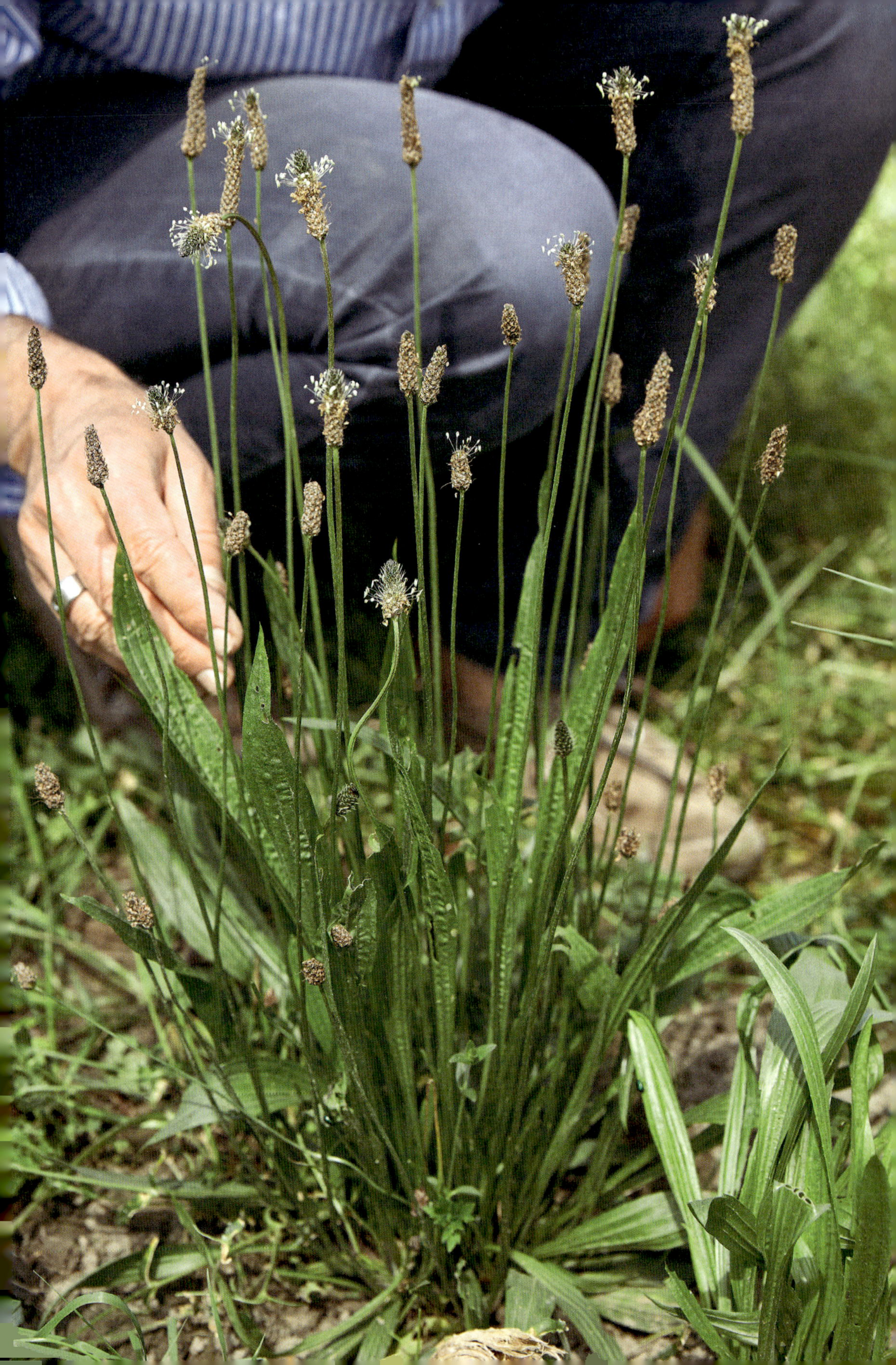

SPITZWEGERICH

Für Spitzwegerich müssen Sie nicht weit laufen, denn er ist auf fast jeder Wiese zu Hause. Er ist ein echtes »Allerwelts-Wildkraut«, jedoch alles andere als normal oder gewöhnlich. Ich möchte sogar noch einen Schritt weiter gehen und hervorheben, dass Spitzwegerich eine der essbaren Wildpflanzen mit dem größten Zukunftspotenzial ist: Er wächst fast überall, bietet von März bis Oktober frische grüne Blätter, treibt wochenlang Blütenknospen, und Sie können ihn kinderleicht erkennen! Doch die Liste lässt sich noch erweitern: Sie können ihn kaum mit ähnlichen, womöglich giftigen Pflanzen verwechseln und werden ihn variantenreich in Ihren Speiseplan integrieren – und Sie erhalten sehr wertvolle, antibakterielle und entzündungshemmende Inhaltsstoffe für Ihre Gesundheit und Ihr Wohlbefinden.

Spitzwegerich ist ein großes Geschenk für uns alle – und er wartet auf Ihre persönliche Entdeckung. In Indien werden verschiedene Wegericharten als Blattgemüse angebaut. Vom Sand-Wegerich (Plantago ovata) werden dort zusätzlich die Samen geerntet – dessen Spreu ist bei uns als Flohsamenschalen (gibt es im Reformhaus oder Naturkostladen) bekannt. Diese quellen mit Wasser stark auf und sind ein hervorragend wirksamer Ballaststoff, um einen trägen und zur Verstopfung neigenden Darm wieder flott zu bekommen. Zudem können Flohsamenschalen, wie andere Ballaststoffe auch, Giftstoffe und Stoffwechselrückstände binden und der Ausscheidung zuführen. Ich verwende immer einen Teelöffel Samenschalen für meinen Smoothie, so schmeckt dieser schön cremig und reinigt gleichzeitig den Darm.

Zur Gewinnung einheimischer Wegerichsamen sowie Samenschalen ist der Breitwegerich (Plantago major) allerdings besser geeignet als der hier vorgestellte Spitzwegerich, da seine Blütenstände länger geformt und dichter mit Samen besetzt sind (pro Pflanze können das bis zu 4000 Samen sein!).

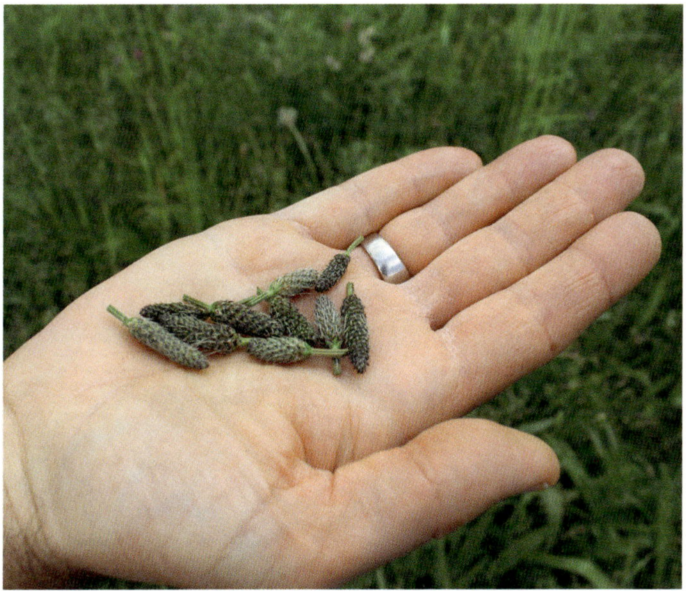

HIER WÄCHST ER:

Spitzwegerich wartet auf trockenen Wiesen, an Wegrändern oder auf Ödland auf Sie. In beinahe jedem natürlichen Garten wächst er nahezu ungehindert – besonders auf Rasenflächen, die nicht »so streng« gepflegt werden. Er gedeiht sogar noch auf verdichteten Flächen. In den Alpen ist er bis auf 2200 m Höhe zu finden. Für das Sammeln bieten sich selbstverständlich ausschließlich naturbelassene Stellen an.

TIPP

Im Spätsommer und frühen Herbst können die Blätter mit dem Echten Mehltaupilz befallen sein. Diese Blätter verwenden Sie dann bitte nicht. In der Regel wachsen im Verlauf des Herbstes gesunde neue Blätter nach, sobald es wieder genügend geregnet hat. Im Garten hilft ein Sud aus Ackerschachtelhalm, die Pflanze zu stärken.

Die Blütenstände schmecken nur im allerersten Stadium der Knospenbildung, wenn diese noch nicht aufgeblüht sind. Darauf müssen Sie also unbedingt achten. Der Geschmack erinnert an Pilze: In Olivenöl gedünstet und leicht gesalzen mit einem Hauch von getrocknetem Thymian passen diese perfekt auf einen wilden Antipasti-Teller.

DARAN ERKENNEN SIE IHN:

Die sehr langen und spitz geformten Blätter sprießen in Büscheln aus dem Boden und werden 10–20 cm lang. Ein auffälliges Erkennungsmerkmal sind die 5 bis 7 strikt parallel verlaufenden Leitungsbahnen in den Blättern. Der Blattrand ist glatt, selten schwach gezähnt. Die aus der Mitte des Blattbüschels herauswachsenden 5 bis maximal 50 cm hohen Stängel sind blattlos, und an ihrem Ende stehen 2–3 cm lange braune Köpfchen, die Blütenstände. Die einzelnen Blüten sind weiß und erblühen eher unscheinbar am Blütenstand von unten nach oben durch. Die Wurzel ist faserig, sehr tief reichend und stark entwickelt. Falls Sie einmal einen »anderen« Wegerich sammeln sollten (Breitwegerich oder Mittlerer Wegerich), ist das nicht schlimm, denn alle sind essbar und schmecken gut. Sie werden als gemeinsames Merkmal auch bei diesen Arten die parallelnervigen Bahnen in den Blättern entdecken können.

SO WIRKT ER:

Spitzwegerich wird sowohl traditionell als auch arzneilich als schleimlösendes Hustenmittel in Tees oder Säften verwendet. Die Inhaltsstoffe sind Glykoside, Gerbstoffe, Kieselsäure, Kalium, Zink, Provitamin A sowie die Vitamine C und K, dazu antibakterielle (Aucubin) und entzündungshemmende Stoffe. In den Samen finden sich Öl und reichlich Schleimstoffe, die die Verdauung fördern. Allerdings bietet hier, wie schon erwähnt, der Breitwegerich eine deutlich höhere Ausbeute an Samen an. Die frischen Blätter sind ein wildes Sofortmaßnahmepflaster bei Insektenstichen, Blasen oder kleinen Schürfwunden. Diese werden zwischen den Fingern zerrieben und auf die Stelle gegeben. Spitzwegerich beschleunigt aufgrund der bakterienhemmenden Eigenschaften die Wundheilung. Diese Anwendung ist schon seit alters bekannt und hat sich vielfach bewährt. Insgesamt bietet die Pflanze eine natürliche Immunstärkung und als Topinhaltsstoff das natürliche Antibiotikum Aucubin, welches auf alle entzündlichen Vorgänge im Körper positiv einwirkt.

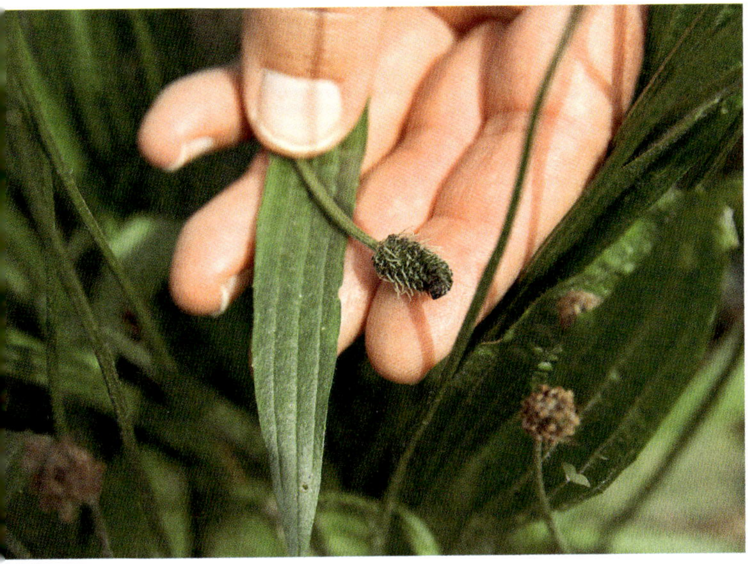

SAMMELHINWEISE:

Blätter	März–Oktober
Blütenknospen	Mai–September

SO BAUEN SIE SPITZWEGERICH SELBST AN

Für die Besiedelung von Spitzwegerich in Ihrem Garten gelten dieselben Tipps wie beim Gänseblümchen: nicht mehr düngen, keinen Mähroboter und auch nicht mehr regelmäßig den Rasen mähen. Erst dann kann die Wiese wieder verwildern, und Insekten fühlen sich wieder wie zu Hause, weil die Grünfläche schöner und lebendiger wird. An sonnigen Standorten wird Spitzwegerich besser gedeihen als im Schatten. Vermutlich werden sich auch Breitwegerich, Gänseblümchen, Margeriten und Rotklee mit ansiedeln. Heißen Sie alle herzlich willkommen und nutzen Sie die gesundheitsförderlichen Stoffe in diesen essbaren Wildpflanzen.
Wenn es schnell gehen soll, können Sie auch im Frühjahr in Ihrer Wiese und an einem sonnigen Standort Jungpflanzen mit jeweils 20 cm Abstand einsetzen. Achten Sie darauf, dass sich keine Staunässe bilden kann. Oder Sie gehen in die Natur und sammeln im späten Sommer die Samen ein und streuen diese im nächsten Frühling aus. Spitzwegerich bildet sehr tiefe Wurzeln, insofern ist ein Anbau in Kübeln für den Balkon bedauerlicherweise nicht zu empfehlen.

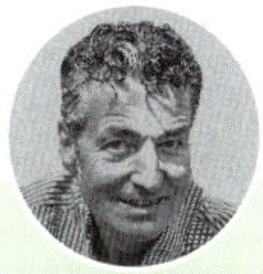

MEIN PERSÖNLICHER TIPP

Die Vielseitigkeit des Spitzwegerichs erstreckt sich auch auf die Teezubereitung mit getrockneten Blättern. Hier lohnt es sich, einen Vorrat für die Erkältungszeit anzulegen. Bitte beachten Sie, die Blätter beim Ernten nicht zu knicken oder zu stark zu drücken, denn sonst verfärben sich diese Stellen beim Trocknen schwarz, und der antibiotisch wirkende Stoff Aucubin verflüchtigt sich. Legen Sie die Blätter zum Trocknen einzeln auf einem Trockengitter oder einem Leinentuch aus. Danach kommen sie in ein luftdichtes Gefäß und werden dunkel und kühl gelagert.

DIE REZEPTE

SPITZWEGERICHSUPPE
Das schmeckt wie Champignonrahmsuppe

Für 4 Personen

1 große Zwiebel
2 Knoblauchzehen
3 EL hochwertiges Olivenöl
4 große Biokartoffeln
1 Liter Gemüsebrühe
2 Handbündel Spitzwegerichblätter
Salz und Pfeffer
Muskatnuss und Kreuzkümmel
Schmand oder Sahne

In einem Topf die geschälte und gewürfelte Zwiebel im Olivenöl bei mittlerer Hitze glasig andünsten. Die ebenso klein gehackten Knoblauchzehen hinzugeben. Die Kartoffeln schälen und in kleine Würfel schneiden. Zusammen mit der Gemüsebrühe in den Topf geben und bei mittlerer Hitze 5 Minuten köcheln lassen. Nun die gründlich gewaschenen und in feine Streifen geschnittenen Spitzwegerichblätter dazugeben. Alles zusammen weitere 5 Minuten köcheln lassen. Nach Belieben mit Salz und Pfeffer sowie Muskatnuss und Kreuzkümmel abschmecken.

Zum Abrunden eignet sich ein Klecks Schmand oder Sahne. Als weiteres Topping sind Spitzwegerichblütenknospen zu empfehlen, die zuvor zusammen mit den Zwiebeln gedünstet wurden.

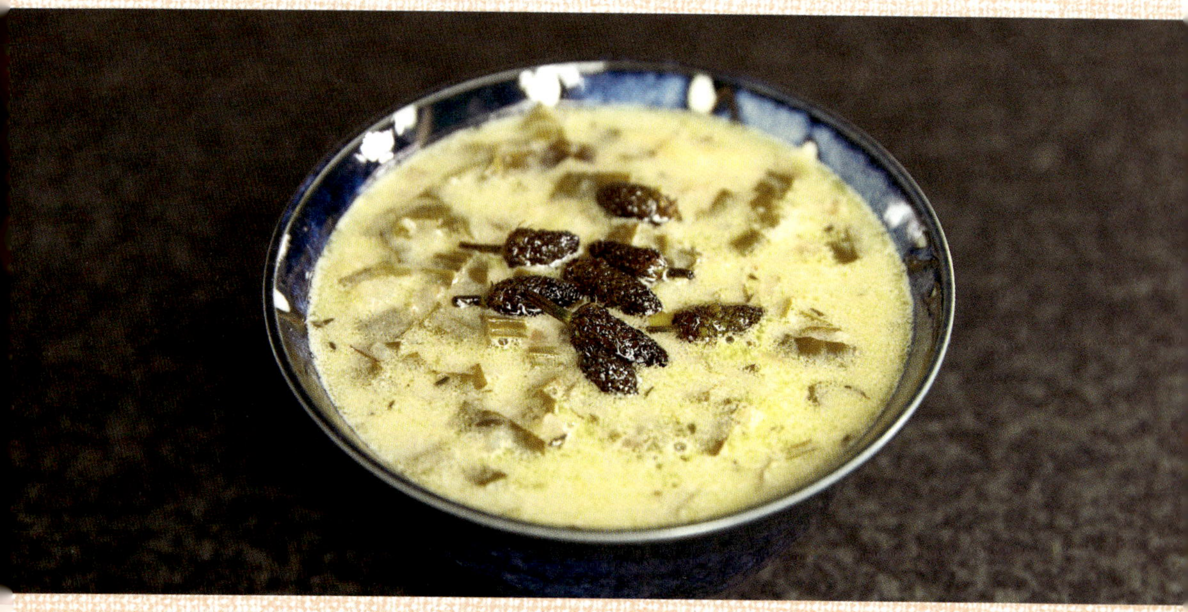

SPITZWEGERICH-CHAMPIGNON-AUFSTRICH
Deftig, vegan und auch noch gesund

Für 1 Schraubdeckelglas

50 g Spitzwegerichblätter
200 g echte Champignons
100 g Sonnenblumenkerne
Saft einer Biozitrone
1 Knoblauchzehe
½ TL Steinsalz
½ TL gemahlener schwarzer Pfeffer
50 ml Olivenöl
ca. 150 ml reines Wasser

Alle Zutaten in einem kleinen Mixer zu einem streichfähigen Aufstrich verarbeiten. Ich empfehle, das Wasser nicht gleich komplett hineinzugeben, so können Sie die Konsistenz des Aufstrichs selbst bestimmen. Die Masse in ein sauberes Schraubdeckelglas füllen und im Kühlschrank lagern. Dieser Aufstrich hält mindestens 5 Tage.

SPITZWEGERICHHONIG
Linderung bei Husten und Heiserkeit

Für 1 Glas

2 Handvoll frische Blätter vom Spitzwegerich
200 g Biohonig, eher eine milde Sorte

Die Spitzwegerichblätter mit der Hand oder einem Küchentuch säubern, aber nicht mitwaschen. Danach auf einem sauberen Küchenbrett klein schneiden und abwechselnd mit dem Honig in ein Schraubdeckelglas schichten. Diesen Ansatz an einen dunklen Ort stellen. Im Laufe von 3 Wochen mit einem Löffel regelmäßig (alle 3 Tage) kurz durchrühren. Danach alles durch ein grobes Sieb filtern.

Der Spitzwegerichhonig kann gerade in der Erkältungszeit als wertvolle Süße in Ihren Lieblingstee mit hineingegeben werden – oder Sie nehmen bei akutem Husten täglich 1–3 halbe Teelöffel davon ein.

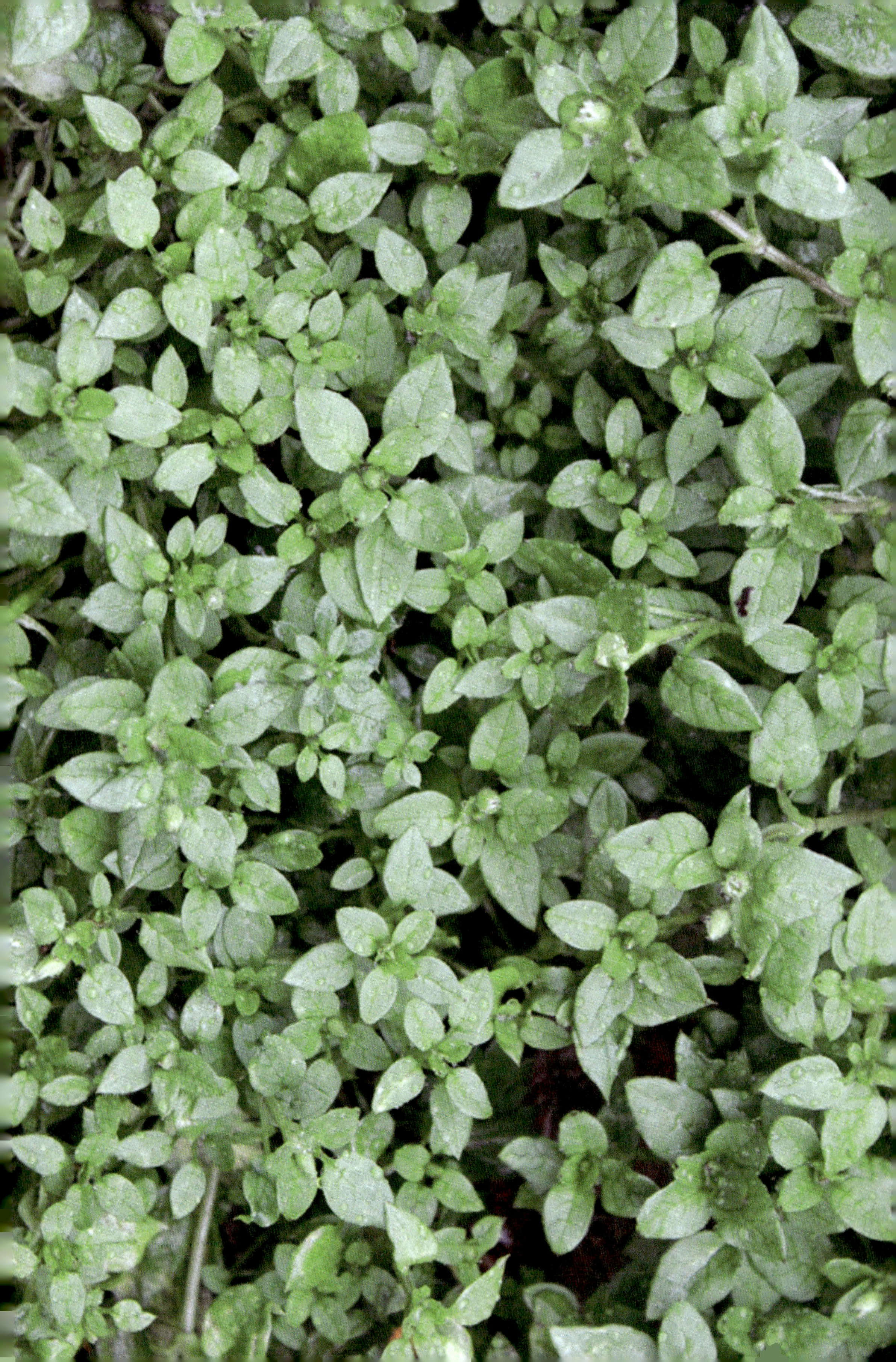

VOGELMIERE

Die Vogelmiere sieht sehr zart und verletzlich aus, doch sie ist eine robuste und zugleich heilkräftige Pflanze, die von Europa ausgehend alle Kontinente dieser Erde erobert hat. Sie ist somit ein echter Kosmopolit. Eine einzige Pflanze kann 10 000 bis 20 000 Samen hervorbringen, die über 30 Jahre lang keimfähig sind. Diese Eigenschaft ermöglicht eine Anpassung an jede Klimazone – ja selbst in der Wüste können die Samen so lange ausharren, bis es wieder ausreichend Wasser gibt. Und dann erblüht die Vogelmiere auch unter widrigen Umständen. Diesbezüglich sind wir hier in Europa verwöhnt, denn die Vogelmiere ist praktisch das ganze Jahr für uns verfügbar.

Was für eine Vitalkraft in der Vogelmiere steckt, sollten Sie unbedingt ausprobieren. Wenn Sie mit der Vogelmiere das allererste Mal Kontakt mit essbaren Wildpflanzen haben, werden Sie in den vollen Genuss kommen. Sie hat weder Bitter- noch Gerbstoffe – und genau das macht sie für wilde Einsteiger besonders interessant. Selbst Kinder werden sie mögen – der Geschmack nach Mais oder Erbse kommt uns eben vertraut vor! Und was ihre Nährstoffe betrifft, muss an dieser Stelle wirklich jeder Kopf- oder Kultursalat zurückstecken: Sie besitzt siebenmal so viel Eisen.

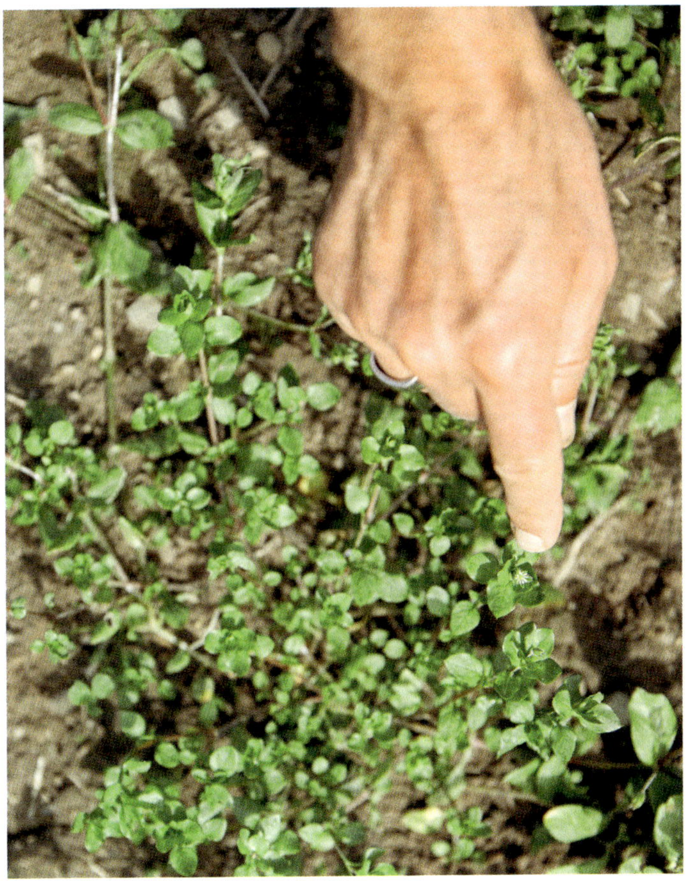

HIER WÄCHST SIE:

Die Vogelmiere gedeiht in Gemüse- und Blumenbeeten, im Kübel auf der Terrasse, in Balkonkästen, auf Brachland sowie als Ackerbegleitkraut, allerdings nur auf ökologisch bewirtschafteten Äckern. Und sie wächst sogar bei Ihnen im Wohnzimmer (dazu mehr weiter unten). Auf humosen, nährstoffreichen Böden ist sie besonders wuchsfreudig, und die regelmäßige Versorgung mit Feuchtigkeit ergibt dichte Polster. Solche Verhältnisse herrschen im Garten zum Beispiel auf einem Hügelbeet, auf dem Komposthaufen oder im Gewächshaus.

TIPP

Das Sammeln der kleinen Triebspitzen ist ziemlich zeitaufwendig, wenn die Pflanzen vereinzelt stehen. Haben Sie jedoch in Ihrem Garten einen dichten Polsterbestand (wie unten beschrieben), wird die Ernte sehr einfach. Sie können dann mit einer Schere junge, frisch-knackige Triebe in ganzen Büscheln abschneiden und am besten gleich weiterverarbeiten. Diese Methode verhindert auch das Ausreißen der Triebe mit der Wurzel.

DARAN ERKENNEN SIE SIE:

Die Vogelmiere ist ein einjähriges Kraut, welches flach liegend und kriechend wächst und dichte Polster ausbildet. Ein gut entwickeltes Vogelmierepolster ist etwa 20 cm dick. Die hellgrünen Blätter sind eiförmig mit Spitze und stehen sich gegenständig, also direkt gegenüber. Sie sind fast unbehaart, nur bei genauem Hinsehen gegen das Licht ist eine feine Haarlinie auf dem Trieb zu erkennen. Die Blüten wachsen endständig aus den Blattachseln. Die weißen und kleinen Blüten sind sternförmig mit 5 tief geschlitzten Blütenblättern. Sie erscheinen dann wie 10 Blütenblätter. Die grünen Kelchblätter sind behaart. Im Volksmund wird zur Vogelmiere auch Hühnerdarm gesagt: Knicken Sie einen Trieb mit dem Fingernagel ab, können Sie den innen liegenden »Darm« freilegen.

SO WIRKT SIE:

Ihre Inhaltsstoffe machen sie zu einer wertvollen Selbstversorgerpflanze mit reichlich vitalen Nährstoffen – allen voran das Eisen, doch auch mit Kalium, Kalzium, Kieselsäure, Magnesium, Saponinen, Schleimstoffen, Selen, den Vitaminen A, C, B_1, B_2, B_3, Aucubin, Carotinoiden, Flavonoiden, Gamma-Linolensäure sowie ätherischen Ölen. Der hohe Gehalt an Eisen hat blutbildende Wirkung, und in Kombination mit dem Vitamin C in der Pflanze kann das wichtige Spurenelement auch gut von Ihrem Körper resorbiert werden. Je mehr Blut Sie gebildet haben, desto besser ist Ihre Sauerstoffversorgung als auch der Sauerstofftransport über vermehrtes Hämoglobin, den roten Blutfarbstoff. Ihr Körper erfährt eine wunderbare Lebendigkeit und Frische! Dazu besitzt die Vogelmiere eine reinigende Wirkung auf die Lymphe. Dies fördert die Entschlackung, die ja besonders im Frühling hoch im Kurs steht. Gerade in der rohen Vogelmiere bleibt das Glykosid Aucubin erhalten, was unser Immunsystem stärkt. Die Vogelmiere ist damit nicht nur als Gesundheitsvorsorge zu sehen, Sie können sie auch in Zeiten von kleinen Zipperlein hervorragend als Heilmittel verwenden. Ein Saft aus der Presse oder ein Tee hilft wieder schnell auf die Beine.

SAMMELHINWEISE:

Triebspitzen, auch mit Blüten

ganzjährig mit milden Wintern, sonst von März–November

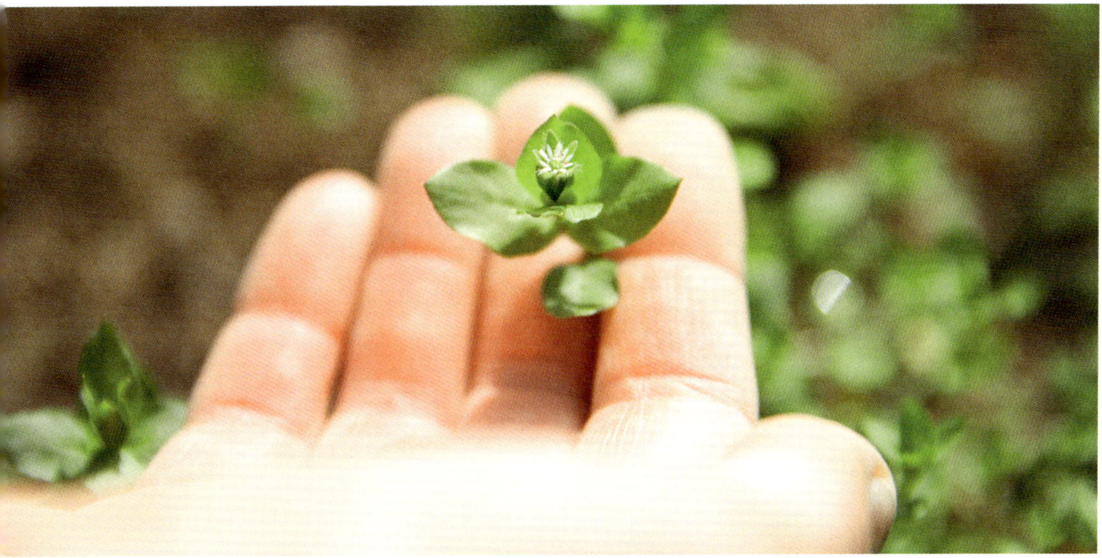

SO BAUEN SIE VOGELMIERE SELBST AN

Damit Sie bald dichte Polster der Vogelmiere ernten können, gibt es einige Tricks. Am besten legen Sie in Ihrem Garten ein Hügelbeet oder einen Kompost an (vermutlich haben Sie diesen schon lange!). Dort siedeln Sie nun einige Jungpflanzen an, indem Sie sie leicht in den Oberboden eingraben. Oft reicht es sogar aus, diese dort nur »abzulegen«. Die Jungpflanzen können Sie in der Biogärtnerei erwerben, aber auch als Begleitkraut bei Ihrem Biobauern abholen – selbstverständlich mit Erlaubnis. Vogelmiere wächst dort häufig bei Tomatenpflanzungen – auch lange nach der Tomatenernte. Sollten Sie selbst Tomaten haben, können Sie auch dort mit der Anpflanzung beginnen. So oder so haben Sie damit den Winter hindurch reichlich Vogelmiere.
Die Vogelmiere kann außerdem in der Wohnung, in Blumentöpfen auf der Fensterbank gezogen werden. Dies ist besonders für Stadtbewohner ohne Balkon oder Garten interessant. Und das geht super einfach: Sie fragen bei dem Biobauern Ihres Vertrauens nach einigen Pflanzen, die schon älter sind. Zusammen mit etwas Erde von dort werden diese in Ihre Töpfe oder Kästen eingepflanzt. In dieser Erde stecken dann auch reichlich Samen, welche unter günstigen Bedingungen keimen. Sie brauchen es warm und feucht und keine Konkurrenz mit schattenwerfenden Pflanzen.

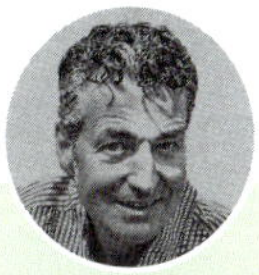

MEIN PERSÖNLICHER TIPP

Die Triebspitzen mitsamt Blüte sind nicht nur eine Zutat für Ihren Mischsalat, sondern auch für Ihren grünen Smoothie, für einen deftigen Brotaufstrich oder ein sommerliches Gazpacho. Auch als gekochtes Gemüse »wie Spinat« schmecken sie lecker. Eine Handvoll frischer Triebspitzen als Teeaufguss sorgt für eine leichte Anregung der Nieren und Stärkung des Immunsystems.

VOGELMIEREQUARK MIT PELLKARTOFFELN UND LEINÖL

Ein gesundes Traditionsgericht neu interpretiert

Für 2 Portionen

1–2 Handvoll Triebspitzen der Vogelmiere
200 g Quark (40%) oder alternativ Sojaquark
1 Knoblauchzehe
1 kleine Zwiebel
Steinsalz und Pfeffer
½ TL Senf
etwas Olivenöl
6 mittelgroße Kartoffeln
3 EL Leinöl in Rohkostqualität

Kartoffeln wie gewohnt im Dampf garen. Währenddessen die Triebe der Vogelmiere gründlich waschen und sehr fein schneiden. Zusammen mit den Gewürzen, der klein geschnittenen Knoblauchzehe und der Zwiebel in die Quarkmasse einrühren, bis eine homogene Masse entsteht. Senf und Olivenöl nach Belieben dazugeben. Die Kartoffeln nach kurzem Abkühlen pellen und zusammen mit dem Quark auf zwei Tellern anrichten. Über die Kartoffeln nun das hochwertige Leinöl träufeln.

Meine persönliche Empfehlung lautet hier, dass das Leinöl unbedingt in einer gekühlten Ölpresse hergestellt worden sein sollte, also Rohkostqualität hat. Leinöl ist sehr reich an mehrfach ungesättigten Fettsäuren und dadurch auch empfindlich bei Temperaturen über 40 °C.

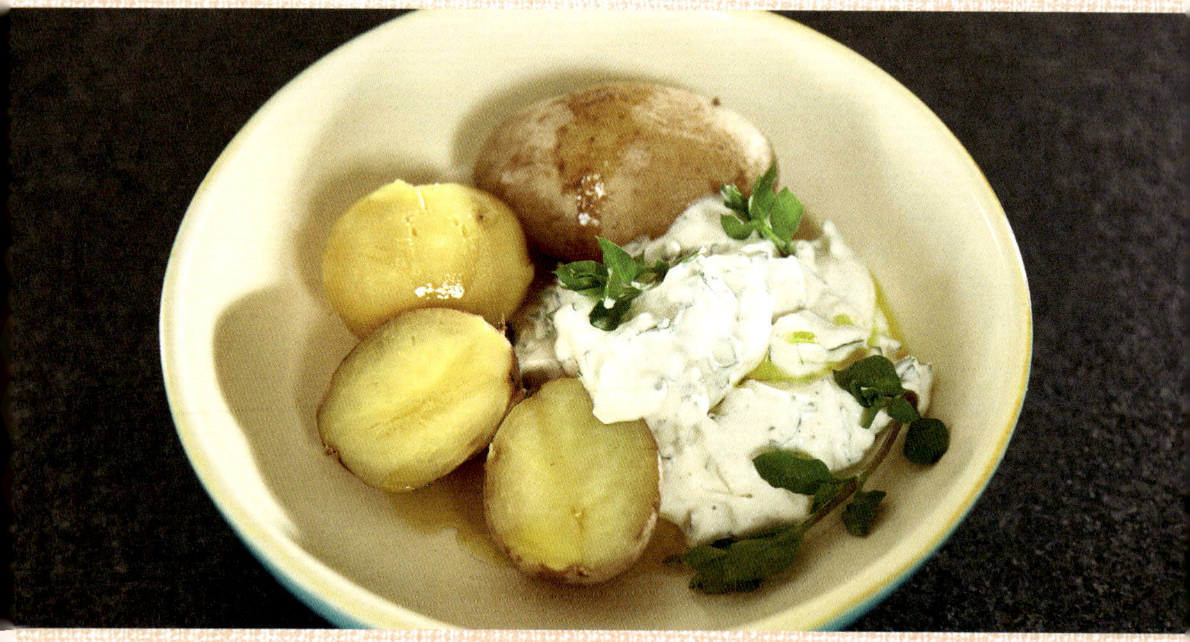

VOGELMIERESALAT
Eine nach Erbse schmeckende Vorspeise

Pro Person

1 Handvoll Triebspitzen der Vogelmiere
1–2 EL natives Olivenöl
1 Biozitrone
¼ Glas Orangensaft
Steinsalz und Pfeffer

Die Triebspitzen gründlich waschen und grob rupfen oder schneiden. Aus Öl, Zitronen- und Orangensaft sowie den Gewürzen ein Dressing anrühren und mit der Vogelmiere vermengen.

VOGELMIERE-AUGENPAD
Reinigt und belebt die Augenpartie

1 Handvoll frische Vogelmiere
1 TL Olivenöl
Mörser
2 Teeaufgussbeutel

Die frische Vogelmiere zusammen mit dem Olivenöl im Mörser zu einem Brei verarbeiten. Diesen Brei in die Teeaufgussbeutel einfüllen. Legen Sie sich bequem hin und bedecken Sie Ihre Augen mit den beiden Pads. Diese drücken Sie leicht an und nutzen die Einwirkzeit für eine kleine, ca. 15-minütige Meditation.

Das Geheimnis: Um die Augen herum befinden sich viele Lymphgefäße, diese werden angeregt, und somit wird die Entgiftung gefördert. Die in der Vogelmiere enthaltenen Mineralien, Spurenelemente und Vitamine pflegen und nähren zusammen mit dem Olivenöl die Haut.

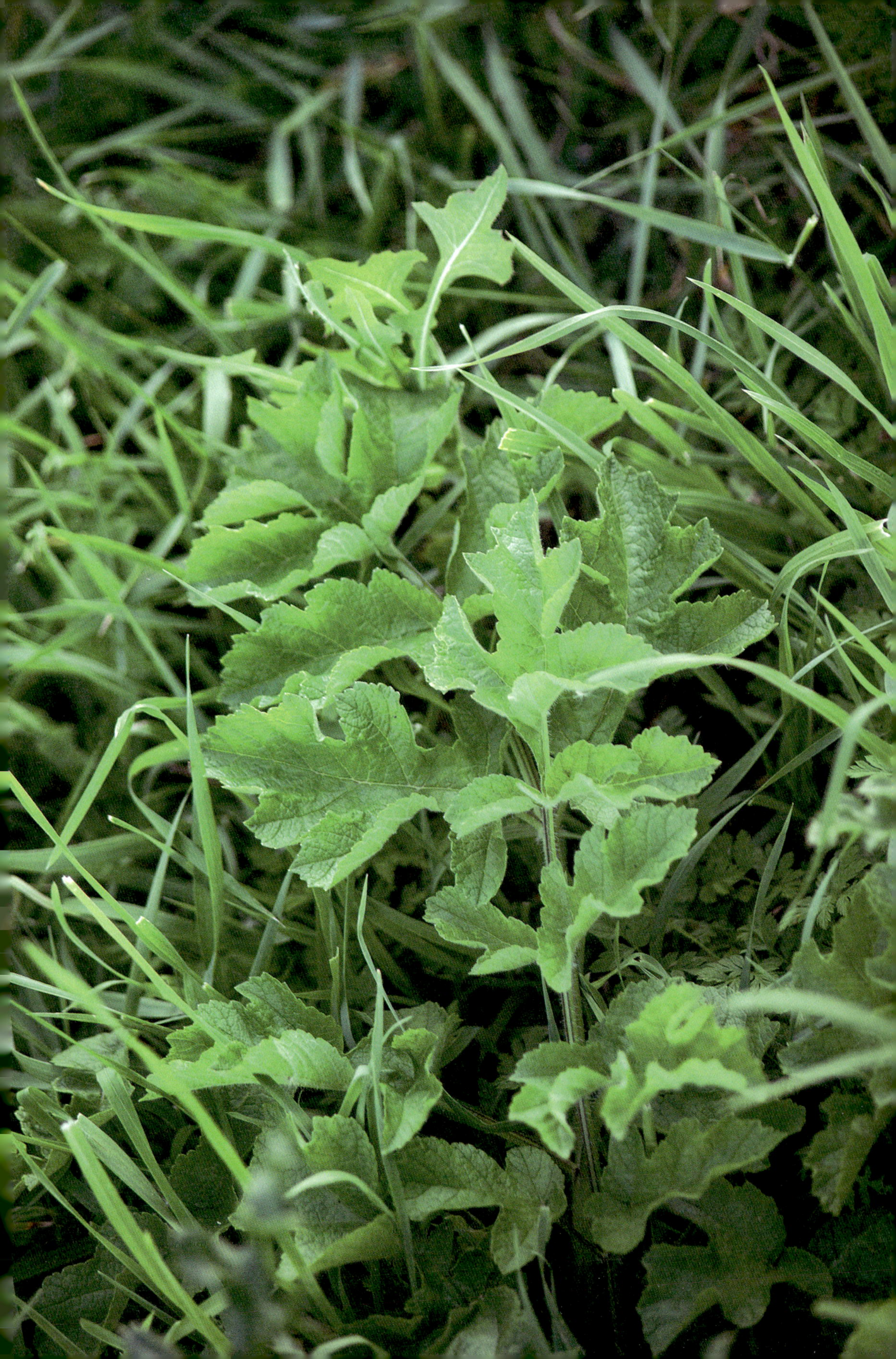

WIESEN-BÄRENKLAU

Es gibt eine Handvoll wilde Kräuter, die im Namen den Bären in sich tragen und hoffentlich auch Bärenkräfte verleihen. Neben Bärlauch und Bärwurz trifft dies auch auf den Wiesen-Bärenklau zu. Mit ihm erhalten Sie bärige Grünkraft von der Wiese, darum möchte ich Ihnen eine meiner Top-12-Pflanzen vorstellen. Vielleicht bekommen Sie auch Bärenhunger darauf?
Der Wiesen-Bärenklau ist, neben Brennnessel und Giersch, mein Lieblingskraut für grüne Smoothies. Da der Name im Alltag oft etwas umständlich lang ist, spreche ich in meinen Kursen und Führungen liebevoll vom »WBK«. Die Form seiner Fiederblätter erinnert tatsächlich an eine kräftige Bärentatze. Der Geruch ist aromatisch und intensiv, der Geschmack würzig und süßlich. Er ähnelt damit dem Fenchel, der auch ein Doldenblütengewächs ist. Während der Blütezeit herrscht Hochbetrieb beim WBK, denn er lockt die verschiedenartigen Insekten an. Seine weißen Blüten sind ja auch ziemlich imposant! WBK ist eine außergewöhnliche Wildpflanze, und ich ermutige Sie ausdrücklich, sie nun für sich zu entdecken.

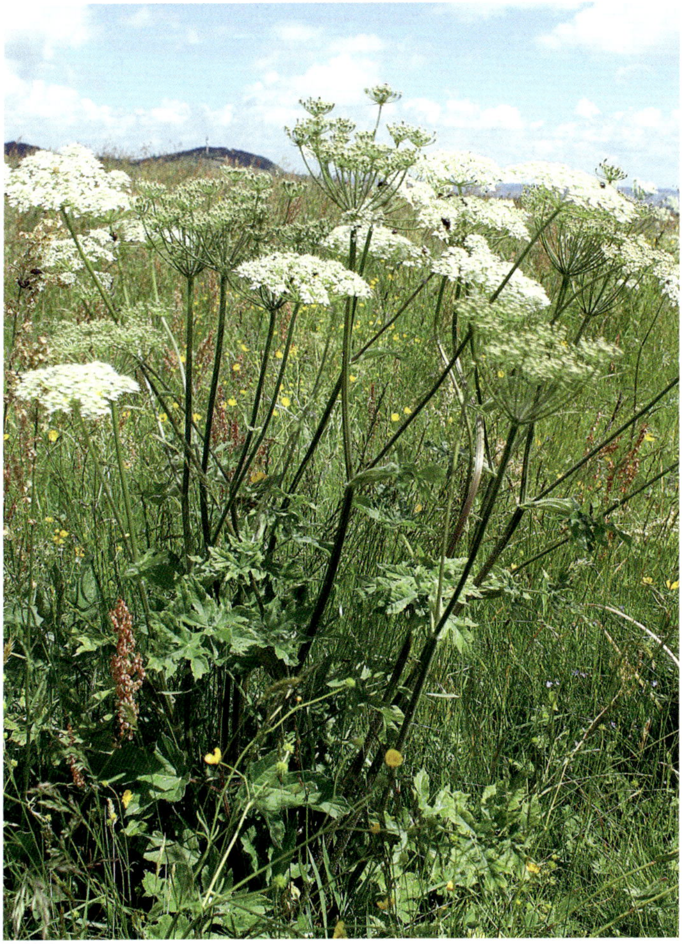

HIER WÄCHST ER:

Wiesen-Bärenklau liebt nährstoffreiche, feuchte Standorte mit lehmig tonigem Boden. Daher ist er eine typische Pflanze von Wiesen in Talauen, in oder an Gräben sowie in Uferbereichen von Bächen, Flüssen und Seen. Bei genügend großem Feuchtigkeitsangebot wächst er auch im Halbschatten von Hecken und Waldrändern. Im Gebirge ist er an durchfeuchteten Hängen oft in den dort typischen Hochstaudenfluren anzutreffen.

TIPP

Zum Sammeln eignen sich von Natur aus nährstoffreiche Standorte wie feuchte Wiesen in Talauen und in der Nähe von Seen sowie die Ränder von Hecken und Wäldern. Da Wiesen-Bärenklau auch eine Überdüngung mit Gülle und künstlichem Dünger aushält, wächst er auch an diesen zum Sammeln ungünstigen Plätzen. Hier sammeln Sie bitte nicht! Ideal sind darum auch Wiesen in Wasserschutzgebieten, da hier weder Gülle noch andere Dünger ausgebracht werden dürfen – und andererseits ein Wasserschutzgebiet kein Naturschutzgebiet ist. Das Sammeln von Wildpflanzen ist hier also erlaubt. Auch die Wiese Ihres Biobauern und extensiv bewirtschaftete Streuobstwiesen sind ideal. Bitte beachten Sie beim Sammeln in Wiesen, dass Sie ab einer Grashöhe von 20 cm darin nicht mehr so einfach herumlaufen können, da das niedergetretene Gras nicht wieder aufsteht und Sie hier Schaden anrichten können.

DARAN ERKENNEN SIE IHN:

»Ist der Stängel kantig rau, ist es der Wiesen-Bärenklau!« – so ein traditioneller Merkspruch. Mit »rau« ist die an allen Pflanzenteilen gleichermaßen vorhandene borstige Behaarung gemeint, die auch für die graugrüne Blattfarbe verantwortlich ist. Des Weiteren sind die Blätter des Wiesen-Bärenklaus im Vergleich zu anderen Doldenblütlern wenig und nur grob unterteilt. Die Blattscheiden an der Basis der Blätter sind groß ausgeprägt. Sind die späteren Blütenstände und Blätter noch wie eine russische Puppe ineinander verpackt, spricht man auch vom Wiesen-Fenchel. Das Kulturgemüse Fenchel, ebenfalls ein Doldenblütler, wurde übrigens gezielt auf die Größe und Kompaktheit seiner Blattscheiden hin gezüchtet.

An Standorten, an denen der Wiesen-Bärenklau nicht abgemäht wird, wachsen die markanten Blütenstände bis zu 1,80 m hoch. Auf bewirtschafteten Wiesen beeilt sich der WBK schließlich, wächst immer wieder nach und blüht dann auch in 30–40 cm Höhe. Die Blütendolden sind tellerförmig und flach angelegt, die Blüten reinweiß, die am Tellerrand außen stehenden Blütenblätter sind deutlich größer ausgebildet als die nach innen zeigenden. Die 4–5 mm großen Samen sind stehend angeordnet.

SO WIRKT ER:

Der Wiesen-Bärenklau ist keine typische Heilpflanze. Dennoch deutet nicht nur der Beiname »Bär« auf eine geballte grüne Kraft hin. Inhaltlich kann WBK mit Chlorophyll, Eisen, Kalium, Magnesium, Kalzium, einem hohen Gehalt an Vitamin C sowie Provitamin A aufwarten. Die ätherischen Öle wirken ausgleichend auf die Verdauung. In der Volksmedizin kommt die Pflanze bei Verdauungsbeschwerden, Husten und zur Blutdrucksenkung zum Einsatz. Die Verwendung der Wurzel zur allgemeinen (oder auch spezifischen Wirkung als Aphrodisiakum) Stärkung spielt auch eine Rolle.

SAMMELHINWEISE:

junge Blätter	April–Mai (Juni–September nach der 2. und 3. Mahd auf Ökowiesen)
Blattstängel	Mai–August
Blattscheiden-Fenchelknollen	Ende Mai–Juni; je nach Mahd schwächere Nachernten
Blüten/Blütenknospen	Mai–August
unreife, grüne Samen	August–September
Wurzel	September–März

SO BAUEN SIE WIESEN-BÄRENKLAU SELBST AN

Die Ansiedlung und kontrollierte Verwilderung von Wiesen-Bärenklau im Garten ist für Sie vielleicht zu exotisch, doch zur Gestaltung eines naturnahen Gartens gehört das durchaus mit dazu. Blattwerk, Blüten und Samenstände sehen attraktiv aus. Die wichtigste Voraussetzung ist jedoch, dass Sie von Natur aus einen nährstoffreichen Lehmboden haben und damit den Pflanzen einen feuchten, eher halbschattigen Standort bieten können. Regelmäßiges Mulchen wird Ihnen der Wiesen-Bärenklau mit üppigem Wachstum danken, da Mulchen die Gartenerde feucht hält, das Bodenleben aktiviert und Nährstoffe freisetzt.

Die Aussaat erfolgt, wie in der Natur, im September oder Oktober. Auf diese Weise fällt das Lagern der Samen weg, und das Risiko wird minimiert, dass das Saatgut über den Winter in zu warmer Umgebung seine Keimkraft verliert. Suchen Sie hierfür eine eher geschützte Stelle in Gehölznähe. Auch als Solitärpflanze und echter Hingucker macht sich WBK gut. Je größer Ihr Garten ist, desto eher können Sie hier eine wilde Oase schaffen. Für eine Balkonbepflanzung eignet sich die Pflanze nicht.

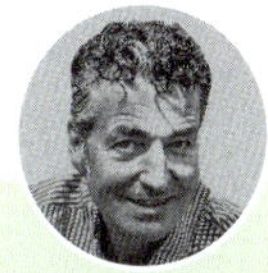

MEIN PERSÖNLICHER TIPP

Der sekundäre Pflanzenstoff Furocumarin befindet sich in hoher Konzentration vor allem in den Stängelhaaren und in den Haaren der unreifen Früchte. Dieser Stoff kann bei empfindlichen Menschen durch Hautkontakt mit der Pflanze eine Wiesendermatitis hervorrufen, insbesondere bei Sonneneinstrahlung. Entsprechende Gartenhandschuhe beim Sammeln verhindern dies.

GRÜNKRAFT-WBK-SMOOTHIE
Auf den Mix kommt es an

Für 4 Portionen

2 Handvoll junge und auch ältere WBK-Blätter
2 Äpfel
2 Biozitronen, geschält
10 cm Salatgurke
4 Datteln, entsteint
1 cm Kurkumawurzel
1 EL Leinsaat
0,6 l reines Wasser

Alle Zutaten in einem leistungsstarken Mixer etwa 1 Minute lang zu einem sämigen Smoothie verarbeiten. In 4 Gläser einfüllen und mit Blüten oder jungen Blättern vom Wiesen-Bärenklau dekorieren.

Am besten servieren Sie den Smoothie gleich frisch gemixt. Gut gekühlt ist er 1 Tag lang haltbar.

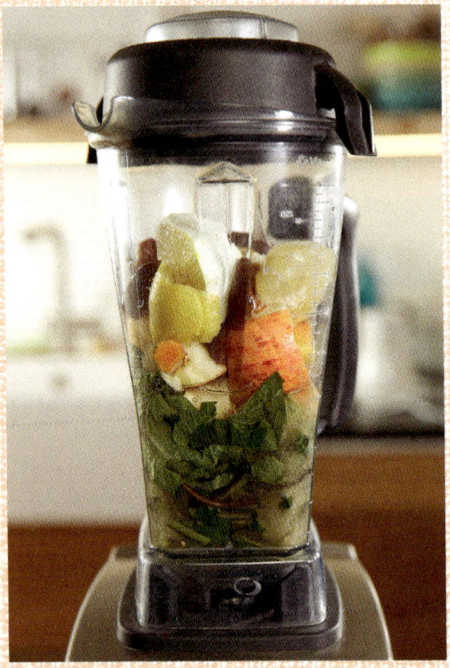

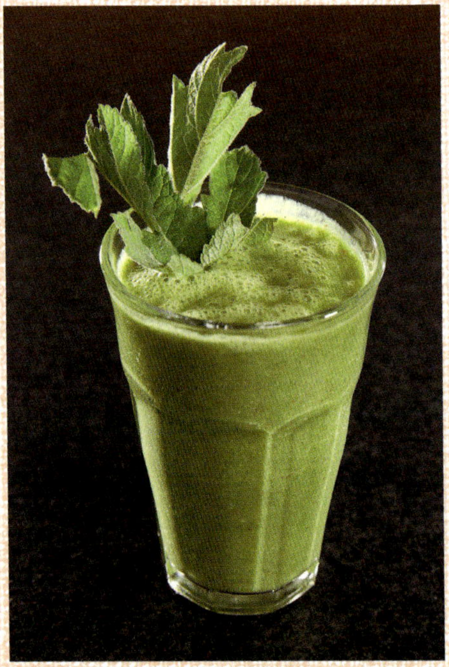

GEDÜNSTETE WIESEN-FENCHELKNOLLEN
Hierzu passt auch Hirse oder Quinoa

Für 2 Personen

2–6 Knollen des Wiesen-Bärenklaus (Blattscheiden)
1 Biozitrone
1–2 EL natives Olivenöl
Steinsalz und Pfeffer

Die »Fenchelknollen« des WBK in einem Dampfgarer oder einem Topf mit Siebeinsatz für 2–3 Minuten schonend garen. Mit einer Spaghettizange vorsichtig auf den Servierteller herausheben, mit etwas Salz und frisch gemahlenem Pfeffer bestreuen, dann mit dem frisch gepressten Zitronensaft sowie dem Olivenöl beträufeln – fertig ist der köstliche Wiesenschmaus!

Solche Wiesen-Fenchelknollen sind ein perfektes Antipasto.

RÜHREI MIT WIESEN-BÄRENKLAU
Die Empfehlung für einen »wilden« Sonntagsbrunch

Pro Person

2 Bioeier
2 EL Sahne
2–4 junge Blätter vom Wiesen-Bärenklau
1 Zwiebel
2 EL Olivenöl

Die Zwiebel schälen und würfeln sowie in Olivenöl langsam glasig dünsten. Die Eier aufschlagen und mit der Sahne verquirlen. Mit Salz und Pfeffer nach Belieben abschmecken. Die Blätter vom Wiesen-Bärenklau waschen und klein schneiden. Nun die Eimasse zu den glasigen Zwiebelwürfeln in die Pfanne geben, erst dann das Blattgrün nach und nach untermengen. Das Ganze etwa 3 Minuten bei kleinster Hitze stocken lassen. Auf Tellern anrichten. Dazu passt ein frisches Vollkorn-Roggenbrot.

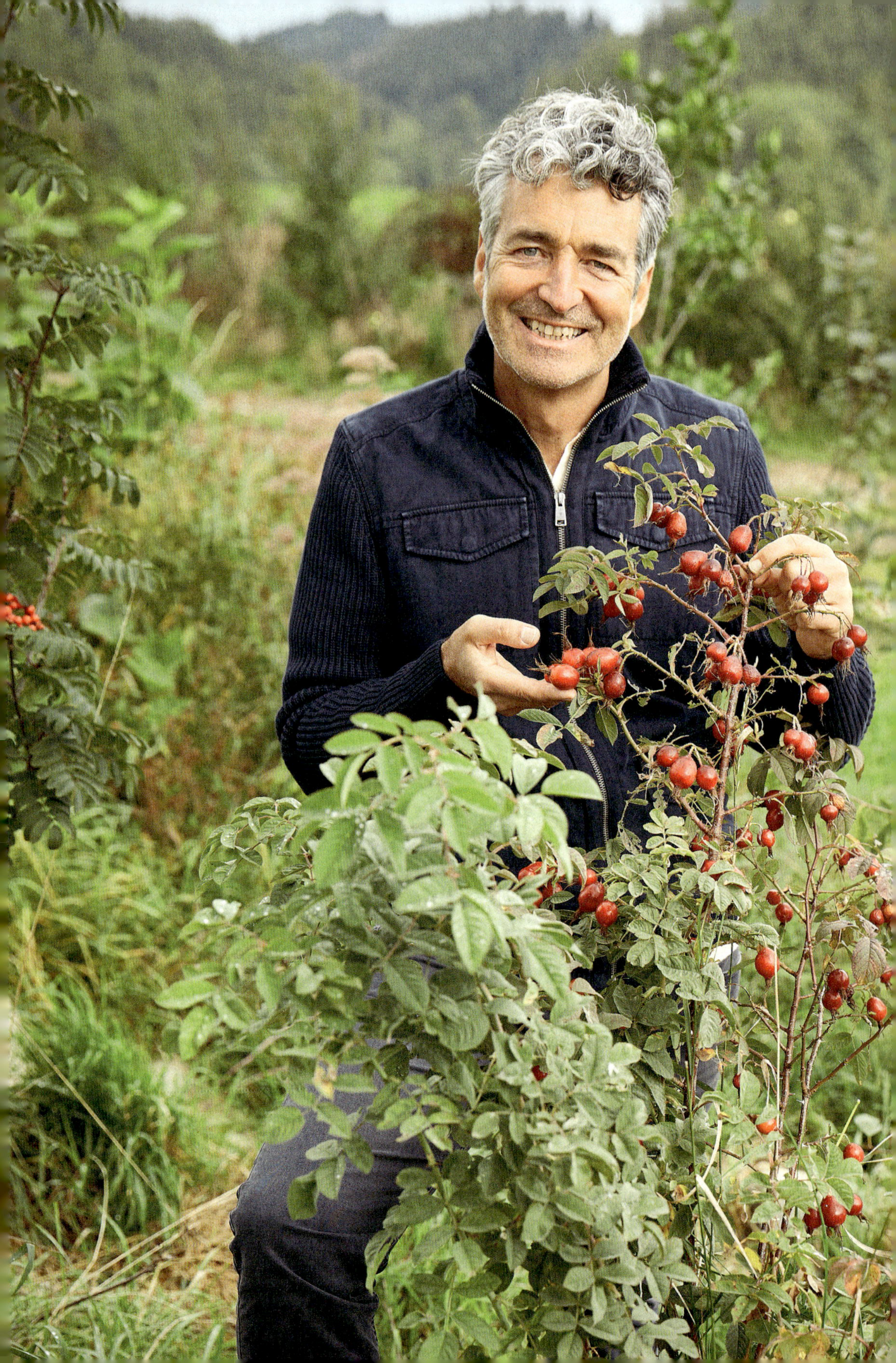

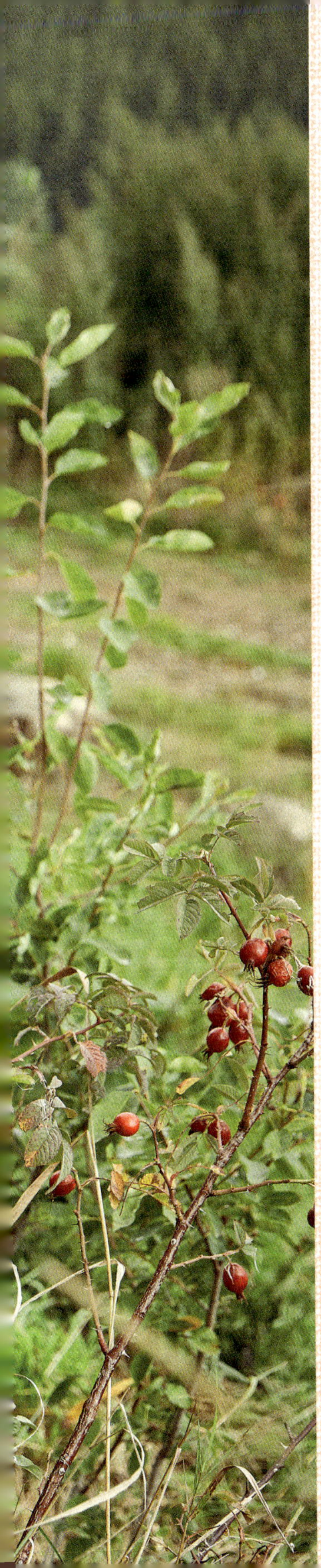

ZUM SCHLUSS

Ich beglückwünsche Sie zu Ihrer wilden Entschlossenheit, essbare Wildpflanzen in der Natur oder in Ihrem eigenen Garten zu entdecken. Vielleicht stöbern Sie ja sogar schon in den Katalogen der Gärtnereien, damit Sie bald wilde Sträucher und Kräuter auf Ihrem Balkon oder in Ihrem Garten ansiedeln können. Das ist ein mutiger Entschluss, denn ich weiß, welche Wege (oder Umwege) es braucht, bis das Wilde in das tägliche Leben vollends integriert ist. Doch wenn Sie die ersten Schritte gegangen sind, werden Sie bald spüren, wie gut es Ihnen mit der essbaren Wildpflanzen-Apotheke geht.

Ich freue mich über jede*n Leser*in, der/die die Anregungen und Rezepte sowohl aus diesem Buch als auch aus der »Wald-Apotheke« ausprobiert und umsetzt und damit in die Welt bringt.

Allen an diesem Buchprojekt Beteiligten möchte ich an dieser Stelle von Herzen danken! Zuallererst sei hier meine langjährige Assistentin Birgit Matz erwähnt. Frau Matz schrieb als Co-Autorin dieser Wildpflanzen-Apotheke die wohlformulierten Texte und unterstützte mich kompetent und zuverlässig bei der Recherche. Frau Silvia Vrablecova danke ich sehr für das effiziente und zugleich immer angenehme Projektmanagement seitens des Verlages, ebenso Markus Röleke und Max Gall für die intensiven und mit freudvoller Leichtigkeit erledigten Fotoarbeiten in Natur und Küche. Ich danke zudem meiner Kursassistentin Birgit Haas, die mich und die Teilnehmer mit immer wieder neuen Rezeptideen inspiriert. Meinen Kursteilnehmer*innen sei ebenso mein Dank ausgesprochen, denn sie stellen kluge Fragen.

Danke für Ihre Zeit und Muße,
Ihr Markus Strauß

PS:
Ich habe die Vision, deutschlandweit 4000 Parks mit essbaren Wildpflanzen zu etablieren. Die ersten sind schon eröffnet! Vielleicht haben Sie ja Lust, in Ihrer Stadt oder Gemeinde auch solch einen Park mit aufzubauen? Auf den nächsten Seiten finden Sie weitere Informationen dazu.

PFLANZEN- UND REZEPTREGISTER

ÜBER DEN AUTOR

Dr. Markus Strauß ist in der Nähe des Bodensees geboren und aufgewachsen. In Heidelberg studierte er Geografie, Geologie sowie Biologie. Als wissenschaftlicher Mitarbeiter des Heidelberger Südasien-Instituts führten ihn Forschungsprojekte zu agrarökologischen Themen und kleinbäuerlicher Landwirtschaft nach Südamerika in die Anden, nach Indonesien und nach Nepal – darunter auch die Promotion über den ökologischen Teeanbau im Himalaia. Nach einigen Jahren in der freien Wirtschaft hat er während einer Auszeit auf einem Hof im Südharz die Selbstversorgung mit essbaren Wildpflanzen für sich entdeckt. Die wilde Kost wurde in Theorie und Praxis täglich erlebt und führte schließlich zu seiner Tätigkeit als vielfacher Autor, Dozent und Berater. Auf seine Initiative hin bietet die Weiterbildungsakademie der Hochschule für Wirtschaft und Umwelt Nürtingen-Geislingen (HfWU) bundesweit die berufsbegleitende Ausbildung zum »Fachberater für Selbstversorgung mit essbaren Wildpflanzen (HfWU)« an.

Nach einiger Zeit in Stuttgart lebt Markus Strauß im Oberallgäu. Mit zahlreichen Veröffentlichungen in namhaften Printmedien (unter anderem GEO, Spiegel, Natur & Heilen) sowie Gastauftritten in verschiedenen Fernseh- und Radiosendungen (SWR, WDR, BR) und bei Kongressen (u. a. Rapunzel) weckt Markus Strauß die Begeisterung für die heute in vielfacher Hinsicht sinnvolle Integration der essbaren Wildpflanzen in unsere Alltagskultur. 2015 initiierte Markus Strauß die Stiftung »EssbareWildpflanzenParks« – kurz Ewilpa®. Ziel der Stiftung sind 4000 Ewilpas® in ganz Deutschland.

Sein Newsletter »Wildpflanzen aktuell« informiert regelmäßig über die jeweils aktuellen Sammelmöglichkeiten in der freien Natur und bietet darüber hinaus »wildes Fachwissen« in Form von Rezepten und Pflanzenporträts.

BÜCHER DES AUTORS

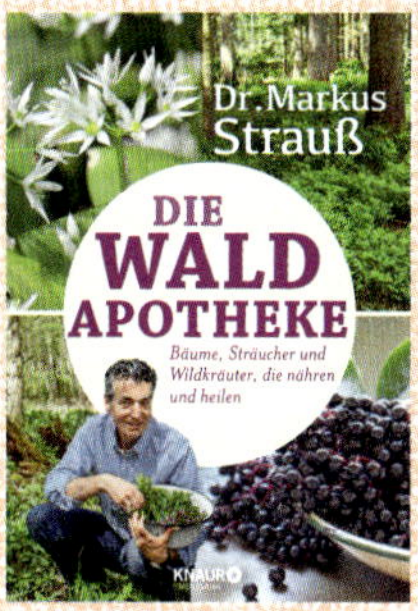

Dr. Markus Strauß
Die Wald-Apotheke
Bäume, Sträucher und Wildkräuter, die nähren und heilen
KNAUR MENSSANA, München 2017
ISBN 978-3-426-65804-8

Dr. Markus Strauß
Die Wald-Apotheke – Mit 53 Heilrezepten durch das Jahr
Tischaufsteller mit Spiralbindung
KNAUR MENSSANA, München 2019
ISBN 978-3-426-65858-1

Dr. Markus Strauß
Artgerecht
13 Thesen zur Zukunft des Homo sapiens
Kosmos, Stuttgart 2018
ISBN 978-3-440-15970-5

Dr. Markus Strauß
Die 12 wichtigsten essbaren Wildpflanzen
Band 1 der Reihe *»Natur & Genuss«*
Hädecke Verlag, Weil der Stadt 2017
Überarbeitete und erweiterte Auflage
(30. Januar 2017)
ISBN 978-3-7750-0768-9

Dr. Markus Strauß
Köstliches von Waldbäumen
Band 2 der Reihe *»Natur & Genuss«*
Hädecke Verlag, Weil der Stadt 2010
ISBN 978-3-7750-0585-2

Dr. Markus Strauß
Köstliches von Hecken und Sträuchern
Band 3 der Reihe *»Natur & Genuss«*
Hädecke Verlag, Weil der Stadt 2011
ISBN 978-3-7750-0594-4

Dr. Markus Strauß
Köstliches von Sumpf- und Wasserpflanzen
Band 4 der Reihe *»Natur & Genuss«*
Hädecke Verlag, Weil der Stadt 2013
ISBN 978-3-7750-0643-9

Dr. Markus Strauß
Die 12 besten Beeren aus Wildsammlung und aus dem Garten
Band 5 der Reihe *»Natur & Genuss«*
Hädecke Verlag, Weil der Stadt 2015
ISBN 978-3-7750-0665-1

Dr. Markus Strauß
Wilder Mix
Grüne Smoothies & Desserts mit Wildpflanzen
Hädecke Verlag, Weil der Stadt 2015
ISBN 978-3-7750-0689-7

Dr. Markus Strauß
Die 12 besten essbaren Pionierpflanzen
Band 6 der Reihe *»Natur & Genuss«*
Hädecke Verlag, Weil der Stadt 2018
ISBN 978-3-7750-0779-5

Dr. Markus Strauß
Ernteplaner
Mit Natur & Genuss durchs Jahr
DIN-A2-Poster
Hädecke Verlag, Weil der Stadt

Dr. Markus Strauß
Die Wildpflanzen-Apotheke – Mit 53 Heilrezepten durch das Jahr
Tischaufsteller mit Spiralbindung
KNAUR MENSSANA, München 2021
ISBN 978-3-426-65877-2

LEHRGANG

ZERTIFIKATSLEHRGANG »FACHBERATER/IN FÜR SELBSTVERSORGUNG MIT ESSBAREN WILDPFLANZEN (HFWU)«

Seit 2013 bietet Dr. Markus Strauß zusammen mit der Hochschule für Wirtschaft und Umwelt (HfWU) die deutschlandweit erste und einzige Ausbildung auf Hochschulniveau im Bereich essbare Wildpflanzen an. Der Zertifikatslehrgang »Fachberater/in für Selbstversorgung mit essbaren Wildpflanzen (HfWU)« ist eine berufsbegleitende Weiterbildung, die sich schwerpunktmäßig an Berufe aus den Bereichen Gesundheit, Gartengestaltung, Gastronomie, Touristik, Wellness, Pädagogik und Erwachsenenbildung richtet. In Kombination von Theorie und Übungen »vor Ort« in der Natur werden die Vorgaben der Lehre an eine praxisnahe Ausbildung auf sinnvolle Weise erfüllt. Der Lehrgang vermittelt zudem die notwendigen Kompetenzen für eine Integration im jeweiligen beruflichen Umfeld.

Mehr Informationen dazu unter:
www.hfwu.de/weiterbildung/weiterbildungkurse oder unter:
www.dr-strauss.net

WAF Weiterbildungsakademie an der Hochschule für Wirtschaft und Umwelt Nürtingen-Geislingen e.V.

Hochschule für Wirtschaft und Umwelt Nürtingen-Geislingen

ADRESSEN & KONTAKT

Autor & Dozent Dr. Markus Strauß	www.dr-strauss.net
Stiftung EssbareWildpflanzenParks	www.ewilpa.net
»Wildpflanzen aktuell« mit Sammelliste	www.ewilpa.net/ewilpa-newsletter
Dr. Strauß auf Facebook	www.facebook.com/DrMarkusStrauss
Dr. Strauß auf YouTube	www.youtube.com
Online-Lernwelt Essbare Wildpflanzen (im Aufbau)	www.wildpflanzen-lernwelt.de

Dr. Strauß
Leben mit der Natur

DIE STIFTUNG

Die im Jahr 2015 von Dr. Markus Strauß initiierte und gegründete Stiftung »EssbareWildpflanzenParks« – kurz Ewilpa® – hat 2018 den ersten Ewilpa® deutschlandweit in Kemnath-Waldeck in der Oberpfalz eröffnet, 2020 folgt der zweite im niedersächsischen Staatsbad Pyrmont. Ziel der Stiftung sind 4000 Ewilpas® in ganz Deutschland! Diese dienen der Umweltbildung (Stichwort »Grünes Klassenzimmer«), der Selbstversorgung mit krautig wachsenden Wildpflanzen, Wildgemüse, essbaren Blüten und Blättern, Wildobst, Nüssen und Waldbaumfrüchten sowie der Schaffung neuer Lebensräume für Insekten, Singvögel und Kleintiere aller Art. Diese Stiftung zeigt damit zukunftsweisende Lösungen für eine moderne Landwirtschaft auf. Die möglichst siedlungsnah gelegenen wilden Landschaftsparks bieten kostenfreie Sammelgelegenheiten und dienen im Sinne des mittelalterlichen Allmende-Gedankens als sozialer Ausgleich in unserer Gesellschaft. Darüber hinaus versteht sich ein Ewilpa® auch als Bildungsstätte und sozialer Treffpunkt, als Ort der naturnahen Erholung. Fachkundige Paten betreuen die Parks vor Ort, leiten die Bildungsangebote und koordinieren die Arbeit der ehrenamtlichen Helfer. Der Pflegeaufwand im Vergleich zu landwirtschaftlichen Nutzflächen oder Urban-Gardening-Projekten ist dabei sehr gering. Ein »Essbarer Wildpflanzenpark« ist ein gesunder Weg, essbare Wildpflanzen in unsere tägliche Alltagskultur zu integrieren.

Mehr Informationen dazu unter www.ewilpa.net oder über www.ewilpa.net/der-ewilpa-film

Ewilpa
Stiftung
EssbareWildpflanzenParks

Aus Verantwortung für die Umwelt hat sich die Verlagsgruppe Droemer Knaur zu einer nachhaltigen Buchproduktion verpflichtet. Der bewusste Umgang mit unseren Ressourcen, der Schutz unseres Klimas und der Natur gehören zu unseren obersten Unternehmenszielen. Gemeinsam mit unseren Partnern und Lieferanten setzen wir uns für eine klimaneutrale Buchproduktion ein, die den Erwerb von Klimazertifikaten zur Kompensation des CO_2-Ausstoßes einschließt.
Weitere Informationen finden Sie unter: www.klimaneutralerverlag.de

Besuchen Sie uns im Internet:
www.mens-sana.de

FSC
www.fsc.org
MIX
Papier aus verantwortungsvollen Quellen
FSC® C004592

Originalausgabe 2020

Text unter Mitwirkung von Julia Bauer, redaktionsbuero-kuechenzeile.de, Berlin
Redaktion: Anke Schenker
Covergestaltung: atelier-sanna.com, München
Coverabbildungen: Maximilian Gall
Abbildungen im Innenteil: S. 1 arigato / Shutterstock.com; S. 5, 6, 9, 11, 12, 14 o., 15 o., 16, 20 li., 23, 24, 25, 33, 35, 42, 45, 46, 47, 51, 52, 55 o., 59, 65, 66, 67, 69, 71, 73, 74, 77, 78, 83, 85, 86, 88, 91, 97, 103, 109, 110, 113, 115, 116, 117, 119 li., 122, 123, 127, 129, 131, 132, 135, 136, 137, 141, 142, 143, 147, 153, 155, 159, 161, 162, 163, 164, 167, 168, 169, 172, 173, 176, 177, 179, 182, 185, 186, 189, 191, 192, 198, 200 Maximilian Gall; S. 13 Melica / Shutterstock.com; S. 14, 15, 24 Claudia Sanna; S. 15 Miloje / Shutterstock.com; S. 18 Bernd Schönfelder; S. 19, 20 re., 31, 39, 48, 53, 97, 111, 183, 188, 195 Birgit Matz; S. 21 Manfred Ruckszio / Shutterstock.com; S. 26 DUSAN ZIDAR / Shutterstock.com; S. 27 Rebell / Shutterstock.com; S. 29, 119 re. Madeleine Steinbach / Shutterstock.com; S. 36 Vlad Siaber / Shutterstock.com; S. 37 Wolf_139 / Shutterstock.com; S. 38 li. Alter-ego / Shutterstock.com; S. 38 re. Olegusk / Shutterstock.com; S. 44 tanja-vashchuk / Shutterstock.com; S. 55 u. Peter Hermes Furian / Shutterstock.com; S. 60 Artush / Shutterstock.com; S. 61 fibPhoto / Shutterstock.com; S. 62 Bozhena Melny / Shutterstock.com; S. 72 Sergei Mishchenko / Shutterstock.com; S. 75 AlexAlekseev / Shutterstock.com; S. 79 picture alliance / blickwinkel; S. 92 Orest lyzhechka / Shutterstock.com; S. 93 simona pavan / Shutterstock.com; S. 94 Imladris / Shutterstock.com; S. 95 mimohe / Shutterstock.com; S. 98 arousa / Shutterstock.com; S. 99 Volodymyr Nikitenko / Shutterstock.com; S. 101 inese v / Shutterstock.com; S. 104 JONG_16899 / Shutterstock.com; S. 105 TunedIn by Westend61 / Shutterstock.com; S. 106 pilialoha / Shutterstock.com; S. 121 Albert Dennenwaldt; S. 130 Martin Fowler / Shutterstock.com; S. 148 149 Janisbija / Shutterstock.com; S. 150, 157 Przemyslaw Muszynski / Shutterstock.com; S. 151 mcajan / Shutterstock.com; S. 154 Karin Jaehne / Shutterstock.com; S. 180 Marcus_Z-pics / Shutterstock.com; S. 194 anjajuli / Shutterstock.com
Layoutgestaltung: atelier-sanna.com, München
Druck und Bindung: APPL, aprinta druck, Wemding
ISBN 978-3-426-65860-4

6 5 4 3 2